標準理学療法学 ［専門分野］

シリーズ監修　奈良　勲　広島大学・名誉教授

物理療法学

第6版

■ 監修

網本　和　仙台青葉学院大学リハビリテーション学部リハビリテーション学科・教授

■ 編集

菅原憲一　神奈川県立保健福祉大学保健福祉学部リハビリテーション学科・教授
松田雅弘　順天堂大学保健医療学部理学療法学科・教授

医学書院

標準理学療法学　専門分野
物理療法学

発　　　行	2001 年 3 月 1 日	第 1 版第 1 刷
	2003 年 3 月 31 日	第 1 版第 4 刷
	2004 年 7 月 1 日	第 2 版第 1 刷
	2006 年 10 月 15 日	第 2 版第 3 刷
	2008 年 1 月 1 日	第 3 版第 1 刷
	2011 年 10 月 15 日	第 3 版第 5 刷
	2013 年 3 月 1 日	第 4 版第 1 刷
	2018 年 10 月 1 日	第 4 版第 8 刷
	2020 年 2 月 1 日	第 5 版第 1 刷
	2023 年 12 月 15 日	第 5 版第 5 刷
	2024 年 12 月 15 日	第 6 版第 1 刷 ©

シリーズ監修　奈良　勲

監　　　修　網本　和

編　　　集　菅原憲一・松田雅弘

発 行 者　株式会社　医学書院
　　　　　　代表取締役　金原　俊
　　　　　　〒113-8719　東京都文京区本郷 1-28-23
　　　　　　電話　03-3817-5600（社内案内）

組　　　版　ウルス

印刷・製本　大日本法令印刷

本書の複製権・翻訳権・上映権・譲渡権・貸与権・公衆送信権（送信可能化権
を含む）は株式会社医学書院が保有します.

ISBN978-4-260-05733-2

本書を無断で複製する行為（複写, スキャン, デジタルデータ化など）は,「私
的使用のための複製」など著作権法上の限られた例外を除き禁じられています.
大学, 病院, 診療所, 企業などにおいて, 業務上使用する目的（診療, 研究活
動を含む）で上記の行為を行うことは, その使用範囲が内部的であっても, 私的
使用には該当せず, 違法です. また私的使用に該当する場合であっても, 代行
業者等の第三者に依頼して上記の行為を行うことは違法となります.

JCOPY 〈出版者著作権管理機構 委託出版物〉
本書の無断複製は著作権法上での例外を除き禁じられています.
複製される場合は, そのつど事前に, 出版者著作権管理機構
（電話 03-5244-5088, FAX 03-5244-5089, info@jcopy.or.jp）の
許諾を得てください.

＊「標準理学療法学」は株式会社医学書院の登録商標です.

執筆者一覧〈執筆順〉

菅原憲一	神奈川県立保健福祉大学保健福祉学部リハビリテーション学科・教授
藤田峰子	神奈川県立保健福祉大学保健福祉学部リハビリテーション学科・准教授
大鶴直史	新潟医療福祉大学リハビリテーション学部理学療法学科・教授
小山貴之	日本大学文理学部体育学科・教授
前重伯壮	神戸大学大学院保健学研究科・准教授
工藤慎太郎	森ノ宮医療大学インクルーシブ医科学研究所・所長
寒川美奈	北海道大学大学院保健科学研究院・教授
岡崎大資	群馬パース大学リハビリテーション学部理学療法学科・教授
松田雅弘	順天堂大学保健医療学部理学療法学科・教授
山口智史	京都大学大学院医学研究科先端理学療法学講座・教授
吉川義之	奈良学園大学保健医療学部リハビリテーション学科・講師
森下元賀	令和健康科学大学リハビリテーション学部理学療法学科・教授
浅田啓嗣	鈴鹿医療科学大学保健衛生学部リハビリテーション学科・教授
中丸宏二	日本電気株式会社ライフスタイルサポート統括部・シニアプロフェッショナル
井上順一朗	神戸大学医学部附属病院国際がん医療・研究センターリハビリテーション部門

刊行のことば

　わが国において正規の理学療法教育が始まってから 40 年近くになる．当初は，欧米の教員により，欧米の文献，著書などが教材として利用されていた．その後，欧米の著書が翻訳されたり，主にリハビリテーション医学を専門とするわが国の医師によって執筆された書籍などが教科書，参考書として使われる時期が続いた．

　十数年前より，わが国の理学療法士によって執筆された書籍が刊行されるようになり，現在ではその数も増え，かつ理学療法士の教育にも利用されている．これは，理学療法の専門領域の確立という視点から考えてもたいへん喜ばしい傾向であり，わが国の理学療法士の教育・研究・臨床という 3 つの軸がバランスよく噛み合い，“科学としての理学療法学”への道程を歩み始めたことの証ではないかと考える．

　当然のことながら，学問にかかわる情報交換も世界規模で行われる必要があり，また学際領域での交流も重要であることはいうまでもない．さらに，情報を受けるだけではなく，自ら発信する立場にもなることが，真に成熟した専門家の条件ではないかと思われる．

　1999 年 5 月に横浜で開催された第 13 回世界理学療法連盟学会では，わが国の数多くの理学療法士によって演題が報告され，上記の事項が再確認されると同時に，わが国の理学療法学が新たな出発点に立ったことを示す機会ともなった．

　一方で，医療・保健・福祉のあり方が大きな転換点にさしかかっている現在，理学療法士には高い専門性が求められ，その領域も拡大している．これらの点から，教育・研究・臨床の専門性を構築していくためには，理学療法学の各領域における現段階でのスタンダードを提示し，卒前教育の水準を確保することが急務である．

　このような時期に，「標準理学療法学・作業療法学 専門基礎分野」シリーズ全12 巻と並行して，「標準理学療法学 専門分野」シリーズ全 8 巻が刊行の運びとなった．

　20 世紀を締めくくり，21 世紀の幕開けを記念すべく，現在，全国の教育・研究・臨床の分野で活躍されている理学療法士の方々に執筆をお願いして，卒前教育における必修項目を網羅することに加え，最新の情報も盛り込んでいただいた．

　本シリーズが理学療法教育はもとより，研究・臨床においても活用されることを祈念してやまない．

2000 年 12 月

シリーズ監修者

昭和 40 年(1965 年)に「理学療法士及び作業療法士法」が制定され，わが国に理学療法士が誕生した．しかし，それ以前から理学療法従事者によって理学療法が行われていた経緯がある．その過程で，いつしか"訓練"という言葉が，"理学療法"，"運動療法"，"ADL"などに代わる用語として頻繁に用いられるようになってきた．その契機の 1 つは，かつて肢体不自由児(者)に対して"克服訓練"が提唱された名残であるともいわれている．しかし，"訓練"という概念は，上位の者や指揮官が特定の行為・行動などを訓示しながら習得させるという意味合いが強い．軍事訓練，消火訓練などはその例である．また，動物に対して，ある芸や行為，行動などを習得させるときにも用いられる．

　理学療法士は対象者と同等の目線で対応することや，インフォームドコンセント(informed consent)が重要視されている時代であることからも，「標準理学療法学 専門分野」シリーズでは，行政用語としての"機能訓練事業"および引用文献中のものを除き，"訓練"という用語を用いていないことをお断りしておきたい．

シリーズ監修者

第6版 序

　標準理学療法学シリーズ『物理療法学』の第6版が出版の運びとなった．約60年前にわが国に理学療法士が誕生して以来，われわれはこれまでの経過のなかで教育においては指定規則の改正，臨床業務においては診療報酬の改定などさまざまな変化を経験してきた．理学療法はこの時間経過のなかで時代とともに大きな変遷を重ねてきており，1つひとつの手技をとってみても，一貫して行われている手技，現在では行われなくなった手技，洗練され大きく形を変えて行われている手技など，時間とともにまさに自然淘汰の変遷をたどってきた．

　物理療法は治療手技のなかにおいて最も治療量が明確であり，そのため最も客観的な治療技術といえる．そのため，好むと好まざるとにかかわらず治療結果はより厳密にとらえられる状況になり，治療の時間，回数そして効果はその対価に等しいかという視点でも厳密なものとなる．理学療法士は各種治療に合致した物理エネルギーが有する生理学的および解剖学的な背景をしっかりとらえ，治療に導入していく責務を担っているものといえる．理学療法士として物理療法を適応する場面では，各種治療原理，生体に与える影響，治療手順，効果の把握までを熟知したうえで実施できるようにすることが重要である．その点で本書は十分なる配慮を重ね，段階的な学習の手順を踏んで構成した．そして理学療法学における『標準』としてのレベルを追求し，学生から臨床場面で活躍する理学療法士までが当然知るべき知識およびその応用について網羅した内容になるよう工夫した．

　今回の改訂においては臨床適応を意識し，物理療法の実際場面でどのように機器を設定・操作するかという課題に対してQRコードを配置して動画による説明を行ったので，ぜひ折にふれてご覧いただきたい．また，今回の改訂でもいくつかの項目において執筆者の交代をお願いした．交代のご快諾をいただいた先生方には，これまでのご尽力に深く感謝を申し上げる次第である．

　現代は工学分野においてさまざまな新しいテクノロジーが開発されている．そしてAIの進化も著しい状況である．理学療法において，このようなテクノロジーを最も利用できる分野が物理療法であるといえるだろう．つまり，さまざまな疾患の治療という目的に対してこれまでの物理療法を用いるだけでなく，近い将来にはまったく新しい物理療法も開発されることは夢ではないはずだ．ただ，そこには新たなテクノロジーの背景および生体への効果を熟知し，使いこなせる理学療法士がいることを切に願うものである．

2024年10月

菅原憲一・松田雅弘

初版 序

　およそ理学療法の臨床現場で，物理療法機器が設置されていないところは皆無であろう．さらにいうなら現実的には理学療法士がいなくても，物理療法機器が存在する診療所は数多くある．これほど医療の場に浸透し，法律が指定するように理学療法士の重要な領域であるにもかかわらず，これまで運動療法中心の治療が行われ物理療法はむしろ補助的な役割にとどまってきたのが現状である．しかし1990年代初頭からこのような現状への反省から，物理療法研究会が発足し次第に物理療法学としての基盤を再検討しようとする展開がなされている．

　物理療法学を基盤から検討することは，具体的にはさまざまな種類の機器のもつ科学的な特性を明らかにし，その適応・効果・禁忌などについて実証的に検証することである．経験的に知られている臨床的効果について科学的意義を付加し，さらに新たな適応を創り出すことで改めて物理療法の重要性を確認することでもある．理念的にはこのような目的に従って本書は構成されている．また実際の症例に適用する場合にはいくつかの治療法を組み合わせることも十分ありうることである．本書では従来の独立項目(たとえば水治療法，電気療法など)の記述だけでなく，このことを考慮して症例を病態別に論じることでその統合をはかろうとするものである．

　おそらく早晩，理学療法士が地域リハビリテーションの第一線において物理療法機器を多用し，独立して治療にかかわる時期がやってくるものと思われる．利用者＝患者が主体的に治療を選択する現在では，非効果的な治療はおのずから淘汰されていくであろう．このようなとき，科学的証拠に裏打ちされた真に効果的な方法のみが活用されるのであり，またそうあるべきなのである．本書に記述された方法は最新の研究成果を含みつつ，可能なかぎり証拠を提示しようとするものである．その意味でこれらの方法は読者諸賢の批判によって磨かれることで，世紀を超え永く生き残るものと確信している．

2001年1月

網本　和

目次

Ⅰ 物理療法学総論

1 歴史と今後の課題・展望 2
菅原憲一

A わが国のリハビリテーション医療における物理療法 2
1 物理療法の設置率と使用動向 2
2 物理療法機器の実施者 3
3 物理療法にかかわる科学的根拠 3
B 各種物理療法の歴史 3
1 温熱療法 5
2 水治療法 6
3 電気刺激療法 6
4 光線療法 7
5 マッサージ療法(徒手的療法) 7
6 牽引療法 7
C 戦後のわが国における物理療法の歴史的変遷 8
1 1945〜1964年(戦後から理学療法士誕生まで) 8
2 1965〜1974年(理学療法士誕生後の発展期) 8
3 1975〜1984年(物理療法機器の展開期) 8
4 1985年〜現在 9
D わが国における物理療法の発展を阻害する要因 9
E 理学療法の新たな展開 9

2 リスク管理 藤田峰子 11

A 医療におけるリスク管理 11
B 医療事故とその発生要因 11

1 理学療法士側のリスク管理 12
2 物理療法機器のリスク管理 13
3 患者側のリスク管理 14
C リスク管理の体制の確保 15
1 医療事故(インシデント,アクシデント)報告書の作成 15
2 医療事故への対応 16

3 疼痛の物理療法 17

A 疼痛の基礎 大鶴直史 17
1 痛みの定義 17
2 痛みの伝導路(受容器から脳まで) 17
3 受容器と末梢神経における伝導 17
4 脊髄後角における伝達 18
5 脳における伝達 19
6 脳が痛みを抑える経路(下行性疼痛抑制系) 20
B 疼痛に対する臨床応用 小山貴之 21
1 スポーツ傷害の分類 21
2 スポーツ理学療法の到達目標と物理療法の役割 22
3 スポーツ傷害に伴う疼痛とパフォーマンスへの影響 22
4 スポーツ傷害に対する物理療法 23
5 夏季オリンピック競技東京大会(Tokyo2020)選手村ポリクリニックにおける物理療法の展開 25
6 スポーツ理学療法における物理療法のまとめ 26

II 温熱療法

1 温熱療法の定義・分類　前重伯壮　30

A　温熱療法の定義 ………………………… 30
B　温熱療法の分類 ………………………… 30
C　物理療法における温熱療法の位置づけ … 31

2 温熱療法の基礎と生理学的作用　前重伯壮　32

A　温熱療法の基礎 ………………………… 32
 1　熱と温度 …………………………… 32
 2　熱の伝達様式 ……………………… 33
B　温熱療法の生理学的作用 ……………… 34
 1　血管拡張作用 ……………………… 34
 2　代謝の活性化 ……………………… 36
 3　組織伸展性の増加 ………………… 37
 4　神経伝導の制御 …………………… 37
 5　疼痛緩和 …………………………… 37

3 温熱療法の実際①：ホットパック　前重伯壮　39

A　ホットパック（蓄熱式パック） …………… 39
 1　特徴 ………………………………… 39
 2　効果 ………………………………… 39
 3　実施手順 …………………………… 39
B　電熱ホットパック（発熱パック） ………… 40
 1　特徴 ………………………………… 40
C　適応疾患例・禁忌，注意を要する事象 … 41
D　課題と展望 ……………………………… 41

4 温熱療法の実際②：パラフィン浴　前重伯壮　42

A　特徴，効果 ……………………………… 42

 1　特徴 ………………………………… 42
 2　効果 ………………………………… 42
B　適応疾患例・禁忌，注意を要する事象 … 42
C　実施手順 ………………………………… 42
 1　機器・道具 ………………………… 42
 2　治療前準備 ………………………… 43
 3　治療手順 …………………………… 43
D　課題と展望 ……………………………… 43

5 温熱療法の実際③：極超短波療法・超短波療法　前重伯壮　45

A　極超短波と超短波 ……………………… 45
 1　極超短波，超短波の物理的特性 ……… 45
 2　極超短波，超短波療法の効果 ……… 48
B　適応疾患例・禁忌，注意を要する事項 … 48
C　極超短波療法の特徴と実施手順 ……… 49
 1　極超短波療法の特徴 ……………… 49
 2　実施手順 …………………………… 49
D　超短波療法の特徴と実施手順 ………… 50
 1　超短波療法の特徴 ………………… 50
 2　実施手順 …………………………… 50
E　課題と展望 ……………………………… 51

6 温熱療法の実際④：超音波療法　前重伯壮　52

A　特徴 ……………………………………… 52
 1　超音波発生の原理 ………………… 52
 2　超音波の物理的性質 ……………… 53
 3　生体内作用特性 …………………… 56
B　適応疾患例・禁忌，注意を要する事象 … 59
C　実施手順 ………………………………… 59
 1　準備機器，材料 …………………… 59
 2　治療手順 …………………………… 60
D　課題と展望 ……………………………… 61

【TOPIC 1】超音波による画像評価
………………………… 工藤慎太郎　62

温熱療法の実習　藤田峰子　68

A　伝導熱（ホットパックとパラフィン）……… 68
B　エネルギー変換熱（極超短波療法）……… 69

温熱療法の臨床応用　藤田峰子　71

A　変形性関節症への実際……………………… 71

III　寒冷療法　寒川美奈

1　寒冷療法の定義・分類　74

A　寒冷療法の定義……………………………… 74
B　寒冷療法の分類……………………………… 74
　1　熱伝導による分類……………………… 74
　2　寒冷療法の種類………………………… 74
C　物理療法における寒冷療法の位置づけ… 75

2　寒冷療法の基礎と生理学的作用　76

A　寒冷療法の基礎……………………………… 76
B　寒冷療法の生理学的作用…………………… 76
　1　組織温への作用………………………… 76
　2　循環器系への作用……………………… 76
　3　神経・筋活動への作用………………… 77
　4　代謝への作用…………………………… 77
　5　筋腱伸張性への作用…………………… 78

3　寒冷療法の実際　79

A　アイスパック………………………………… 79
　1　特徴と効果……………………………… 79

　2　実施手順………………………………… 79
　3　注意を要する事象……………………… 80
B　アイスマッサージ…………………………… 80
　1　特徴と効果……………………………… 80
　2　実施手順………………………………… 80
　3　注意を要する事象……………………… 81
C　クリッカー…………………………………… 81
　1　特徴と効果……………………………… 81
　2　実施手順………………………………… 81
　3　注意を要する事象……………………… 81
D　コールドパック……………………………… 82
　1　特徴と効果……………………………… 82
　2　実施手順………………………………… 82
　3　注意を要する事象……………………… 82
E　コールドスプレー…………………………… 82
　1　特徴と効果……………………………… 82
　2　実施手順………………………………… 82
　3　注意を要する事象……………………… 82
F　冷水浴………………………………………… 83
　1　特徴と効果……………………………… 83
　2　実施手順………………………………… 83
　3　注意を要する事象……………………… 83
G　クライオカフ………………………………… 83
　1　特徴と効果……………………………… 83
　2　実施手順………………………………… 84
　3　注意を要する事象……………………… 84
H　クライオキネティクス……………………… 84
　1　特徴と効果……………………………… 84
　2　実施手順………………………………… 84
　3　注意を要する事象……………………… 84
I　極低温療法…………………………………… 84
　1　特徴と効果……………………………… 84
　2　実施手順………………………………… 85
　3　注意を要する事象……………………… 85
J　寒冷療法の適応疾患例・禁忌，注意を要
　する事象……………………………………… 85

寒冷療法の実習　86

A　アイスパックとコールドパックによる冷却 …………………………………………… 86

寒冷療法の臨床応用　87

A　上腕骨外側上顆炎に対する寒冷療法 …… 87
B　膝関節に対する寒冷療法 ………………… 87

Ⅳ　水治療法　岡崎大資

1　水治療法の定義・分類　90

A　水治療法の定義 ……………………………… 90
B　水治療法の分類 ……………………………… 90
　1　入浴方法による分類 …………………… 90
　2　水温による分類 ………………………… 90
C　物理療法における水治療法の位置づけ … 92

2　水治療法の基礎と生理学的作用　93

A　水の物理的特性 ……………………………… 93
　1　温熱，寒冷 ……………………………… 93
　2　比熱，熱伝導率 ………………………… 93
　3　浮力 ……………………………………… 93
　4　静水圧 …………………………………… 94
　5　動水圧 …………………………………… 94
B　水の生理学的特性 ………………………… 95
　1　温かさ冷たさの知覚 …………………… 95
　2　代謝機能への作用 ……………………… 95
　3　呼吸機能への作用 ……………………… 96
　4　腎機能への作用 ………………………… 96
　5　神経・筋組織への作用 ………………… 96
　6　鎮痛作用 ………………………………… 96

3　水治療法の実際　97

A　局所浴 ………………………………………… 97
　1　気泡浴の実際 …………………………… 97
　2　渦流浴の実際 …………………………… 98
　3　交代浴の実際 …………………………… 99
B　全身浴 ………………………………………… 99
　1　全身浴の実際 …………………………… 100
C　リスク管理 …………………………………… 100
　1　水治療法の適応と禁忌 ………………… 100
　2　水治療法の治療方針 …………………… 101
　3　水治療法室の汚染防止と感染予防 …… 101
　4　感染予防の具体的対策 ………………… 102

水治療法の実習　103

A　渦流浴 ………………………………………… 103

水治療法の臨床応用　104

A　橈骨遠位端骨折に対する局所浴 ………… 104

Ⅴ　電気刺激療法

1　電気刺激療法の定義・分類　106
松田雅弘

A　電気刺激療法の定義 ……………………… 106
B　電気刺激療法の分類 ……………………… 106
C　物理療法における電気刺激療法の位置づけ ……………………………………………… 107

2 電気刺激療法の基礎と生理学的作用 松田雅弘 108

A 電気刺激療法の基礎 …………………… 108
  1 電気刺激療法の基本的事項 …………… 108
  2 治療電流の基本事項 …………………… 110
  3 強さ−時間曲線 ………………………… 114
  4 電気刺激療法の禁忌・注意を要する事
    象 ………………………………………… 115
B 電気刺激療法の生理学的作用 ………… 116
  1 運動機能に対する作用 ………………… 116
  2 鎮痛 ……………………………………… 116
  3 創傷治癒 ………………………………… 116
  4 排尿機能 ………………………………… 117
  5 骨癒合促進 ……………………………… 117
C 電気刺激を用いた診断 ………………… 117
  1 筋電図 …………………………………… 117

3 電気刺激療法の実際①：神経筋電気刺激/治療的電気刺激 125
山口智史

A 特徴 ……………………………………… 125
  1 TES の効果機序 ………………………… 125
  2 TES の生理学的作用 …………………… 125
B 中枢神経障害に対する TES …………… 126
  1 特徴 ……………………………………… 126
  2 効果機序 ………………………………… 127
  3 適応疾患例・禁忌，注意を要する事象 130
  4 TES の実施手順 ………………………… 131
C 末梢神経障害に対する TES …………… 134
  1 特徴 ……………………………………… 134
  2 効果機序 ………………………………… 134
  3 適応疾患例・禁忌，注意を要する事象 135
D その他の障害に対する TES …………… 135
E エビデンス ……………………………… 135
F 展望 ……………………………………… 135
  1 筋電図誘発型電気刺激装置 …………… 136
  2 随意運動介助型電気刺激装置 ………… 136

4 電気刺激療法の実際②：機能的電気刺激（FES） 山口智史 139

A 特徴と効果機序 ………………………… 139
B 適応疾患例・禁忌，注意を要する事象 ‥ 140
  1 適応疾患例：脳卒中片麻痺 …………… 140
  2 適応疾患例：脊髄損傷 ………………… 141
C 実施手順 ………………………………… 142
D エビデンス ……………………………… 143
E 展望 ……………………………………… 143

5 電気刺激療法の実際③：経皮的電気神経刺激（TENS） 145
山口智史

A TENS 使用のための疼痛の基礎知識 ‥‥‥ 145
  1 疼痛の分類 ……………………………… 145
  2 疼痛の知覚プロセス …………………… 145
B 特徴と効果機序 ………………………… 146
  1 TENS の生理学的作用 ………………… 146
C 適応疾患例・禁忌，注意を要する事象 ‥ 148
D 実施手順 ………………………………… 148
E エビデンス ……………………………… 152
F 展望 ……………………………………… 152

6 電気刺激療法の実際④：中周波，干渉波 松田雅弘 153

A 特徴と効果 ……………………………… 153
  1 筋パフォーマンスや疼痛に関する効果 154
  2 排尿障害に関する効果 ………………… 154
B 適応疾患例・禁忌，注意を要する事象 ‥ 155
  1 適応疾患例 ……………………………… 155
  2 禁忌，注意を要する事象 ……………… 155
C 実施手順 ………………………………… 155
  1 手順 ……………………………………… 155
  2 治療時間と治療期間 …………………… 156
D 課題と展望 ……………………………… 156

xvi ● 目次

7 電気刺激療法の実際⑤：経頭蓋磁気刺激および特殊刺激療法　157

A　経頭蓋磁気刺激（TMS）の基礎　菅原憲一　157
　1　経頭蓋磁気刺激とは ……………………… 157
　2　経頭蓋磁気刺激による神経活動機序 … 157
　3　磁気刺激装置 ……………………………… 158
　4　経頭蓋磁気刺激の安全性 ……………… 160
　5　経頭蓋磁気刺激の可能性 ……………… 161
B　磁気刺激を用いた臨床応用 ‥ 松田雅弘　161
　1　中枢神経に対する磁気刺激療法 ……… 161
　2　末梢神経に対する磁気刺激療法 ……… 164
C　経頭蓋直流電気刺激（tDCS）松田雅弘　165
　1　作用機序 …………………………………… 166
　2　禁忌 ………………………………………… 166
　3　刺激方法 …………………………………… 166
　4　主な効果 …………………………………… 168
　5　電気刺激と併用療法の方法例 ………… 169

電気刺激療法の実習　171

A　刺激パラメータの相違による刺激特性の主観的分析 ………………… 山口智史　171
B　TENS の痛みに対する効果の検証
　………………………………… 山口智史　172
C　運動療法との併用における筋出力発揮効果の検討 …………………… 松田雅弘　174

電気刺激療法の臨床応用　176

A　末梢神経麻痺への TES 使用の実際
　………………………………… 山口智史　176
B　変形性膝関節症の痛みへの TENS 使用の実際 ……………………… 山口智史　177
C　脳卒中片麻痺患者の歩行障害への電気刺激療法 ………………… 山口智史　178

D　脳卒中片麻痺患者への運動療法との併用による筋力増強効果 ……… 松田雅弘　179

【TOPIC 2】褥瘡および糖尿病性足潰瘍における電気刺激療法の効果 ‥‥ 吉川義之　181

Ⅵ バイオフィードバック療法　森下元賀

1 バイオフィードバック療法の定義・分類　186

A　バイオフィードバックの定義 …………… 186
B　バイオフィードバック療法の分類 ……… 186
　1　変換された情報による分類 …………… 186
　2　バイオフィードバック療法の種類 …… 186
C　物理療法におけるバイオフィードバック療法の位置づけ ……………………………… 187

2 バイオフィードバック療法の基礎と生理学的作用　188

A　バイオフィードバック療法の基礎 ……… 188
　1　バイオフィードバック療法の適応 …… 188
　2　バイオフィードバック療法の進め方 … 188
B　バイオフィードバック療法の生理学的作用 …………………………………………… 189
　1　基底核回路 ……………………………… 189
　2　小脳回路 ………………………………… 190
C　バイオフィードバック療法と運動学習 ‥ 190
　1　動機づけ ………………………………… 190
　2　行動の変化 ……………………………… 191
　3　転移 ……………………………………… 191

3 バイオフィードバック療法の実際①：筋電図によるバイオフィードバック　193

A　特徴 ………………………………………… 193

B	適応疾患例・禁忌 ……………… 193
C	実施手順 ………………………… 194
D	課題と展望 ……………………… 194

4 バイオフィードバック療法の実際②：視覚的バイオフィードバック 195

A	特徴と効果 ……………………… 195
B	適応疾患例・禁忌 ……………… 195
C	実施手順 ………………………… 196
	1 関節角度 ……………………… 196
	2 床反力フィードバック ……… 196
	3 皮膚温フィードバック ……… 197
	4 自律神経フィードバック …… 197
D	課題と展望 ……………………… 197

バイオフィードバック療法の実習 198

A	視覚を用いたもの ……………… 198

【TOPIC 3】バーチャルリアリティを用いた
例 …………………………………… 200

VII 光線療法　藤田峰子

1 光線療法の定義・分類 204

A	光線療法の定義 ………………… 204
B	光線療法の分類 ………………… 204
C	物理療法における光線療法の位置づけ ‥ 204

2 光線療法の基礎と生理学的作用 206

A	光線療法の基礎 ………………… 206

	1 電磁波の法則 ………………… 206
B	光線療法の生理学的作用 ……… 208
	1 温熱作用 ……………………… 208
	2 光化学作用 …………………… 209

3 光線療法の実際①：紫外線療法 210

A	特徴と効果（生理学的作用） …… 210
	1 紫外線療法の特徴 …………… 210
	2 紫外線療法の生理学的作用 … 210
B	適応疾患例・禁忌，注意を要する事象 ‥ 212
C	実施手順 ………………………… 213
	1 最小紅斑量テスト（MED テスト）…… 213
	2 NB-UVB 療法の実施 ………… 214
D	課題と展望 ……………………… 214

4 光線療法の実際②：赤外線療法 216

A	特徴と生理学的効果 …………… 216
	1 特徴 …………………………… 216
	2 効果（生理学的作用） ………… 218
B	適応疾患例・禁忌，注意を要する事象 ‥ 219
C	実施手順 ………………………… 219
	1 直線偏光近赤外線治療器の実施方法 … 219
	2 遠赤外線療法の実施方法 …… 220
D	課題と展望 ……………………… 221

5 光線療法の実際③：レーザー療法 223

A	特徴と効果（生理学的作用） …… 223
	1 レーザーの定義と特徴 ……… 223
	2 レーザーの構造と発振原理 … 223
	3 レーザーの基本特性 ………… 224
	4 レーザー治療器の種類 ……… 225
	5 生理学的作用 ………………… 225
B	適応疾患例・禁忌，注意を要する事象 ‥ 226

C 実施手順 ……………………………… 226
D 疼痛緩和を目的とした照射条件 ………… 228
E 課題と展望 ……………………………… 228

光線療法の実習　230

A 直線偏光近赤外線照射前後の組織硬度と
関節可動域の即時的変化 ……………… 230

VIII 徒手的療法　浅田啓嗣

1 徒手的療法の定義・分類　234

A 徒手的療法の定義 ……………………… 234
B 徒手的療法の分類 ……………………… 234
C 現在における使用頻度 ………………… 235

2 徒手的療法の基礎と生理学的作用　236

A 徒手的療法の基礎 ……………………… 236
 1 徒手的療法の対象 ………………… 236
 2 結合組織の構造と特性 …………… 236
 3 関節における生理学的運動と副運動 … 238
 4 関節運動の最終域感(end feel) ……… 238
 5 関節の安静肢位としまりの肢位 …… 239
B 徒手的療法の生理学的作用 …………… 239
 1 伸張 ………………………………… 239
 2 離開(または牽引) ………………… 240
 3 圧迫 ………………………………… 241
 4 摩擦 ………………………………… 241
 5 周期的運動・振幅運動 …………… 241

3 徒手的療法の実際①：筋膜リリース　242

A 特徴と効果 ……………………………… 242
B 適応疾患例・禁忌，注意を要する事象 ‥ 242
C 実施手順 ………………………………… 242
D 課題と展望 ……………………………… 243

4 徒手的療法の実際②：軟部組織モビライゼーション　244

A 特徴と効果 ……………………………… 244
 1 横断マッサージ …………………… 244
 2 機能的マッサージ ………………… 244
B 適応疾患例・禁忌，注意を要する事象 ‥ 244
C 実施手順 ………………………………… 245
 1 横断マッサージの実施手順 ……… 245
 2 機能的マッサージの実施手順 …… 245
D 課題と展望 ……………………………… 246

5 徒手的療法の実際③：関節モビライゼーション　247

A 特徴と効果 ……………………………… 247
 1 関節モビライゼーションにおける治療
面 ………………………………… 247
 2 治療に必要な力と運動の段階 ……… 247
B 適応疾患例・禁忌，注意を要する事象 ‥ 248
C 実施手順 ………………………………… 249
D 課題と展望 ……………………………… 250

徒手的療法の実習　251

A 横断マッサージ ………………………… 251

徒手的療法の臨床応用　253

A　肩関節痛に対する治療の実際 ……………253

IX　牽引療法　中丸宏二

1　牽引療法の定義・分類　256

A　牽引療法の定義 ……………………………256
B　牽引療法の分類 ……………………………256

2　牽引療法の基礎と生理学的作用　257

A　牽引療法の基礎 ……………………………257
B　牽引療法の生理的作用 ……………………257

3　牽引療法の実際①：頸椎牽引療法　258

A　特徴と効果 …………………………………258
B　適応疾患例・禁忌，注意を要する事象 ‥258
　1　適応疾患例 ………………………………258
　2　禁忌，注意を要する事象 ………………258
C　実施手順 ……………………………………259
　1　頭蓋直達牽引法と介達牽引法 …………259
　2　電動式間欠牽引 …………………………259
　3　能動型自動間欠牽引 ……………………260
D　課題と展望 …………………………………261

4　牽引療法の実際②：腰椎牽引療法　262

A　特徴と効果 …………………………………262
B　適応疾患例・禁忌，注意を要する事象 ‥262
　1　適応疾患例 ………………………………262

　2　禁忌，注意を要する事象 ………………262
C　実施手順 ……………………………………263
　1　電動式間欠牽引 …………………………263
　2　能動型自動間欠牽引 ……………………264
D　課題と展望 …………………………………265

牽引療法の臨床応用　266

A　上肢のしびれを伴う頸部痛 ………………266

X　圧迫療法　井上順一朗

1　圧迫療法の定義・分類　270

A　圧迫療法の定義 ……………………………270
B　圧迫療法の分類 ……………………………271

2　圧迫療法の基礎と生理学的作用　272

A　圧迫療法の基礎 ……………………………272
　1　圧迫とは …………………………………272
　2　圧迫療法を規定する因子 ………………272
B　圧迫療法の生理学的作用 …………………273
　1　血管とリンパ管の循環改善 ……………273
　2　組織の形状と大きさの制限 ……………273
　3　組織温度の上昇 …………………………274
C　圧迫療法の効果 ……………………………274
　1　血行動態に及ぼす影響 …………………274
　2　組織に対する影響 ………………………274
　3　その他 ……………………………………274
D　圧迫療法の適応疾患例 ……………………274
E　圧迫療法の禁忌と注意を要する事象 ‥‥275
　1　禁忌 ………………………………………275
　2　注意を要する事象 ………………………275
F　浮腫 …………………………………………275

| | 1 | 浮腫の定義 | 275 |

1　浮腫の定義 275
2　浮腫の病態 275
3　浮腫の分類と原因疾患 276

3　圧迫療法の実際①：間欠的空気圧迫法　277

A　特徴と効果 277
　1　間欠的空気圧迫法とは 277
　2　間欠的空気圧迫法の装置 277
B　適応疾患例・禁忌，注意を要する事象 278
　1　適応疾患例 278
　2　禁忌，注意を要する事象 278
C　実施手順 278
　1　間欠的空気圧迫法の設定条件 278
　2　治療手順 278
　3　長所と短所 279

4　圧迫療法の実際②：弾性ストッキング　280

A　特徴と効果 280
　1　弾性ストッキングのタイプ 280
　2　圧迫圧 280
　3　サイズ 281
B　適応疾患例・禁忌，注意を要する事象 281
　1　適応疾患例 281
　2　禁忌，注意を要する事象 281
C　実施手順 282
　1　弾性ストッキングの装着方法 282
　2　長所と短所 282

【TOPIC 4】がんに対する圧迫療法 283

XI　振動療法　松田雅弘

1　振動療法の定義・分類　288

A　振動療法（バイブレーション）の定義 288
B　振動療法の分類 288
C　物理療法における振動療法の位置づけ 288

2　振動療法の基礎と生理学的作用　290

A　振動療法の基礎 290
B　振動療法の生理学的作用 290
　1　刺激パラメータについて 291
　2　刺激方法 291

3　振動療法の実際①：痙縮に対する振動療法　292

A　特徴と効果 292
B　適応疾患例・禁忌，注意を要する事象 293
　1　適応疾患例 293
　2　禁忌，注意を要する事象 293
C　実施手順 293
D　課題と展望 294

4　振動療法の実際②：固有受容感覚に対する振動療法　295

A　特徴と効果 295
　1　運動錯覚 295
　2　筋力増強 295
B　適応疾患例・禁忌，注意を要する事象 295
　1　適応疾患例 295
　2　禁忌，注意を要する事象 296
C　実施手順 296
　1　全身振動刺激 296

D　課題と展望 ……………………… 297

5　振動療法の実際③：痛みに対する振動療法　298

A　特徴と効果 ……………………… 298
B　適応疾患例・禁忌，注意を要する事象 ‥299
　1　適応疾患例 …………………… 299
　2　禁忌，注意を要する事象 ……… 300
C　実施手順 ………………………… 300
　1　拡散型ショックウェーブ療法 ………… 300

　2　その他の振動療法 ……………………… 300
D　課題と展望 ……………………………… 300

振動療法の臨床応用　301

A　痙縮に対する振動療法 ………………… 301
B　痛みに対する振動療法 ………………… 302

索引 …………………………………… 303

付録Web動画について

動画監修　菅原憲一（神奈川県立保健福祉大学保健福祉学部リハビリテーション学科・教授）
　　　　　松田雅弘（順天堂大学保健医療学部理学療法学科・教授）
撮影協力　山口智史（京都大学大学院医学研究科先端理学療法学講座・教授）

- 本書で紹介している実施手順の実際について，付録のWeb動画をご覧いただけます．Web動画と関連する本文箇所に 🎥 と動画番号を示し，QRコードを付しています．
- Web動画は，PC，iPad，スマートフォン（iOS，Android）でご覧いただけます．フィーチャーフォンには対応していません．
- 動画7，8には音声があります．

●付録Web動画へのアクセス方法

下記QRコードおよびURLからアクセスすることができます．

https://www.igaku-shoin.co.jp/prd/05733/

- 動画を再生する際の通信料（パケット通信料）は読者の方のご負担となります．パケット定額サービスなどにご加入されていない場合，多額のパケット通信料を請求されるおそれがありますのでご注意ください．
- 動画は予告なしに変更・修正が行われることがあります．また，予告なしに配信を停止することもありますのでご了承ください．
- 動画は書籍の付録のため，ユーザーサポートの対象外とさせていただいております．ご了承ください．

動画一覧

🎥 動画1　超音波療法における回転法とストローク法（➡ 60ページ）	🎥 動画5　筋電図によるバイオフィードバック（➡ 194ページ）
🎥 動画2　膝関節屈曲伸展時の大殿筋—外側広筋間（超音波による画像評価）（➡ 66ページ）	🎥 動画6　レーザー療法（➡ 226ページ）
	🎥 動画7　痙縮に対する振動療法（➡ 293ページ）
🎥 動画3　アイスパック（➡ 79ページ）	🎥 動画8　痛みに対する振動療法（➡ 300ページ）
🎥 動画4　神経筋電気刺激/治療的電気刺激（➡ 131ページ）	

※動画2は「河西謙吾，工藤慎太郎：股関節の機能を改善させるエコーガイド下アプローチ．工藤慎太郎（編）：運動学×解剖学×エコー 関節機能障害を「治す！」理学療法のトリセツ．p153（図6-28b），医学書院，2023」からの転載

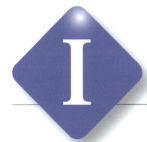

物理療法学総論

第1章

歴史と今後の課題・展望

学習目標

- わが国のリハビリテーション医療における物理療法の現状や問題点について学ぶ.
- 世界および戦後のわが国の物理療法の発展の歴史をモダリティ別に概観し，その促進あるいは阻害因子について学ぶ.
- わが国における物理療法の発展を妨げている因子を分析し，今後の課題を学ぶ.
- 近年，さらなる発展を遂げる物理療法とその特徴を学ぶ.

A わが国のリハビリテーション医療における物理療法

物理療法は各種の**物理的エネルギー**をさまざまな症状に適応し，その改善を目的として行われる治療の総称である.物理療法は人の力や自然エネルギーを利用して行う治療であることから，古代より行われてきた最も原始的な治療として知られている.**自然エネルギー**とはまさに物理的エネルギーであり，特に物理療法で使用されるエネルギーは温熱,寒冷,電気,力学的負荷といったものである.物理療法は，これらの物理的エネルギーをリハビリテーション対象疾患に対して適応する治療として，運動療法とともに理学療法の主要な構成要素である.

現在のリハビリテーション医療における理学療法の実質的な構成は，社会の発展とともに急速に疾病構造が変化したこともその一因であるが，理学療法の中核が運動療法となってきた点は明白である.それは，理学療法の対象疾患の中心が中枢神経疾患となっており，運動障害が中心となってきていることから運動療法が主体となる必然性が生じ，物理療法がその補助的手段となってきている原因である.しかし，物理療法は生体が外界か

らの侵襲による機能的あるいは器質的障害に対してもとの状態に戻ろうとする反応,つまり,直接生体に物理的刺激を加えることにより生体組織の形態的,機能的な変化を整えることができるものである.さらに物理療法には，生体のもつ自然回復力を賦活して，その過程を正常な反応に導くことを大きな目的とする治療が含まれている.

わが国で理学療法が誕生してから半世紀が経過した現在,物理療法,運動療法の各種手技においてはすでに淘汰されて,今は行われていない治療や機器が多く存在している.しかし,淘汰された治療が真に功を奏さないものであるのか,また,その検証を得る前に忘れ去られたものがあるのか,いずれにせよ検証がなされていないものも多いであろう.多くの治療法の歴史を学ぶことは,以後の発展の可能性を探ることにもなる.

本章では現代の物理療法の現状と歴史を理解しつつ,その問題点を理解し物理療法の将来的発展に向けた展開を考えるものである.

1 物理療法の設置率と使用動向

各種物理療法機器は程度の差はあれ現在も医療現場に多く普及しており,一般的な治療手段であることは現在も変わりはない.実際の物理療法

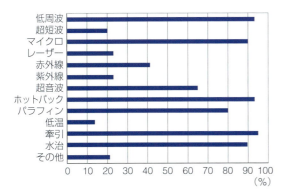

▶図1　物理療法機器設置率
〔吉田正樹ほか：物理療法機器利用実態調査．理学診療，6：232-238，1995 より〕

機器の設置率を統計からみると，整形外科とリハビリテーション医療施設においてそのおおよそ90％の施設で設置している機器は，低周波，マイクロ，ホットパック，牽引，水治があげられ，その他50％を超えるものとしては超音波，パラフィンとなっている（▶図1）．このような設置率に伴って，医師の処方頻度も，ホットパック，低周波，牽引，水治，パラフィン，極超短波の各治療機器が高いことが示されている[1]．また，対象疾患と物理療法機器との関係をみた結果からは，ほぼすべての治療機器は痛みを伴う疾患に対応する，つまり痛みの軽減を目的とするものが主体である．さらに，従来からの痛みの治療に加え特異的なものとしては拘縮，外科術後，捻挫・腱鞘炎といったものも対象となる．これら痛み以外の適応も多く認められ，その適応範囲をしっかりと見定めていく必要がある．

2 物理療法機器の実施者

理学療法全般の中で上述したように設置率および処方は多いが，その使用方法は運動療法の補助的な意味合いであったり，効果を考慮せず患者の訴えのまま気持ちがよいから行うなどの消極的な使用が多いことも今日の物理療法の位置づけを低下させた原因かもしれない．さらに，特に開業医においては1日あたりの物理療法の実施数はきわめて多いものの，その治療を実施するのは理学療法士ではなく理学療法士の補助者や看護師などがその任に当たっている場合が少なくない．そのため，その治療から得られる生体情報や治療効果などを客観的にとらえることができず，物理療法が医療現場で必要性があるにもかかわらず，実際面では軽視される傾向にある．

3 物理療法にかかわる科学的根拠

各種物理療法の治療的根拠はさまざまな生体反応を科学的にとらえることにある．物理療法の根本は生体のもつ自然回復力を賦活し，正常な反応に導くことにある．そのため，この物理療法が及ぼす反応を詳細にまた客観的に分析する必要がある．このような根拠を証明するために生理学を中心とした基礎科学的な研究が多く行われてきてはいるものの，臨床における**無作為化比較対照試験**（randomized controlled trial; RCT）は十分に行われていない．薬物療法に関しては当然のごとくRCTが行われ，その客観性が証明されており，どの症状にどの程度の質的な変化を生じるものかという治療の効果とその限界に関する知見が積み重ねられている．しかし，物理療法にはいまだその根拠が蓄積されていない．これまでの生理学的な証明とともに臨床におけるRCTをもう一度検討し，将来にわたって真にその効果を得る方法論を検討していく必要がある．

B 各種物理療法の歴史

物理療法の歴史は人類の誕生とともに，また文明の発展とともにあるもので，数千年に及ぶものである．古代の治療法といえば自然エネルギーそのものであり，太陽光，熱，水，温泉などがその中心であったと考えられる．古くは，B.C.3000年ころのエジプト人による記録では温熱による病気の

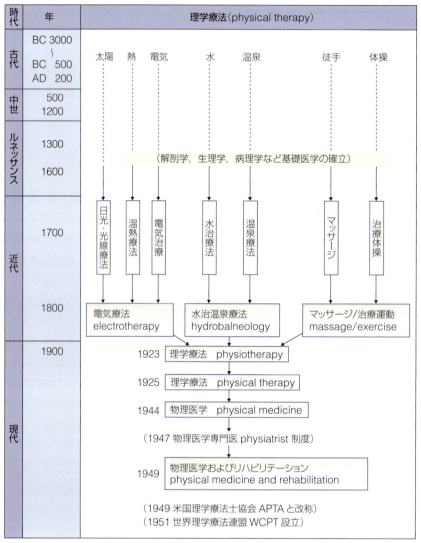

▶図2　理学療法の歴史年表（古代から専門職誕生まで）
〔宇都宮初夫：理学療法の歴史．奈良 勲（編）：理学療法概論，第3版，pp.17-45，医歯薬出版，1991より改変〕

治療が記載されている．また，Hippocratesの時代には温熱療法や水治療法が提唱されており，さらに古代ローマ時代には温泉療養地が多く設立され関節リウマチや外傷の治療がなされていた．このような歴史的な物理的エネルギーを基本とする治療が正当に評価され，医学の一領域であると考えられるようになったのは近年になってからのことである．理学療法としては古代から近代までの流れのなかで，物理的治療として日光・光線療法，温熱療法，電気治療，水治療法，温泉療法，マッサージ，治療体操と個々に独立した治療体系として発展し，存在していたものが，近代を迎えた1900年初頭に理学療法として統合された（▶図2）．

ここに至る過程で特に近代におけるめざましい発展をみた大きな背景には，過去3世紀にわたる科学技術の進歩とその成果を治療面に生かす医療

機器の開発があったからにほかならない.

　各種物理療法はそれぞれが関連し合いながらも各種の自然エネルギーをその起源にもち，展開してきた点を踏まえて，本項では物理療法の歴史を物理療法の各分類である各治療手技および機器を概観し，次いで年代別にみる物理療法の歴史的変遷についてわが国を中心に述べ，今後さらなる発展に向けての課題・展望について併せて言及する.

1 温熱療法

　温熱療法はその種類が多いことに加え，図1にみられるように，施設での機器設置率は物理療法の中で最も高いものである．温熱療法の歴史に関してもその発祥は最も古く，古代から引き継がれている療法としては本来の形のままで現在まで受け継がれているものといえる．そのため温熱療法の起源を明確にすることは困難である．また，現存する温熱療法は物理療法中でその種類が最も多く認められるとともに，歴史の中で淘汰されてきたものも多いといえる.

a 高周波治療の歴史

　短波および超短波療法の起源は1891年にd'Arsonval(フランス，生理学者)による『高周波の生理効果』と題する論文がその基礎となる．1886年にHertz(ドイツ，物理学者)は超短波電流(のちのジアテルミー療法の基礎となる)の作用で多量の発汗，熱感が生じることを発表した．その後，1922年にフランスのGaiffeは真空管を使用し周波数を増加しうる短波発生装置を作製し，現在の短波および超短波療法を生むに至った(▶図3).

　極超短波の研究は1925年にSteiböckが0.1mm～10mの波長の電波を照射して治療応用を発案した．1937年，Brunner-OrnsteinとRandaは極超短波発生装置を設計し，X線と組み合わせて悪性腫瘍の治療に応用した．1947年，電気療法として極超短波発生装置が市販されるに至った(▶図4).

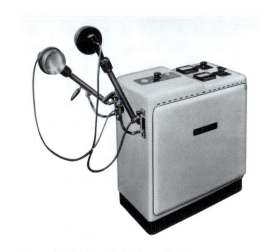

▶図3　超短波治療器(昭和30年代)
治療部位をコンデンサーの誘電体として通電するもの．わが国ではこの型の加熱法が広く用いられてきた．図に示したのはSchliephakeのガラス被覆導子であり，治療部位を2つのガラス導子間に挟んで加熱した．
〔嶋田智明：物理療法の歴史と今後の課題・展望．奈良 勲(監)：標準理学療法学 専門分野 物理療法学，第3版，pp.2-15，医学書院，2008より〕

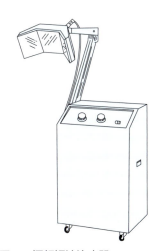

▶図4　極超短波治療器
〔服部一郎ほか：リハビリテーション技術全書．第2版，p.138，医学書院，1984より〕

b 超音波療法の歴史

　1881年，Lippmannにより，2層の鋼鉄の間に1層の石英水晶を置き，この鋼鉄に高周波電流を流したときに水晶振動が生じることを発見した．その後，1938年にPohlman(ドイツ，Martin Lather病院)は坐骨神経痛の患者に初めて超音波

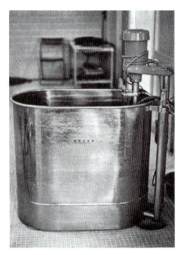

▶図5 水治療法：渦流浴槽（昭和40年代）
〔福井圀彦：リハビリテーション医学全書8 物理療法. 第3版, p.204, 医歯薬出版, 1991より〕

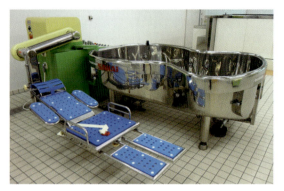

▶図6 水治療法：Hubbardタンク（現在のモデル）
〔酒井医療株式会社 HTR-2200®〕

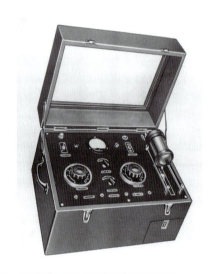

▶図7 平流感伝電気治療器（昭和初期）
主として末梢神経麻痺などの麻痺筋に対して従来より行われてきた治療法で，感伝電気は電源として乾電池1～3個（2～6V）を1次コイルに流し，その断続により2次コイルにおこる電気（感伝電流）を治療に応用したものである．一方，平流電流は直流で人体に通電中はなんら刺激にならないが，電流の開閉時に強さが急変すると知覚・運動神経を刺激した．
〔嶋田智明：物理療法の歴史と今後の課題・展望. 奈良 勲（監）：標準理学療法学 専門分野 物理療法学, 第3版, pp.2-15, 医学書院, 2008より〕

による治療を実践した．その後，さまざまな症例に対する検討が行われることで，現在，超音波治療器は**温熱作用，非温熱作用**の双方において物理療法手技として定着している．

2 水治療法

　水が治療として使用されたという記録は，温熱療法と同じく，中国，エジプト，ローマなどの古代の文献に示されている．その後時代の流れとともにさまざまな機器や治療法が発展した．特に**渦流浴**（whirlpool bath）（▶図5）や**Hubbard（ハバード）タンク**（▶図6）は有名なものである．しかし，水治療法は1980年代に入り，リハビリテーション施設基準の変更により設置面積の問題や維持管理費が高いなどの理由により，その設置自体または使用頻度は減少しているのが現状である．

3 電気刺激療法（▶図7）

　電気刺激による生体への効果を観察したのは1780年，有名なL. Galvani（ボローニャ大学解剖学教授）である．Galvaniは電気刺激による筋の攣縮を最初に発見した．また，1786年には充電した電気でカエルの神経と筋を刺激しその収縮を観察した．多くの研究者により生体への電気刺激およびその作用の検証が行われた（▶図7，一例）．

　1900年代初頭になって電流の各種パラメータである波形や周波数をつくり出す技術が開発され

た．1910 年，Tousey は，著しく変性反応のない麻痺筋にある程度の筋力があれば随意運動を介助するため電気刺激を用いることをすすめ，これを electromechanotherapy と呼んだ．これ以後，現代に至り筋力維持，増強のための電気刺激として波形モード，周波数を調節できる**低周波治療器**が開発され，運動機能回復に積極的に電気刺激療法が活用されている．

4 光線療法
a 紫外線療法，赤外線療法

他の物理療法手技と同じように自然エネルギーの利用という観点から，この光線療法は太陽エネルギーを用いる治療として古代からすでに存在していた．光線療法は他の物理療法同様にその後の科学の発展に伴い，紫外線は殺菌作用やビタミン D の活性作用などの特異的効果に関する治療方法として，また，赤外線は温熱作用としての利用がなされていった．しかしながら，1955 年以降，紫外線が有効であったビタミン D の欠乏に由来する"くる病"はもはや過去の病気となり，また，皮膚病には各種の抗生物質などの新薬が開発されたことで，紫外線の使用頻度は急激に減少し，現在ではほとんど使用されなくなった（▶図 8）．一方，赤外線に関してはその温熱効果から臨床で使用されてきたが，現在ではより深達性が高く，効率のよい温熱療法が普及したため，医療機器としての赤外線治療器は紫外線と同様にほとんど使用されなくなった．

b レーザー療法

レーザーの歴史は 1912 年，Einstein が量子理論の中で推測したある現象を最もはっきりとした形で実証したものである．レーザーは誘導放射を利用して光の増幅と発振を行い，指向性および干渉性の強い単色光をつくる装置である．

最初のレーザー開発からは 50 年以上が経過し，医学への応用としての低エネルギーのものが光化

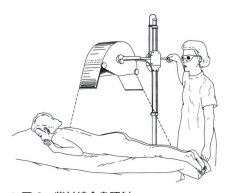

▶図 8　紫外線全身照射
〔Licht, S.: Therapeutic Electricity and Ultra-violet Radiation. Elizabeth Licht, 1968 より〕

学作用により化学物質を活性化する一方，高エネルギーのものは電磁作用により生体組織への刺激作用を及ぼすことが明らかとなる．物理療法としては主に疼痛の軽減のためのレーザー光線療法装置として利用されてきている．

5 マッサージ療法（徒手的療法）

マッサージは太古から治療行為，民間伝承の魔術的，呪術的な行為などさまざまなものにその由来がある．マッサージが現代治療の体系を築いたのは 16 世紀，フランスの外科学の開祖 Ambroise Paré であり，初めてマッサージの術式や治療効果について発表した．その後多くの方法論が提唱され，淘汰されてきた歴史を有している．

20 世紀に入りマッサージは新しい技術・体系へと発展してきた．一般的治療はもとより**スポーツマッサージ**など特殊な手技が多く提唱され，生み出されている．現在の理学療法手技としてのマッサージの適応の大半は，スポーツ場面（スポーツマッサージ）におけるものと，浮腫の軽減や循環改善にかかわるものとなっている．

6 牽引療法

1895 年に Sayer によって head halter が考案

され，現代の先駆けとなる牽引治療が行われるようになった．その後現代に至るまでの間に機器の発展や的確に牽引力を働かせるための head halter や，ハーネス，牽引装置に工夫がなされた．また今日の医用電子工学の発達に伴い，牽引装置に温熱療法を付加するもの，腋窩部に微振動を加えリラクセーション効果をもたらすものなど，さまざまな付加装置が取り付けられて現在の牽引装置に至っている．

C 戦後のわが国における 物理療法の歴史的変遷

1 1945～1964 年 （戦後から理学療法士誕生まで）

同様に物理療法は戦後の欧米の科学技術の流入および国内の電子技術が合わさり徐々に発展を遂げていった．特にエレクトロニクスにかかわる物理療法機器である電気刺激治療器，超音波治療器，超短波・極超短波治療器の発展が著しかった．

1950（昭和 25）年に各種の**経皮的電気刺激装置**の開発がなされ，「低周波治療器」と命名され，医師を中心に臨床応用に関する検討がなされた．その後，1965 年に Melzack と Wall が提唱した**ゲートコントロール理論**（gate-control theory）に基づき，彼らによって**経皮的電気神経刺激**（transcutaneous electrical nerve stimulation; TENS）が考案された．TENS は疼痛発生のメカニズムに基づいた鎮痛目的の簡便な装置で，わが国でもその後開発・生産が行われるようになり，現在でも臨床での使用頻度は多いものである．

また，1950 年ころには伊藤超短波（株）から国内初の**超音波治療器**が発売された．

超短波治療器はわが国でも 1930 年ころから製造され，広く普及していった．しかし一般家庭製品，特にテレビへの影響があり新たな機器の開発

に迫られた．1963（昭和 38）年にはこのような問題を改善した極超短波治療器が開発され，機器の取り扱いの簡便さも相まって，温熱に関しては**極超短波治療器**の普及が拡大し，現在に至っている．

一方，光線療法に関しては紫外線治療器と赤外線治療器が皮膚科および物療内科で広く使われていたが，この年代には技術的進歩は認められなかった．

2 1965～1974 年 （理学療法士誕生後の発展期）

1965（昭和 40）年，法の公布により Physical Therapy の邦訳として "理学療法" という名称が選ばれ，医師の指示のもとに理学療法を業とする者が理学療法士とされ，その身分が医療職の中に確立された．

この時期に入り物理療法は開業権をもつ理学療法関連職による労災保険や健康保険の適用を受けられる治療として，各種電気治療が本格的に行われるようになった．この時代に入ると工業技術はさらに向上し，新型の低周波治療器に半導体が用いられ，小型化・軽量化，および安全性の向上に寄与した．1978（昭和 53）年にはマイクロコンピュータで制御された牽引装置が開発され，牽引力，休止時間，持続時間の設定が正確かつ容易になった．1973（昭和 48）年には**低出力レーザー**を鍼療法の代わりに用いる治療が開発された．これは 2 mW の**低出力 He-Ne レーザー**により痛みの治療に用いられた．さらに，この時代は各種物理療法にかかわる，より性能のよい機器が生産・開発されていった．

3 1975～1984 年 （物理療法機器の展開期）

この年代になると各種の物理療法の発展は頭打ちに近づき，新たな機器の開発というより既存の機器そのものに利便性を求め，付加価値が付けら

れる傾向が進んだ．特に1965(昭和40)年に開発された TENS は1978(昭和53)年には鍼電極の代わりに円錐金属経皮電極を使用したつぼ療法低周波治療器(silver spike point; SSP)が開発され，除痛を目的とした治療が多く普及した．1975(昭和50)年には低周波治療器にマイクロプロセッサを内蔵したものが現れ，安全で多様なニーズに対応できる任意の波形の発生が可能となった．

また，1980(昭和55)年には寒冷療法機器の開発が進み，液体ガスを使用した極低温治療器による炎症や鎮痛の軽減・緩和を目的とした治療が大きなブームとなった．その後，空気を直接冷却するメンテナンスフリーの極低温治療器が開発されると，臨床での使用頻度はさらに増加した．しかし，この装置は高額であることと，健康保険が適用されなかったという2つの理由で，臨床での使用頻度は徐々に減少していった．

4 1985年〜現在

1985(昭和60)年，半導体レーザー治療器が開発され，それ以後レーザー治療器の主流となった．

1990年代に入ると各種機器への性能向上や付加装置によるモデルチェンジがいっそう進んだ．たとえば干渉波治療器の治療中，発汗や血流変化などによるインピーダンスの変化に対して電流を自動補正する機能が新たに開発された．さらに，超音波に関しては**ビーム不均等率**(beam non-uniformity ratio; BNR)，**有効照射面積**(effective radiating area; ERA)が治療に大きな影響を与えることの意識づけが物理療法研究会などの啓発により高まった．これにより超音波治療器メーカーは機器の性能表示を行うようになった．このように臨床効果や治療法にかかわる機器の特性を理解することは物理療法のさらなる発展を促すものとして，治療者，研究者，機器メーカーが連携することの重要性が示された．

D わが国における物理療法の発展を阻害する要因

1981(昭和56)年は理学療法診療報酬の大幅な改定がなされ，個別対応度と治療時間により「複雑なもの」と「簡単なもの」に分類された[2]．それ以降は，診療報酬が主に治療時間の規定を受け，いくら高価な治療機器を購入しても直接診療報酬につながらない状況となった．

また，病院やクリニックにおける物理療法機器の整備についてはコストパフォーマンスを考慮すると消極的にならざるをえず，この現状は直接的に物理療法の軽視につながり，さらなる発展を妨げる大きな要因となっている．一方では，**総合リハビリテーション承認施設認可基準**として，物理療法機器は基準に該当するものはない[2]．そのため，効果が望めるものも購入には至らない傾向にある．以上のような理由から物理療法の整備，ひいては物理療法の価値づけにブレーキをかけ，その発展を妨げる大きな一因であると思われる．現代の物理療法の発展に即した必要な機器を含めるような柔軟な改善が望まれる．

E 理学療法の新たな展開

物理療法は多くの理学療法手技のなかにあって，出力，治療時間，各種治療パラメータが明確であることから，最も客観的な治療法といえる．だからこそ，さまざまに淘汰を繰り返しながら現在に至ってもなお臨床的に使用される各種のモダリティに関して，基礎的および臨床的な検証を行うことが急務となっている．物理療法を施行するにあたって，セラピストは患者の状況に合わせたモダリティの選択，治療パラメータの設定など最も有効な方法論を選択する能力が問われる．つまりは，患者の状態を生理学的，解剖学的，さらには病理学的にとらえる能力，さらには治療選択を

行ううえで各種の治療方法論の適応と禁忌，効果メカニズムなどの知識を動員して，それらを総合して考察できる能力をもち合わせなければならない．これらをまとめると，理学療法実施の場面で1つの物理療法を選択する際のセラピストに必要となる能力は，①治療目的，②禁忌と注意事項，③科学的価値，④治療手段のコストの把握，などがあげられる．患者治療にあたってはこれらのことに関して最新の情報を入手し，常に磨き上げていく必要がある．

現代の物理療法は，機能障害の改善に直接的効果を及ぼす方法論（**直接的作用**）と，他の運動療法と併用するまたは運動療法の効果をさらに引き出す補助的な方法論（**間接的作用**）に二分されているといえるだろう．現状では臨床的にみればどちらかというと補助的な使用が中心になっている．今までの物理療法は直接的作用に関して歴史的に追求してきたものであろう．しかし，現状に即して考えると，たとえば各種温熱療法は運動療法施行の前処置としての使用が多く，牽引療法にしても牽引のみではなく運動療法の指導やその教育も併用されている．つまり，現在の物理療法は間接的作用を今後どのように発展させていくかという追求のしかたも重要になってくると思われる．特に，電気刺激療法に関しては，末梢からの感覚入力による運動学習への有効性または大脳皮質運動野の可塑性に及ぼす効果などの基礎的研究による知見が認められている[3]．さらに，この電気刺激療法の効果はその刺激中に随意運動を併せて行うことでさらに効果を高めることができる．このように物理療法と運動療法を組み合わせることによる効果についてさらに基礎的な研究と臨床的研究を積み重ねていくことで，患者への治療の可能性は飛躍的に増大するといえる．今後は，上述したことを踏まえつつ物理療法にかかわる科学的価値をさらに高めるために，以下のような条件をクリアしていく必要がある．

- 各治療法の基盤となっている理論が，解剖学的・生理学的根拠によって確かな裏づけがされていること
- 治療によって生じる副作用が提示されていること
- 査読付の雑誌に掲載された複数の研究論文がその治療の有効性を支持していること
- 治療法の提案者が治療の限界についても論じていること

テクノロジーの発展とともに，機器の精度の向上や，機器に付属する機能の発展などが多くの方法論に認められている．今後は人工知能（AI）の発展やさらなる技術の発展による各種機器の進歩が著しく加速することが期待される．

●引用文献

1) 日本リハビリテーション医学会物理療法機器委員会：物理療法処方に関するアンケート調査報告―リハビリテーション専門医の物理療法処方の現状. リハ医学, 35: 138–139, 1998.
2) 厚生省保険局医務課（編）：医科点数表の解釈. 社会保険研究所, 2006.
3) Chipchase, L.S., et al.: Peripheral electrical stimulation to induced cortical plasticity: A systematic review of stimulus parameters. *Clinical Neurophysiology*, 122:456–463, 2010.

第2章 リスク管理

学習目標
- 物理療法の危険性を理解し，必要なリスク管理について学ぶ．
- リスク管理に必要なフィジカルアセスメントについて学ぶ．
- リスク管理には，事故報告書，安全対策マニュアルが欠かせないことを学ぶ．

A 医療におけるリスク管理

医療におけるリスク管理の流れは，1999年の患者を取り違えて手術を行うという医療事故を契機に社会の関心が高まり，それ以降，さまざまな取り組みがなされてきた．医療法では2002年の一部改正により，医療安全管理体制の確保を管理者に対し義務づけた．さらに，診療報酬では2006年の改定により，医療安全管理体制の整備は入院基本料の算定要件となり，「医療安全対策加算」（医療安全管理者の専従または専任配置を評価）が設置されるようになった[1]．

リハビリテーション医療における安全管理推進のための対策として，日本リハビリテーション医学会診療ガイドライン委員会による2006年の『リハビリテーション医療における安全管理・推進のためのガイドライン第2版』[2]では，「急性期病院の在院日数が年々短縮し，より早い時期からの介入が一般的になっていて，以前より疾患の増悪，急変のリスクは高くなっている背景からも安全管理の充実が必要である」こと，医療の高度化・複雑化が進む急性期だけでなく，患者の高齢化，複数の合併症からも回復期や在宅の現場においてもリスク管理に取り組む必要があることが明記されている．

B 医療事故とその発生要因

医療事故とは，医療にかかわる場所で，医療の全過程において発生するすべての人身事故を含み，医療過誤（医療ミス）や過失のない事故も含まれる．そのため，医療従事者自身が被害を受ける場合も含んでいる．**医療過誤**は，過失のある医療事故であり，事故発生時点の医療の発展や疾病構造の変化などによって変化していくものである（▶図1）．公益財団法人日本医療機能評価機構の報告によると，2020年1月〜2023年12月に報告された医療事故18,107事例のうち，理学療法士，作業療法士，言語聴覚士に関連した事例は合

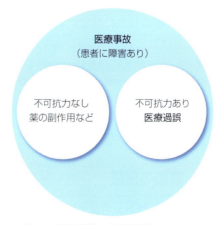

▶図1　医療事故と医療過誤

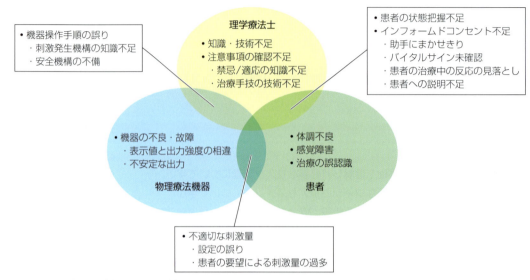

▶図2 理学療法事故の要因分析

計189件であった[3]．

医療事故の発生要因は，①治療者（理学療法士）による要因，②理学療法で使用する機器（歩行補助具，物理療法機器など）による要因，③患者による要因で構成され，諸条件が重なり合ったときに進展する（▶図2，3）．

1 理学療法士側のリスク管理

理学療法士による「安全性の配慮・事故の防止」の取り組みについて，日本理学療法士協会が「理学療法士業務指針」[4] を作成している．業務指針では，「診療の補助行為に使用する機器の安全を確保することはもとより，治療行為を行う場の安全を管理し，治療対象の治療時における，疾患，障がいの特性よりもたらされる危険に留意し，事故の防止について配慮することが求められる」と記載されている．近年は，感染対策の実施も必要である．

a 適応・禁忌の確認

物理療法機器を使用する前に，疾患に対する適応と禁忌，また注意すべき対象かどうかを確認

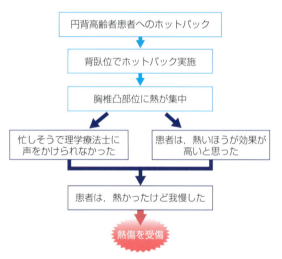

▶図3 理学療法士の知識不足と患者の思い込みによって，ホットパックにて熱傷を負う例
〔齋藤里果：事故の対策．丸山仁司（編）：理学療法リスク管理・ビューポイント．pp.14-17, 文光堂, 2007 より改変〕

する．対象者の既往歴についても確認が必要となる．注意すべき対象であった場合は，治療前に担当医師に実施の有無について確認が必要となる．稀にカルテに記載がない場合もあるので，物理療法を実施する前に本人への確認も最終的に行う．また，禁忌には**相対的禁忌**と**絶対的禁忌**があり，治療上の有益性が危険性を上回れば相対禁忌とな

り，治療の対象となる．この判断については，必ず担当医師に確認をする必要があることを忘れてはならない．

さらに理学療法士は，適応疾患に注目するだけでなく，物理療法手段が治療目的や作用メカニズムに一致していることを確認しなければならない．そのためには，物理療法の治療メカニズム（作用）を理解し，知識不足を解消することが重要であり，理学療法士としてのプロフェッショナルエラーを避ける必要がある．

b 治療手順の確認

患者に十分な説明を行い，インフォームドコンセントをとり，物理療法を実施することが必要である．さらに治療中，治療後の様子を観察する．熟練した理学療法士でも一定の確率でエラーが発生しており，これは情報処理の限界によるものである（ヒューマンエラー）．そのエラーを減らすためには，手順表を物理療法機器の周辺に貼り，複数回の確認や，指さし確認をしながら操作するなどの具体的な対策が必要となる．また，治療時間や出力などを患者の自己判断にゆだねてはならない．患者はより強い刺激で治療されると効果が高いと誤解していることがあるためである．

2 物理療法機器のリスク管理

a 機器の分類と保守点検

すべての医療機器は，「医薬品，医療機器等の品質，有効性及び安全性の確保等に関する法律（薬機法）」により人体に与えるリスクに応じて「一般医療機器」，「管理医療機器」，「高度管理医療機器」の3つに分類されており，多くの物理療法機器は「管理医療機器」のクラスⅡに分類されている（▶表1）．また，保守点検，修理その他の管理に専門的な知識および技能を必要とするものを「特定保守管理医療機器」でもあることから，医療機器のクラス分類にかかわらず，計画的な保守点検を実施しなければならない．

▶表1　代表的な物理療法機器のクラス分け

管理医療機器クラスⅡ（不具合が生じた場合でも，人体へのリスクが比較的低いと考えられるもの）

- 低周波治療器
- 超音波治療器
- 赤外線治療器
- 超短波治療器
- 極超短波治療器
- パラフィン浴装置
- 乾式ホットパック装置
- 能動型自動間欠牽引装置

管理医療機器クラスⅢ（不具合が生じた場合，人体へのリスクが比較的高いと考えられるもの）

- 半導体レーザー治療器

医療機器の保守管理は，1994年に医療法と製造物責任法が改正され，保守点検が適正に行われなかった医療機器を用いて事故が生じた場合には，医療機関の責任も問われることになった．安全性配慮が不十分だったことから，診療所のリハビリテーション室の医療機器が火元で火災がおきた事件があった[5]．この機器は購入後20年以上使用されており，配線コードがショートしていた痕跡と，まわりにタオルなどの引火しやすいものが配置されていたと報道された．コンセントのショートのみが火災に発展した原因ではないが，火元はリハビリテーション室内で発生していたことから，定期的な物理療法機器のメンテナンスによる安全管理は重要であると考えられる．

医療機器は，使用年数とともに部品の摩耗劣化による故障発生率が曲線的に高くなる（▶図4）．そのため，医療安全管理責任者のもとで，理学療法士による点検（▶表2）に加え，年に1回のメーカーによる点検を徹底するべきである．

また，物理療法機器にかかわらず電源プラグの周囲にゴミや埃などが蓄積して湿気や水分が付加されると，プラグ両極間に火花放電がおこりトラッキング現象を引き起こすことがある．延長コードを使用した場合は，各プラグ，コンセント間の接続が不安定になることでもショートする場合がある（▶図5）．定期的に電源プラグ周囲にゴミや埃の蓄積がないように掃除を行い，延長コードを用いず，根元部分が浮き上がらないように電源プラグを確実に差し込んでいることを確認する．

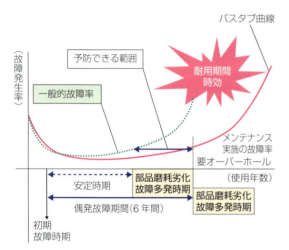

▶図4 物理療法機器の故障率と使用年数
医療機器の故障発生率の経年変化を示す．
〔舘 盟吉：医療機器製造業者から見た医療機器の管理．医器学，70：607–617，2000 より改変〕

▶表2 物理療法機器の安全性チェックリスト
- 定期的なメンテナンスが行われているか
- 耐用年数を超えていないか
- ゼロ位が正しく設定されているか
- 機器に表示されている強度と患者の訴えに大きな乖離がないか
- 配線に問題はないか（タコ足，トラッキング・グロー現象の可能性）
- 電源プラグのまわりに引火しやすいものを置いていないか
- 機器そのものに損傷などはないか
- 付属品，コード類に劣化はないか
- 機器（特に皮膚に接触するアプリケーターなど）は衛生的に保たれているか
- 電磁波の影響を配慮した機器配置になっているか
- EMC 規格に準じている機器かどうか

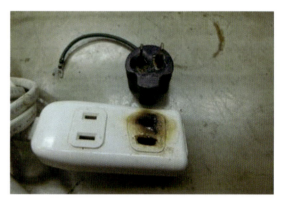

▶図5 延長コードのコンセントと変換プラグの接続が不安定なことによってショートした様子
〔日本物理療法学会による公開情報「再点検の案内」より〕

b 医療機器の電磁両立性の規格

電磁両立性（electromagnetic compatibility；EMC）とは，機器が他のものに電磁妨害を与えず，またその機器が妨害を受けたとしても耐えて機能する装置やシステムの能力のことをいう．機器からの電磁妨害をエミッションといい，妨害の受けやすさをイミュニティという．EMC は，エミッションをできるだけ少なくし，イミュニティを高くして，両者が両立する電磁環境の構築を目指すものである．この2つのバランスがとれている状況を"EMC が確立している"といい，2007年からは薬事法で認められた EMC 規格の医療機器のみが販売されるようになっている．しかし，物理療法機器は購入してから長期間にわたり使用されている場合があり，EMC 規格でない機器を使用している可能性がある．これらの対策としては，些細なことであるが，別々のコンセントから電源をとるだけでも，電磁影響を下げることができる．また，機器間の距離を離すことも機器の安全管理対策として有用である[6]．物理療法のなかでは電磁波を用いた極超短波療法があるため，特に他の医療機器や物理療法機器への影響を排除することが安全管理として大切である．

3 患者側のリスク管理

毎回の治療前に，理学療法士が前回の治療後の変化，治療部位と全身の状態を含めた評価を行い，患者の訴えに注意を向けフィジカルアセスメントを実施し，刺激条件の適否を判断することは，安全に物理療法を実施するために重要である．

大前提として，患者の状態が禁忌事項に該当しないかどうか，患者に最終的な確認をしたうえで実施するが，本項では日々の物理療法を実施する際のフィジカルアセスメントを示す．

a 問診

対話を通じて，患者の主観的な身体状況を確認

する．「調子はどうですか？」，「どこか痛いところ
はありますか？」などの質問に加え，5W（Who：
誰が，What：何が，When：いつ，Where：どこ
で，Why：なぜ），1H（How：どのように）の形を
基本に質問すると，具体的な状態を聴取すること
ができる．問診は，物理療法実施前に患者の全体
像を把握するためだけでなく，治療後の変化をと
らえる目的にも有効である．

b バイタルサイン

　問診で患者の全体像を把握したうえでバイタル
サインを測定し，安定しているかどうか確認をす
る．電気刺激は，心臓に対する負担や筋障害の可
能性は少ないと考えられ[7]，集中治療室（ICU）な
どにおいてリスクの高い患者に対しても実施する
ことが増えてきている．そのため，患者の全身状
態によっては，実施前後のバイタルサインの確認
は必須となる．

c 皮膚の状態

　治療前に治療部位の出血，傷の有無を確認し，
物理療法を実施できるか確認をする．皮膚の乾燥
が強い場合，電気刺激の皮膚抵抗が高くなること
があるため，強度を高めないと目的を達すること
ができないことがある．その際は，皮膚を保湿す
ることで改善されるケースがある．物理療法で医
療事故になるケースは低温熱傷が多いため，温熱
療法を実施する際は，設定温度と時間を適切に使
用する．特に電気ホットパックは，エネルギー量
が減衰することなく一定の温度で患部を加温し
続けることができるため，熱傷を負う可能性が高
い．そのため，終了後に患者からの報告だけでな
く，理学療法士の目で確認することを怠らないよ
うにする．

d 疼痛・神経症状

　牽引療法は，正しい方法で実施しなかった場合
（腰椎の前弯を増強させる方向への牽引，過剰な
牽引量など），神経症状を悪化させてしまうこと

がある．そのため，治療前の神経症状や疼痛の状
態に対して，治療後に悪化していないかどうかの
確認が必要である．

　電気刺激による筋の挫傷についても報告されて
いる．随意収縮とは異なり，外部からの電気刺激
よって強制的に筋線維が収縮され，さらにサイズ
の原理が適応されないことからも，筋の疲労や挫
傷の可能性があるため，治療後の確認を行う．

C リスク管理の体制の確保

　リスク管理は，事象の発生防止だけでなく，発
生時や発生後の一連の取り組みを含んでいる．組
織としてマニュアルの作成によって安全管理体制
を確保することが大切である．このマニュアル作
成には，事故報告書から事故の背景や発生要因を
分析し，院内で情報共有することが必要であり，
実践可能な具体的なマニュアルを各施設で作成す
ることが求められる．

1 医療事故（インシデント，アクシデント）報告書の作成

　インシデントとは，傷害に至らない事故であ
り，「ヒヤリ」・「ハッ」とした事例をいう．誤った
医療行為などが患者に実施される前に発見された
もの，あるいは誤った医療行為が実施されたが，
結果として患者に影響を及ぼすに至らなかった事
例である．それに対し，アクシデント（医療事故）
は，医療行為のなかで傷害が発生した事例をいう．
患者だけでなく医療従事者に不利益が及んでいる
事例も包含している．

　インシデントないしアクシデント事例を経験あ
るいは発見した医療従事者は，その概要を報告書
に記載し，速やかに所属部署の責任者へ報告する
必要がある．その報告書は，インシデント・アク
シデント報告書[8,9]として各施設で様式が作成さ
れている．報告書は，医療事故を分析し，未然に

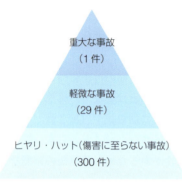

▶図6 ハインリッヒの法則

防止する対策を検討・実施する目的に使用するものであり，事故当事者の個人的責任を追及するものではない．

この背景には，労働災害における経験則で有名なハインリッヒの法則がある．この法則は，ハーバード・ウイリアム・ハインリッヒ氏が潜在的有傷災害の頻度に関するデータを調査したもので，同じ人間のおこした同じ種類の330件の災害のうち，300件は無傷で，29件は軽い傷害をおこし，1件は報告を要する重い傷害を伴っていることを報告している（▶図6）．この法則は，産業界はもとより，行政や医療にも通じる考えとして広く用いられている．また，バード氏は，「重大事故1：軽傷事故10：物損事故30：ニアミス600」という比率が占められていると報告している[10]．数値自体は，時代や職業によって変わるものであるが，これらの法則から学ぶべきこととして，人命にかかわる重大事故を防ぐには日ごろの「ヒヤリ」・「ハッと」した事例に対する報告と取り組みが不可欠ということである．

2 医療事故への対応

医療事故が発生した際は，過失の有無を問わず，安全管理部門や所属長などしかるべきところへ報告し，患者への被害の拡大防止およびその回復に全力を尽くす必要がある．そのためには，組織体制づくりや，指針・マニュアルの整備，報告制度の整備，教育・研修，啓発活動が日ごろの安全管理の取り組みが重要である．

●引用文献

1) 小川美帆：リハビリテーション事故の防止．古笛恵子（編著）：事例解説リハビリ事故における注意義務と責任，p.36, 新日本法規出版, 2012.
2) リハビリテーション医療において安全管理はなぜ必要か？ リハビリテーション医療における安全管理・推進のためのガイドライン策定委員会（編）：リハビリテーション医療における安全管理・推進のためのガイドライン，第2版，pp.2–4, 診断と治療社, 2018.
3) 公益財団法人日本医療機能評価機構医療事故情報収集等事業ホームページ．
http://www.med-safe.jp/
4) 理学療法士業務指針．
https://www.japanpt.or.jp/about/disclosure/PT_Business_guidelines.pdf
5) 朝日新聞：病院全焼，入院の高齢者と元院長ら10人死亡 博多・整形外科．2013年10月11日付夕刊1面．
6) 谷川廣治：電磁両立性の概略．理学療法, 23:495–501, 2006.
7) 長坂 誠ほか：心血管疾患における電気刺激療法の新たな展開．リハ医学, 44:402–415, 2007.
8) 宇内 景ほか：リハビリテーション医療における安全管理の一工夫―回復期リハビリテーション病院における安全管理 院内研修の実際．J. Clin. Rehabil., 33:183–187, 2024.
9) 花岡利安ほか：リスクマネジメント―当院理学療法部門におけるリスクマネジメント（3）．PTジャーナル, 35:715–719, 2001.
10) 厚生労働省：職場のあんぜんサイト．
https://anzeninfo.mhlw.go.jp/yougo/yougo79_1.html

●参考文献

1) 古笛恵子（編著）：事例解説 リハビリ事故における注意義務と責任．新日本法規出版, 2012.
2) 江口勝彦：物理療法におけるリスク管理．松澤 正ほか（監）：物理療法学．改訂第3版, pp.21–34, 金原出版, 2021.
3) 日本リハビリテーション医学会診療ガイドライン委員会（編）：リハビリテーション医療における安全管理・推進のためのガイドライン．医歯薬出版, 2006.
4) 丸山仁司（編）：理学療法リスク管理・ビューポイント．pp.14–17, 114–115, 文光堂, 2007.
5) 内山 靖ほか（編）：リハベーシック 安全管理学・救急医療学．pp.18–24, 医歯薬出版, 2021.

第3章

疼痛の物理療法

学習目標
- 疼痛発生の病態とメカニズムについて学ぶ.
- スポーツ傷害に伴う疼痛と物理療法の役割について学ぶ.
- 疼痛の評価と治療の基本について学ぶ.
- スポーツ傷害に対する物理療法の応用について学ぶ.

A 疼痛の基礎

1 痛みの定義

痛みの定義は，国際疼痛学会において 2020 年に改訂がなされ，「実際の組織損傷もしくは組織損傷が起こりうる状態に付随する，あるいはそれに似た，感覚かつ情動の不快な体験」と定義されている[1]. また，付記として示されている項目のうち，いくつかを以下に抜粋する.

- 痛みとは常に個人的な経験であり，生物学的，心理的，社会的要因によってさまざまな程度で影響を受けます.
- 痛みと侵害受容は異なる現象です. 感覚ニューロンの活動だけから痛みの存在を推測することはできません.
- 痛みは，通常，適応的な役割を果たしますが，その一方で，身体機能や社会的および心理的な健康に悪影響を及ぼすこともあります.

ここで強調しておくべきことは，痛みは生物学的要因以外にも，心理的，社会的な要因によって影響を受けるということである. 痛みを管理するうえで，炎症などの組織損傷をコントロールすることが大事なことはいうまでもないが，特に長引く痛みを有している対象者においては，心理および社会的な評価が重要になる場合があることを心にとどめておく必要がある.

2 痛みの伝導路 （受容器から脳まで）

物理療法には痛みをターゲットとした介入が多く存在する. その介入を考える際に重要なのは，「なぜその介入によって痛みが軽減される可能性があるのか？」である. そのためには，痛みが末梢から脳へ伝わる経路(伝導路)を知る必要がある.

3 受容器と末梢神経における伝導
（▶図 1）

われわれは，トンカチで指を叩いてしまったり（機械刺激），熱々のやかんに触れてしまったり（熱刺激），捻挫してひどい炎症がおきたり（発痛物質による化学刺激），雪山に長くいて指先がジンジンしたり（冷刺激）といった，さまざまなシチュエーションで痛みを感じる. このような痛みは，「生体に害を及ぼすような刺激（状況）なので，注意してください」という生体警告システムとしての明確な役割がある. つまり，組織を損傷してしまう危険性のある刺激（**侵害刺激**）に対する痛みで

17

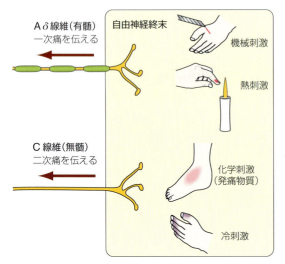

▶図1 痛みを伝える受容器と末梢神経

ある．このような痛みは急性痛と呼ばれ，組織損傷が治癒していくと消失していく痛みである．まずはこのような痛みが，どのように伝わっていくか（伝導路）を理解する必要がある．

まずは，痛みを含めたすべての感覚は，外部からの刺激を受けて電気信号に変わることで，神経活動として伝達されていく．その電気信号に変換する場所が**受容器**である．痛みの伝導において外部からの侵害刺激（機械刺激，熱刺激，化学刺激，冷刺激）を電気信号に変換する受容器は，**末梢神経**の末端である**自由神経終末**と呼ばれる場所に存在する．この場所で電気信号に変換された活動（神経活動：活動電位）は，**Aδ（エーデルタ）線維**および**C線維**を通って，脊髄後角へと伝達されていく（一次ニューロン）．つまり，この2種類が痛みを伝える神経線維である．Aδ線維は有髄線維であり無髄のC線維と比較すると伝導速度が速い（Aδ線維の伝導速度は約15 m/秒程度，C線維の伝導速度は1.5 m/秒程度）．さらに，各線維によって伝えられる痛みの種類が異なると考えられており，Aδ線維は局在が明瞭な鋭い痛み（痛みの場所がはっきりわかる**一次痛**）を伝達し，C線維は局在が不明瞭な鈍い痛み（痛みの場所がぼんやりしている**二次痛**）を伝達するとされている．た

とえばカッターで手を切ったときに，はじめに感じる鋭い痛みの伝達をAδ線維が担い，その後切れた場所の周囲がジンジンするような痛みの伝達をC線維が担っていると考えるとイメージしやすいかもしれない（→122ページ，表4参照）．

末梢における炎症反応は，この伝導路の興奮性を高める．多様な発痛物質が神経活動を強めるためである．物理療法には，この炎症反応を抑制したり（たとえば寒冷療法），創傷の治癒を早めたり（たとえば超音波療法）することによって，痛みの軽減をはかる手法がある．

4 脊髄後角における伝達

このAδおよびC線維を通じて，末梢からの痛みの情報は脊髄後角に入り二次ニューロンによって上行し視床まで届けられる．この脊髄後角には，触刺激から侵害刺激に至るさまざまな入力に応答する**広作動域ニューロン**（wide dynamic range neuron; WDRニューロン）と，侵害刺激にのみに応答する**特異的侵害受容ニューロン**（nociceptive specific neuron; NSニューロン）がある．WDRニューロンは，痛みの神経線維だけでなく，触覚の神経線維である**Aβ（エーベータ）線維**からも入力を受ける．広い幅の強度の入力に応答することができるため，刺激強度の判別に役立つニューロンではないかと考えられる．NSニューロンは受容野が狭いため，痛みの発生部位の判別に役立つニューロンではないかと考えられる[2]．

脊髄における痛みの情報処理において，物理療法を学ぶうえで非常に重要な機構の1つが**ゲートコントロール理論**である（▶図2）．ゲートコントロール理論とは，触覚を伝える神経線維の直径が太いAβ線維からの入力が，痛覚を伝える神経線維の直径が細いAδ線維やC線維の入力を抑制するという理論である．つまり，触覚の神経の活動によって，痛みの神経活動のゲートを閉じる働きがある．たとえば，子どもが体の一部をどこかにぶつけたときに，母親が痛い部分をさすってあげ

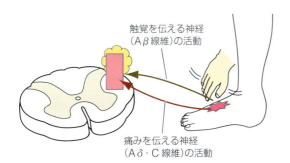

▶図2 ゲートコントロール理論の概略
触覚を伝える神経の活動が，痛みを伝える神経の活動を脊髄後角で抑制（ブロック）する．

て（太径の触覚の入力によって），痛みを和らげる（細径の痛覚の活動を抑制する）という現象を説明するメカニズムである．実際に，物理療法における経皮的電気神経刺激（transcutaneous electrical nerve stimulation; TENS）という方法では，痛みのある部位と同じ髄節に，痛みを伴わない電気刺激を付与すること（Aβ線維を活動させる強度の電気刺激）で疼痛軽減をはかることができ，その背景にはこのゲートコントロール理論が想定されている．

5 脳における伝達

脊髄後角から視床に届いた活動は，その後さまざまな経路を経由して脳に届く．末梢から届いた活動は，脳に届いて初めて「痛み」として知覚される．前述の痛みの定義においても「痛みは感覚かつ情動の不快な体験」と記述されているとおり，痛みには強度や場所といった感覚的な要素だけではなく，不快・苦痛といった負の情動を生じさせる情動的な要素が伴う．よって，脳内における情報処理の過程においても，感覚的な側面と情動的な側面においてそれぞれ重要な脳領域が報告されている（▶図3）[3]．これまでの研究から，感覚的な側面に関与していると考えられているのは，**一次体性感覚野**（primary somatosensory cortex; SI）と**二次体性感覚野**（secondary somatosensory cortex; SII）である．一方で情動的な側面に関与していると考えられているのは**前部帯状皮質**（anterior cingulate cortex; ACC）である．また，**島皮質**（insular cortex; IC）は，近年痛みを含めた情動形成に非常に重要な部位だと考えられており，島中心溝により**前部島**（anterior insular cortex; AIC）と**後部島**（posterior insular cortex; PIC）に分けられ，PICは感覚的な側面に，AICは情動的な側面に関与していると考えられている．

a 一次体性感覚野（SI）

感覚的な側面に含まれる要素は，部位の同定（痛みがどこでおきたか）と強度の同定（末梢からの入力がどれくらい強いか）である．部位の同定に関して，SIには触覚刺激だけではなく，痛覚刺激に対しても体部位再現がある（SIのなかに，足・体幹・手・顔などの領域が明確に分かれて存在している）ことがわかっている．つまり，SIの細胞の活動によって，どこが刺激されたかを認識することができると考えられる．次に強度の同定に関しても，SIの神経細胞は末梢への熱刺激の強さに応じて活動が増大することがわかっており，末梢の入力の物理的な強さを反映していると考えられる．

b 二次体性感覚野（SII）

SIIは，Sylvius（シルビウス）裂の上壁に位置する領域である．SIIはSIと比較すると，体部位再現が明瞭ではなく，両側の受容野をもつ（たとえば，右手を刺激したときでも，左右両半球のSIIが活動する）．そのため，厳密な部位の同定にかかわっているとは考えにくい．強度の同定に関しても，SIとは少し活動が異なり，SIIは痛み強度の刺激まで反応せず，痛み強度の刺激を超えると急激に活動を増大させることが報告されている．痛い刺激のように，刺激の突出性が高いとき（注意を向けるべき刺激のとき）に，強い活動を示すものと考えられる．

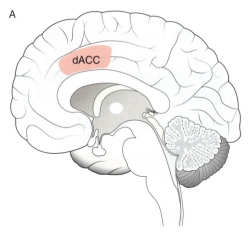
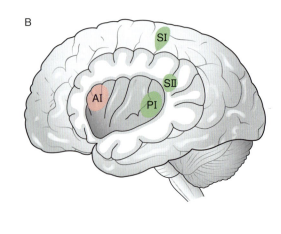

▶図3　痛みの脳内情報処理に関与する部位
緑で示されている部分が痛みの感覚的な側面，赤で示されている部位が痛みの情動的な側面に関与していると考えられている．**A** は脳を内側から見た図，**B** は脳の外側面から見た図（島皮質が見やすいように Sylvius 裂近くを切り取っている）．
SⅠ：一次体性感覚野，SⅡ：二次体性感覚野，PⅠ：後部島，AⅠ：前部島，dACC：前部帯状皮質背側
〔Eisenberger, N.I.: The pain of social disconnection: Examining the shared neural underpinnings of physical and social pain. *Nat. Rev. Neurosci.*, 13:421-434, 2012 より〕

c 島皮質（IC）

ICは，Sylvius 裂の内奥に位置する．IC が損傷を受けると，痛み刺激に対して適切な情動反応が欠如すること（asymbolia for pain）が知られている．よって，痛みの意味づけや情動体験に関与していると考えられている．IC は島中心溝を挟んだ AIC と PIC で機能が異なると考えられており，PIC は温度の物理刺激強度に依存して活動が増大するが，AIC は温度の知覚強度に依存して活動が増大することが報告されている．このことは AIC がより主観的な痛みの知覚強度を反映していることを示唆している．特に AIC は後述する ACC とともに痛みの情動的な側面に密接に関与している．

d 前部帯状皮質（ACC）

ACC は大脳半球の内側前方部に存在し，左右の大脳半球をつなぐ脳梁をとりまくように存在する領域である．ACC は痛み刺激が提示された際の情動反応である不快感と関連があることが知られている．この ACC は前述の AIC とともに，多くの研究で痛みの情動的な側面との関与が報告されている．たとえば，恋人に痛みが与えられているのを見たときや，社会的な排斥（仲間外れのようなもの）を受けたとき，大切な人が死別したのちにその人の写真を見たときなど，いわゆる心が痛むシチュエーションで活動することが知られている．これらの研究は，身体的な刺激がなくても，社会的な痛みを受けたときと同様の領域が活動することを意味している．

6 脳が痛みを抑える経路（下行性疼痛抑制系）

上記の痛みを伝える伝導路のほかに，われわれには痛みを抑える経路が存在している．この経路は**下行性疼痛抑制系**と呼ばれている（▶図4）．痛みの情報は末梢から脊髄後角を通って，脳に伝わるが，中脳にある**中脳水道周囲灰白質**（periaqueductal gray；PAG）と呼ばれる領域から，脊髄後角における痛みの神経活動を抑制する経路がある．PAG は，前述の IC や ACC 以外にも，前頭前野や扁桃体からの入力を受け，橋にある青斑核

末梢神経や脊髄を介して脳で痛みがどのように知覚されるかについては，まだすべてが明らかとなっているわけではない．しかしながら，痛みは単なる感覚ではなく，情動を含んだものであるという観点は重要である．同一の治療を実施した際にも，対象者と理学療法士の信頼関係や，対象者が治療にいだいている期待によって，その効果が変化することも多く報告されている．また，対象者の人が痛みに対して過度に悲観的に考えていたり，体を動かすことに過度な恐怖心をかかえていたりすると，治療効果が弱まることも多く報告されている．物理療法は，適切なセッティングを行えば誰でも同様の介入を行えるという利点がある．その利点を最大限に発揮するためには，対象者とのかかわりや対象者の心理的な背景も鑑みると，よりよい治療につながる可能性がある．

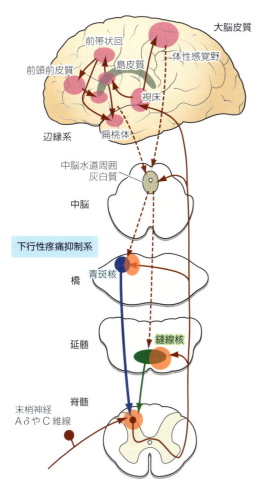

▶図4 下行性疼痛抑制系
さまざまな皮質領域からの入力を受けた PAG は，青斑核や縫線核を通じて脊髄における痛みの伝達を抑制する．
〔御領憲治ほか：脳幹における痛みの抑制と慢性疼痛発現の機構．医学のあゆみ，260：144-148，2017 より改変〕

や延髄にある縫線核を通じて，脊髄後角を抑制することで痛みを抑える[4]．物理療法では，TENSの効果がこの経路によるものであるという報告がある．その他，たとえば子どもが注射をするときに，反対の腕をお母さんがつねっていると注射の痛みを感じにくいといった現象（痛みが痛みを抑制する現象）もこの下行性疼痛抑制系によるものであると考えられている．逆に，慢性疼痛患者ではこの経路の働きが弱まっていることも知られており，ネガティブな情動によってもこの働きが弱まることが報告されている．

B 疼痛に対する臨床応用

1 スポーツ傷害の分類

スポーツ傷害（sports injury）は，スポーツ活動やトレーニング中に発生し治療を必要とする新規または再発性の筋骨格系の疾患と定義されている[5]．スポーツ活動中止の有無により，離脱を伴わない**ノンタイムロス**と1回以上の離脱を伴う**タイムロス**に分類される[6]．ノンタイムロスでは，なんらかの外傷・障害を負っているにもかかわらず，練習や試合への参加を継続している．このため，疼痛をかかえながらもスポーツ活動を継続している事例が多く，物理療法による疼痛管理が適応となる．タイムロスではなんらかの外傷・障害を理由に練習や試合への参加を1回以上中止している．タイムロスではスポーツ活動による運動負荷が加わっていないため，治療に専念することができる．このため，急性期からの疼痛管理，組織修復，運動機能改善をはかる目的で物理療法が使

▶表1 スポーツ傷害の発生分類

状態	新規（new） 再発（recurrent） 悪化（exacerbation）
機序	直達外力（direct） 介達外力（indirect） 非接触（non-contact）
様式	急性・突発性（acute-sudden onset） 反復・突発性（repetitive-sudden onset） 反復・緩徐性（repetitive-gradual onset）

▶表2 スポーツ理学療法における到達目標

return to participation	急性期～スポーツ基本動作獲得・スポーツの部分参加
return to sport	スポーツの部分参加～スポーツ復帰
return to performance	スポーツ復帰～受傷前レベルの完全なスポーツ復帰

用される．スポーツ傷害をさらに分類（▶表1）すると，発生機序として相手選手などが接触し外力が直接的に患部に加わって受傷する**直達外力**と，外力が間接的に患部に加わって受傷する**介達外力**，ジャンプの着地など相手選手などとの接触がない状況で受傷する**非接触**による発生がある．発生様式には，1回の強い力による急性・突発性の発生に対して，比較的弱い力が繰り返されることによる反復性の発生があり，さらに疲労骨折から完全骨折に至るような反復・突発性の発生と，腱炎など緩徐に発症する反復・緩徐性の発生に分けられる[6]．一般的に，急性・突発性の発生を**スポーツ外傷**，反復性の発生を**スポーツ障害**と呼ぶ．

2 スポーツ理学療法の到達目標と物理療法の役割

　スポーツ理学療法の到達目標は3段階ある（▶表2）[7]．第1段階は「return to participation」で，急性期からスポーツ基本動作の獲得やスポーツの部分参加までの時期にあたり，医療機関における理学療法の多くがこの段階で行われる．第2段階は「return to sport」で，スポーツの部分参加からスポーツ復帰までの時期にあたる．この段階におけるスポーツ復帰は，制限なくスポーツ活動に参加できるものの，受傷前のような望むパフォーマンスレベルには達していない状態を指す．第3段階は「return to performance」で，スポーツ復帰から受傷前レベルでの完全なスポーツ復帰を指す．第3段階ではすでに基本的な運動機能を獲得しており，各スポーツの専門的・競技特異的なパフォーマンスの向上をはかり再発予防を講じていくことになる．このため，スポーツ現場やトレーニングジムなどが実施場所となる．

　物理療法は第1段階においては疼痛管理や廃用性筋萎縮の予防といった治療目的で使用されるが，第2段階においては運動機能の向上，第3段階においてはパフォーマンスの向上や高強度運動後のリカバリー目的でも使用される．トップレベルのハイパフォーマンスアスリートほど，スポーツ傷害の有無にかかわらずコンディションを高い状態で管理することが求められるため，運動負荷後の速やかなリカバリーに物理療法が使用されることが少なくない．

3 スポーツ傷害に伴う疼痛とパフォーマンスへの影響

　スポーツ傷害では組織損傷に伴う侵害受容性疼痛が最も頻度が高い[8]．なかでも急性外傷後の**炎症性疼痛**が主体となる．パラアスリートにおいては，脊髄損傷などの基礎疾患に伴う**神経障害性疼痛**も考慮する必要がある．疼痛は理学療法の進行の妨げとなるだけでなく，スポーツ活動を行うアスリートのパフォーマンスやコンディションを阻害する要因の1つとなる．運動パフォーマンスにおける動作速度や正確性は疼痛によって影響を受け，体性感覚系を変調させる[9]．これは，疼痛によりパフォーマンス全体を抑制させるというよりも，患部を保護するように筋活動パターンや動作

パターンを変調させて疼痛への適応をはかることが示唆されている[9]. 疼痛部位が関節の場合, 患部の関節の動きを制限して隣接関節の運動を増大させるように代償することが多い. 代償的な不良動作パターンの定着は, 満足のできるパフォーマンスレベルへの到達を確実に妨げるため, スポーツ理学療法において疼痛管理がきわめて重要であることを示している. 疼痛のパフォーマンスへの影響は, スポーツによっても異なる. コンタクトスポーツでは痛みを肯定的に対処して比較的パフォーマンスが保たれるのに対して, ノンコンタクトスポーツでは疼痛の存在を脅威に感じて悲観的に考える傾向があり, 結果的に身体的・心理的コンディションの低下につながることが指摘されている[10].

4 スポーツ傷害に対する物理療法

a 疼痛管理

スポーツ傷害の急性期や亜急性期においては, 疼痛管理は必要不可欠であり, 病態に応じて適切な物理療法を選択し実施することが求められる. 慢性期においては, 侵害受容性疼痛だけでなく心理社会的な要因を背景とする複雑な疼痛メカニズムが作用している. そのため, 他動的で依存度の高い物理療法の使用には注意が必要である. 2017年の国際オリンピック委員会によるエリートアスリートに対する疼痛管理の合意声明[5] では, 物理療法の使用について以下のようにまとめられている.

- 低レベルレーザー療法(low level laser therapy; LLLT)は腱障害の治療と早期の筋の回復に有益である.
- 寒冷療法は一般的に用いられているが, 有効性を示す前向き研究は少ない.
- 超音波療法は足底筋膜炎の管理に限定的に有益であるが, その他の疾患での有効性は示されていない.
- 電気刺激療法, マッサージ療法, 筋筋膜トリ

▶ 表3 疼痛評価

疼痛程度	numerical rating scale 100 mm visual analog scale pressure pain threshold
多次元評価	McGill pain questionnaire pain disability index 各疾患の特異的質問紙票
動作関連	patient specific functional scale

ガーポイント療法, 鍼療法は, 運動器の損傷に伴う疼痛の緩和に関して信頼しうる一致した有効性が示されていない.

b 疼痛の評価 (▶表3)

numerical rating scale 用語解説 や 100 mm visual analog scale などにより主観的な疼痛程度を把握する. 圧痛計を用いた圧痛閾値(pressure pain threshold)の測定は疼痛程度や中枢感作の状態を把握するのに有用である. 疼痛の多様性を把握する McGill pain questionnaire 用語解説 [11], 疼痛の生活活動への障害の程度を把握する pain disability index は多くのスポーツ傷害において使用可能であるが, スポーツ関連に特化した汎用性の高い多次元的評価法は今のところ少ない. スポーツ傷害では生活動作よりはスポーツ動作の障害程度の把握が重要であり, 疾患ごとの特異的な

用語解説

numerical rating scale(NRS) 主観的な疼痛の程度を評価する段階的スケールである. 疼痛の程度を 0(痛みなし)から 10(想像できる最大の痛み)までの整数として, 0～10 までの 11 段階に分ける. 患者自身に現在の疼痛の程度を数字で示してもらうことで測定する. 一般的に, 1～3 が軽強度の疼痛, 4～6 が中強度の疼痛, 7～10 が高強度の疼痛と分類される.

McGill pain questionnaire(MPQ) 主観的な疼痛の性質を評価する質問票であり, 国際的に広く使用されている. 痛みの性質を表す 78 個の単語(チクチク, ズキズキ, 切り裂くような, 灼けるような, など)があり, それぞれの単語が 20 のカテゴリーに分類されている. 選択された単語の合計数や単語に付された点数の合計得点から, 疼痛の包括的な質的・量的評価を行うことができる[11].

質問紙票により疼痛の程度や動作障害の程度を評価することが多い．patient specific functional scale[12)] は，できない，あるいは行うことが困難な活動を患者自身が3つあげ，それぞれについて0（まったく難しくない）から10点（まったく難しい）までの点数をつけるものであり，患者の主訴を反映するとともに多様なスポーツ動作を記載できる利点がある．

◖c◗スポーツ傷害別の物理療法の展開

スポーツ傷害は多岐にわたるため，疾患や病態ごとの物理療法の適応については，理学療法で遭遇する代表的な疾患に絞って診療ガイドラインなどの提言を中心に解説する．

（1）前十字靱帯再建術後

前十字靱帯再建術後のリハビリテーションプロトコルの詳細は他書に譲るが，ガイドライン[13)] においては主に物理療法に関連するエビデンスとして持続的他動運動，寒冷療法，電気刺激療法，血流制限トレーニング，全身振動トレーニングの有効性が示されている．

①**持続的他動運動**（continuous passive motion; CPM）：再建術後3日間の使用により，薬物投与量と膝屈曲可動域，腫脹に対して有効性が認められている．一方で，CPM の使用は自動運動のエクササイズと疼痛や関節可動域，腫脹に対する効果が同等であり，自動運動を行う限りは費用対効果として CPM の使用は推奨されていない．

②**寒冷療法**（cryotherapy）：再建術後3日間の使用により，薬物投与量と疼痛，患者満足度に対して有効とされるが，術後2週間の腫脹は軽減させない．寒冷療法は膝屈曲可動域を改善させるが，膝伸展可動域に対しては有効とはいえない．圧迫寒冷療法は寒冷療法のみよりも薬物投与量や疼痛を減少させ，腫脹の軽減に対しても多少の効果がある．寒冷療法は使用が容易で安価に適応でき，患者満足度が高く副作用がほとんどないことから，前十字靱帯再建術後初期の

使用が推奨される．寒冷療法の使用にあたっては，安全な氷の使用方法や寒冷蕁麻疹などの副作用について十分な理解が必要である．

③**電気刺激療法**：通常のリハビリテーションに neuromuscular electrical stimulation（NMES）を追加することで，大腿四頭筋の筋力に中等度の改善が認められる．膝関節の腫脹は術後初期の使用により大きく減少し，中期以降でも中等度の減少が認められる．筋活動を刺激し廃用性萎縮を最小限に抑えるために，術後の非常に早期の段階から NMES を使用することが推奨される．

④**血流制限**（blood flow restriction; BFR）**トレーニング**：低負荷の BFR は術後初期の大腿四頭筋とハムストリングの筋力を改善させ，廃用性萎縮を最小限にし，腫脹と疼痛にも効果が認められている．術前からの使用でも効果がある．心血管疾患や広範囲な腫脹，皮膚の過敏性など禁忌事項についての注意が必要である．特に患者が強度の高い筋収縮で疼痛を誘発してしまう場合には，低負荷で実施できる BFR トレーニングが推奨される．

⑤**全身振動**（whole body vibration; WBV）**トレーニング**：WBV トレーニングは大腿四頭筋筋力や静的バランスの改善に有効とされる．関節可動域や固有受容感覚，主観的な膝関節機能には効果が示されていない．機器が高額であり，術後リハビリテーションに WBV トレーニングを追加するには費用対効果を検討する必要がある．

（2）ハムストリング損傷

ハムストリング損傷後の治療ガイドライン[14)] では，ストレッチングや筋力強化，スタビライゼーション，段階的なランニング，アジリティプログラムに加えて遠心性トレーニングを実施するべきとしている．物理療法は疼痛や腫脹のコントロールを目的として受傷初期に使用してもよい．メタアナリシスでは，NMES や超音波療法，短波ジアテルミー，体外衝撃波療法は支持するエビ

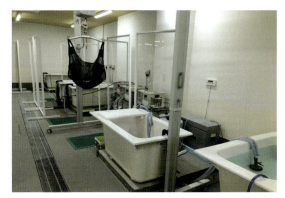

▶図5 選手村ポリクリニックで設置された物理療法機器の例（アイスバス）

▶表4 選手村ポリクリニックで設置された物理療法機器によるエネルギーの種類

分類	種類
高周波（温熱）	高周波温熱
圧力波	圧力波
赤外線	赤外線レーザー
電気刺激	微弱電流 干渉型電流 TENS 高電圧 EMS 中周波電流 立体動態波
超音波	温熱 非温熱 低出力（骨折治療用）
コンビネーション刺激	超音波＋電気刺激（＋赤外線）
温熱	乾式ホットパック
寒冷	アイシングコンプレッションシステム

〔玉置龍也ほか：選手村および競技会場における医療サービス―理学療法サービス，コンディショニングサービスに着目して．日本アスレティックトレーニング学会誌, 7:175–181, 2022 より〕

デンスが存在せず，LLLTと寒冷療法はエビデンスが弱いながらも疼痛の減少とスポーツの早期復帰に有効であったとする研究結果が示されている[15]．

(3) 足関節捻挫

足関節捻挫後の治療ガイドライン[16]では，愛護的な自動運動やストレッチング，神経筋トレーニング，姿勢再教育，バランストレーニングを含む運動療法の実施が推奨されている．間欠的・反復的な寒冷療法は急性捻挫後の症状と機能低下に対処するために使用可能である．同様に急性捻挫後の浮腫や跛行の軽減に短波ジアテルミーを，疼痛の軽減にLLLTを使用可能である．超音波療法は有効性が認められず使用が推奨されない．

5 夏季オリンピック競技東京大会（Tokyo2020）選手村ポリクリニックにおける物理療法の展開

2021年に開催されたTokyo2020では，多くの理学療法士が選手村ポリクリニックにおいてオリンピアン，パラリンピアンの診療に携わった．世界のトップアスリートが集まるなかで提供された理学療法サービスにおいて，運動療法と併用して多くの種類の物理療法機器が利用された．このため，Tokyo2020における物理療法の実施状況を把握することで，アスリートの国際的な物理療法ニーズや傾向を知ることができる．図5，表4[17]は選手村に設置された物理療法機器である．図6は大会期間中の理学療法実施件数であるが，特に暑熱環境下にあったオリンピック期間中においてアイスバスの利用がきわめて多く，参加者数がオリンピックの約半数であるパラリンピックにおいてはオリンピックと同等の理学療法の利用があったことが特徴といえる．図7は物理療法の実施件数のまとめである．アイスパックやホットパック，TENSといった従来の物理療法は実施数が少なく，高電圧，ラジオ波，干渉波，超音波，圧力波の実施数が多い傾向となっている．また，超音波プローブから超音波と電気刺激を同時に与えるコンビネーション治療も用いられている．多様な物理療法機器をそろえる理学療法施設はまだ少ないと考えられるが，アスリートの幅広い愁訴や治療だけでなくリカバリーなどの目的に対しての適

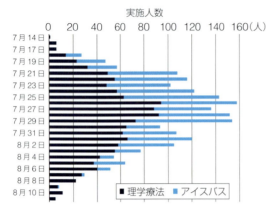
A. オリンピック(開会式：7月23日，閉会式：8月8日)

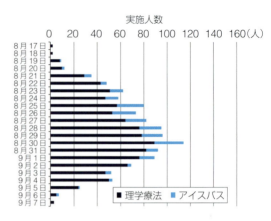
B. パラリンピック(開会式：8月24日，閉会式：9月5日)

▶図6　選手村ポリクリニックにおける理学療法実施件数

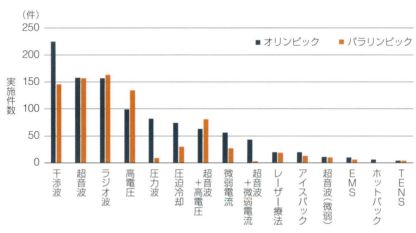

▶図7　選手村ポリクリニックにおける物理療法実施件数(アイスバスを除く)

応を考慮すると，Tokyo2020選手村で展開された豊富な機器がアスリートに対する物理療法の展開の参考となる．

6 スポーツ理学療法における物理療法のまとめ

　理学療法士がアスリートにかかわる場面として，受傷直後の急性期介入，スポーツ傷害後のリハビリテーション，スポーツ復帰後のパフォーマンス向上や傷害予防・再発予防がある．それぞれにおいて物理療法は疼痛管理や組織修復，運動機能改善を目的に実施される．図8はスポーツ理学療法の場面，時期，目的に応じた選択可能な物理療法のまとめである．多様な物理エネルギーから，患者個々の現在の状態に適した物理療法を選択することが求められる．

●引用文献
1) Raja, S.N., et al.: The revised International Association for the Study of Pain definition of pain: Concepts, challenges, and compromises. *Pain*, 161:1976–1982, 2020.

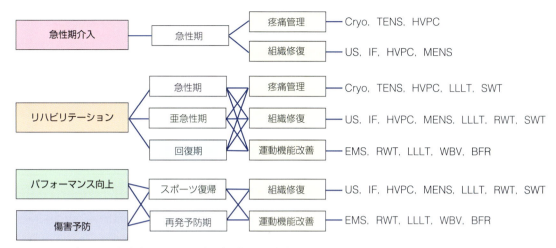

▶図8 スポーツ理学療法における目的別の物理療法適応例

Cryo(cryotherapy):寒冷療法, TENS(transcutaneous electrical nerve stimulation):経皮的電気神経刺激, HVPC(high-volt pulsed current):高電圧パルス電気刺激, US(ultrasound):超音波, IF(interferential):干渉波電流刺激, MENS(microcurrent electrical neuromuscular stimulation):微弱電流, LLLT(low-level laser therapy):低レベルレーザー療法, RWT(radio-wave therapy):ラジオ波, SWT(shockwave therapy):圧力波, EMS(electrical muscle stimulation):神経筋電気刺激, WBV(whole body vibration):全身振動刺激, BFR(blood flow restriction):血流制限

2) 乾 幸二:痛みの神経学—末梢神経から脳まで,痛みの伝導路. Brain Nerve, 64:1215–1224, 2012.
3) Eisenberger, N.I.: The pain of social disconnection: Examining the shared neural underpinnings of physical and social pain. Nat. Rev. Neurosci., 13:421–434, 2012.
4) 御領憲治ほか:脳幹における痛みの抑制と慢性疼痛発現の機構. 医学のあゆみ, 260:144–148, 2017.
5) Hainline, B., et al.: International Olympic Committee consensus statement on pain management in elite athletes. Br. J. Sports Med., 51:1245–1258, 2017.
6) Bahr, R., et al.: International Olympic Committee consensus statement: Methods for recording and reporting of epidemiological data on injury and illness in sport 2020 (including STROBE Extension for Sport Injury and Illness Surveillance (STROBE-SIIS)). Br. J. Sports Med., 54:372–389, 2020.
7) Ardern, C.L., et al.: 2016 Consensus statement on return to sport from the First World Congress in Sports Physical Therapy, Bern. Br. J. Sports Med., 50:853–864, 2016.
8) Hainline, B., et al.: Pain in elite athletes: Neurophysiological, biomechanical and psychosocial considerations. Br. J. Sports Med., 51:1259–1264, 2017.
9) Hodges, P.W., et al.: Moving differently in pain: A new theory to explain the adaptation to pain. Pain, 152:S90–S98, 2011.
10) Thornton, C., et al.: Exposure to contact sports results in maintained performance during experimental pain. J. Pain, 22:68–75, 2021.
11) 長谷川 守ほか:日本語版 McGill pain questionnaire の信頼性と妥当性の検討. 日ペインクリニック会誌, 3:85–91, 1996.
12) 石ヶ谷侑紀ほか:Patient Specific Functional Scale 2.0 の日本語版作成. 徒手理学療法, 22:3–9, 2022.
13) Kotsifaki, R., et al.: Aspetar clinical practice guideline on rehabilitation after anterior cruciate ligament reconstruction. Br. J. Sports Med., 57:500–514, 2023.
14) Martin, R.L., et al.: Hamstring strain injury in athletes: A summary of clinical practice guideline recommendations: Using the evidence to guide physical therapist practice. J. Orthop. Sports Phys. Ther., 52:127–128, 2022.
15) Jankaew, A., et al.: Therapeutic Exercises and Modalities in Athletes With Acute Hamstring Injuries: A Systematic Review and Meta-analysis. Sports Health, 15:497–511, 2023.
16) Martin, R.L., et al.: Ankle stability and movement coordination impairments: Lateral ankle ligament sprains revision 2021. J. Orthop. Sports Phys. Ther., 51:CPG1–CPG80, 2021.
17) 玉置龍也ほか:選手村および競技会場における医療サービス—理学療法サービス,コンディショニングサービスに着目して. 日本アスレティックトレーニング学会誌, 7:175–181, 2022.

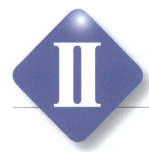

温熱療法

第1章

温熱療法の定義・分類

学習目標
- 温熱療法の定義について学ぶ.
- 温熱療法の分類について学ぶ.
- 物理療法における温熱療法の位置づけについて学ぶ.

A 温熱療法の定義

　生命を維持するために恒常的な体温管理が必要である. そのことは細胞や**細胞外マトリクス** 用語解説 の代謝活動のために熱が必須であることを表している. そして, 恒温動物であるヒトが, 外気温や湿度に応じてさまざまな適応反応を示すことは, ヒトが温熱変化に鋭敏に反応できる生命体であることを示し, 温熱が治療手段になりうる根拠でもある.

　温熱療法は, 熱を発生あるいは保つ器具・媒体を用いて生体に**温熱刺激**を与え, **生理的効果**をもたらす治療方法である. 熱の発生, 伝達のメカニズムによって, 温度変化が生じる部位, 組織が異なるため, それぞれの温熱療法の物理的特性を十分理解することが, 効果的な応用の要となる.

B 温熱療法の分類

　温熱療法の正しい理解のためには, 治療器具からの熱の伝達様式を把握する必要がある. 熱の伝達様式に基づいた温熱療法の分類を**表1**に示す. 各伝導様式の詳細は後述する. また, 熱伝達効率に影響する媒体の特徴を**表2**にまとめる.

▶**表1　熱の伝達様式と物理療法**

伝達様式	物理療法
伝導	ホットパック, パラフィン
対流	渦流浴, Hubbard浴
輻射	赤外線
遠隔的な発熱	超短波, 極超短波, 超音波

▶**表2　熱の伝達効率に影響を与える媒体の因子**

媒体の因子	具体例
媒体の熱伝導性（水分含有率）	用いるタオルの湿り, 発汗による角質層への加湿
媒体の流動性	加温水の流動, 暖気の上昇
媒体の量	タオルや衣服の厚み, 皮脂・垢の存在, 標的個体までの距離, 標的組織までの組織厚

用語解説

細胞外マトリクス　細胞外マトリクス(extracellular matrix; ECM)は, コラーゲンや酵素, 糖蛋白質などの細胞外高分子の三次元ネットワークであり, 周囲の細胞を構造的および生化学的に支えるものである. 具体的には, 細胞接着, 細胞間コミュニケーション, 細胞の分化などを制御する.

C 物理療法における温熱療法の位置づけ

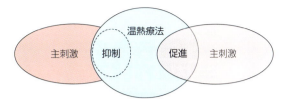

▶図1　温熱療法の併用療法としての位置づけ
温熱療法は，組織や細胞，分子の温度を変化させることによって特異的な効果をもたらすと同時に，他の物理療法や薬剤，運動の効果を促進することができ，適用方法によってはそれらの効果を減弱する．

　熱エネルギーは分子の振動の表れであることから，最もミクロな運動付加といえる．ヒトの個体の運動量に過小，過大があるように，分子運動（熱）にも当然ながら量的依存性がある．分子の適度な振動が細胞に必要な熱エネルギーを与えて活動を維持し，さらなる付加が代償反応を惹起して細胞の代謝を亢進させる．また，細胞，組織によっては，より強い熱エネルギーで感受性や反応性が低下し，結果的に過剰神経活動の抑制などが得られる．このように，温熱は細胞の活動性を直接的に制御する物理エネルギーであることから，細胞の集合体であるヒトにとって重要なエネルギー源といえる．

　特に四季の変化がある国では，さまざまな温熱変化が自然界から与えられるため，われわれの体は常に温熱の影響を受け，そのストレス応答性を身につけている．一方，日常的な温熱刺激は偶発的であり，また，体の各臓器・器官・部位に対する意図的な選択性はなく，病状や症状に対する特異性もない．したがって，この非特異的な温熱刺激を選択的に応用することができれば，生体にとって治療的となり，それが物理療法としての温熱療法である．

　物理療法の一種である**電気刺激療法**は，生体内での神経活動を直接的に制御することができる物理療法であり，近年，有効な刺激特性や活用方法が積極的に開発されている．一方，温熱は蛋白質や細胞の機能制御を介して，生体内での電気生理反応を変化させるため，その位置づけは生体にとってより根本的である．したがって，生体での温熱調整が，電気刺激などの他の物理刺激による生体反応に対して質的，量的に影響を与えることは必然的であり，温熱療法における併用療法としての可能性を示すものである（▶図1）．もちろん，適用方法によっては，他の治療の効果を妨げうるため，局所および全身温熱の影響を熟知しておく必要がある．

　また，物理療法は**運動療法**との併用も期待されている．運動療法では，機械的刺激や糖代謝変化，pH変化などが生じ，温熱刺激とは異なった負荷が生体に与えられる．これらそれぞれのストレス応答が，各種臓器機能を結果的に強化するため，適切な刺激入力は健康増進に必要である．したがって，温熱療法を"熱しか与えられないもの"ではなく，"運動療法とは異なるストレス反応を生体に誘発しうるもの"という認識で活用し，生体の応答反応に期待することが，温熱療法の有効活用と有効な適用方法の開発のために重要である．

温熱療法の基礎と生理学的作用

学習目標
- 熱の伝達様式の基礎知識を学ぶ.
- 電磁波の基礎知識を学ぶ.
- 温熱刺激による生理学的作用について学ぶ.
- 温熱刺激が組織に対して与える影響について学ぶ.

A 温熱療法の基礎

1 熱と温度

　熱の量をヒトの感じ方から表現すると"熱さ"といえるが，熱自体は実在するものではない．いわゆる"熱さ"がある物質に伝わると，その"熱さ"は構成する原子や分子の**運動エネルギー**（分子が活発に動く）や**位置エネルギー**（位置を変えて運動の可能性を得る）となる．これらの**エネルギー** 用語解説 の供給量が**熱エネルギー**である．つまり，ヒトはこの分子などの運動を"熱さ"と認識している．

用語解説

エネルギー　エネルギーは，標的に対する仕事や加熱のために，対象に伝達する必要がある定量的な性質をいう．エネルギー保存の法則に従い，エネルギーは形態を変化できるが，新生や消去することができない．SIのエネルギー単位はジュール（J）であり，1ジュールは，1ニュートン（N）の力で1mの距離を移動させる仕事の際に，対象に伝達されるエネルギー量である．エネルギーの一般的な形態には，移動している物体が有する運動エネルギー，重力や電気，磁場内の物体の位置によって生じる位置エネルギー，物体の伸張などによって生じる弾性エネルギー，燃焼時などに放出される化学エネルギー，光によって運ばれる放射エネルギー，および物体の温度による熱エネルギーがある．

　熱エネルギーの量は**熱量**として表現され，下記の式で算出される．単位は「J」または「cal」である．

$$熱量（J）= 比熱（J/K \cdot g）× 物質の質量（g）$$
$$× 物質の温度上昇（K）$$

　この式からわかるように，熱エネルギーの数値化を実現する変数が温度である．**セルシウス温度（摂氏温度）**は，1気圧（大気圧）のもとで，水と氷が共存する温度を0，水と水蒸気が共存する温度を100として，その温度間隔を100等分し，単位を℃（度）としたものである．一方，**絶対温度**は，物質を構成している原子運動がなくなる温度を0（絶対零度）とし，セルシウス温度と同じ温度間隔を採用したもので，単位はK（ケルビン）である．絶対零度（0K）が −273.15℃であることから，下記の式が成り立つ.

$$絶対温度（K）= セルシウス温度（℃）+ 273.15$$

　また，**ファーレンハイト温度（華氏温度）**という温度尺度もある．華氏温度は摂氏温度と同様に「度」の単位がつけられるが，摂氏と区別するために「℉」と書き表される．「27 ℉」は日本語では「華氏27度」，英語では「27 degrees Fahrenheit」と読まれる．華氏と摂氏の関係式は下記となり，温度

32

▶表1 主な物質の熱伝導率と比熱容量

	熱伝導率 （W/m·K）	比熱容量 （J/K·g）
銀	422.00	0.23
銅	398.00	0.39
アルミニウム	237.00	0.91
鉄	80.00	0.44
氷	2.20	2.00
ガラス	0.60	0.74
20℃の水	0.58	4.18
ゴム	0.37	2.00
パラフィン	0.24	2.72
木材(杉)	0.07	1.30
ポリエチレン	0.25	1.80
発泡ポリエチレン	0.04	1.90
20℃の空気	0.03	1.00
毛布	0.04	～2.00
血液	0.56	3.63
骨	0.46	1.59
筋	0.46	3.74
皮膚	0.37	3.76
脂肪	0.21	2.30

〔目黒 力：温熱療法. 松澤 正ほか（監）：物理療法学, 第3版, pp.35–56, 金原出版, 2021より〕

間隔が異なることに注意する．

$$\text{ファーレンハイト温度（℉）}$$
$$= \frac{9}{5} \times \text{セルシウス温度（℃）} + 32$$

2 熱の伝達様式

a 熱伝導に関する変数

代表的な熱伝達様式である伝導を左右する変数について解説する．

(1) 比熱（比熱容量）

物質1gの温度を1℃（あるいは1K）上昇させるのに必要な熱量であるため，単位は「J/K·g」である．この変数は，物質の温度変化のしにくさを表している（▶表1）．すなわち，比熱の高い物質は，一度温めると冷めにくいため，保温に向いている．逆に比熱の低い物質は加温に向いていることになり，フライパンがその例である．

(2) 熱容量

ある物質を1℃（あるいは1K）上昇させるために必要な熱量である．計算上は比熱に物質の質量を乗することで求められる．本来は，比熱に先行する概念であり，熱容量を質量で割った値を**比熱容量（比熱）**という 用語解説．

(3) 熱伝導率

物質内の熱の移動の速さを表し，「J/m·K·s（=W/m·K）」の単位で表される（▶表1）．温熱物質から標的物質に加温する場合，その加温効率は，両物質の温度差，物質同士の接触面積の大きさ，そして温熱物質と標的物質の介在材料の熱伝導率が影響する．そのため，首尾よい加温のためには，両物質を介在する材料の熱伝導率に注意する必要がある．

表1からわかるように，空気と比較して水は熱伝導率が高い．したがって，湿ったタオルのほうが乾いたタオルより効率よく熱伝導がなされる．

b 熱伝達様式の分類（▶図1）

(1) 伝導

伝導（熱伝導）は，熱が隣接する物質間を移動する現象であり，原子・分子の振動の伝播などによって熱が伝達されることをいう．すべての温熱療法で共通して生じている伝達様式である．

(2) 対流

対流は，熱が流体（液体や気体）の移動によって運ばれる現象であり，次の2種類に分けられる．

①**自然対流**：熱が，温度差から生じた流体の移動によって運ばれる現象をいう．液体や気体の温度上昇が生じた部分は，膨張し軽くなるため上

用語解説

比熱 ある物質1gを，セルシウス温度1℃あるいは絶対温度1K高めるために必要な熱量をいう．単位は「J/K·g」が用いられる．

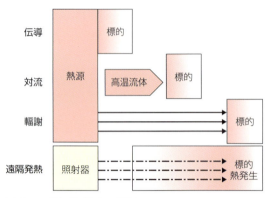
▶図1　熱伝達様式の分類

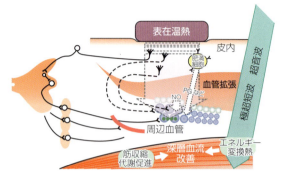
▶図2　温熱療法による血流改善のメカニズム
NO：一酸化窒素，PG：プロスタグランジン

昇する．そこへ加温されていない低温，高密度の液体・気体が流入することで循環が生じる．
②**強制対流**：温度変化によらない外部の力によって，強制的に流体の移動を生じさせるものをいう．

なお，伝導と対流は独立したものではない．対流によって運搬された高温の流体から周囲の低温流体に熱が移動する様式は伝導である．

(3) 輻射

輻射自体は，物質が電磁波(→ NOTE-1)を照射することをいい，熱の輻射は，熱エネルギーの高い物質から電磁波の一種である赤外線が照射され，赤外線が吸収された物質で熱が生じることをいう．熱の伝導は分子の振動によってなされるため，伝導経路に十分な物質が存在する必要がある一方，輻射は分子の振動ではなく電磁波の照射によって運ばれるため，熱伝導率の低い空気を介しても熱が効率よく伝達される．

(4) 遠隔的な発熱(エネルギー変換熱)

エネルギーの出力導子から離れた空間において，照射エネルギーが吸収されて分子の運動が生じ，それにより温熱が発生する機構がある．熱源が遠隔的に存在するため，熱の伝達ではないが，生体にとって有用な熱供給手段である．このように発生する熱はエネルギー変換熱と呼ばれる．

極超短波や超音波が，それらの吸収係数の高い組織へ到達すると，物質を振動，回転させて**摩擦**

熱が発生する．この特性から，深層の加温が可能となる．

B 温熱療法の生理学的作用

1 血管拡張作用(▶図2)

a 局所温熱による血管反応

皮膚への温熱刺激は血管を拡張させる．血管平滑筋の弛緩により惹起され，その効果は局所的および全身的に得られる．温熱局所での血管拡張のメカニズムには以下の3つがある．

- 肥満細胞などを刺激してヒスタミンやプロスタグランジン(PG)などの炎症性メディエーターが産生され，血管平滑筋が弛緩する．
- 温受容器の刺激が軸索反射として直接的に血管平滑筋を弛緩させる．
- 血管内皮細胞を刺激して一酸化窒素(NO)が産生され，血管平滑筋が弛緩する．

なお，軸索反射による血管拡張は即時的であり，伝達物質を介する反応はより緩徐である．

局所温熱が全身的(遠隔的)な影響を与える機序として，交感神経系の制御がある．脊髄後根神経節に存在する感覚神経細胞は，末梢の温受容器と中枢の脊髄後角灰白質に存在する抑制系介在

ニューロンにシナプスを形成する．そして，この介在ニューロンが交感神経細胞にシナプスを形成している．そのため，末梢の温受容器刺激が抑制介在ニューロンを介して交感神経活動を抑制し，その結果，副交感神経優位となって血管が拡張する．冷え切った足部を足浴で温めることで，体が温もったり安らぐことがそのわかりやすい例である．

温受容器の刺激には，38～42℃がよいとされている．皮膚温は深部温度（通常37℃）より4℃ほ

NOTE

1 電磁波

導体の間に電圧が生じると電流が流れ，そしてアンペールの法則からその電流周囲に磁場が生じる．磁場が生じると，その周囲に電場（電流）が生じる．この二者関係によって電場および磁場が伝達されていくものが電磁波である．また，電場とそこから生じる磁場は常に垂直であることから，電磁波は図3のような形をとる．

電圧方向（陽極，陰極）の切り替え頻度によって電流の周波数が決まるように，電磁波にも周波数が存在する．そして，電磁波は，この周波数によって物理的特性が大きく異なることから，周波数によって分類され，それぞれに名称がある（▶図4）．

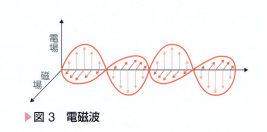

▶図3　電磁波

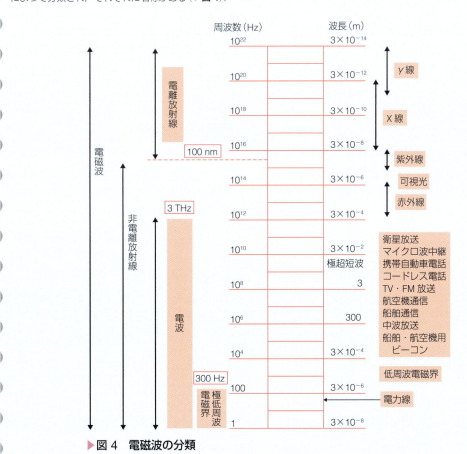

▶図4　電磁波の分類

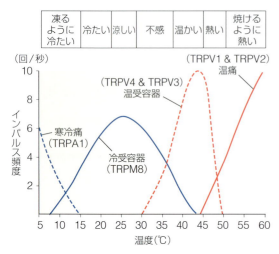

▶図5　受容器興奮および疼痛における温度依存
TRP：transient receptor potential channel，TRPA：TRP ankyrin，TRPV：TRP vanilloid，TRPM：TRP melastatin
〔Tansey, E.A., et al.: Recent advances in thermoregulation. Adv. Physiol. Educ., 39:139–148, 2015 より改変〕

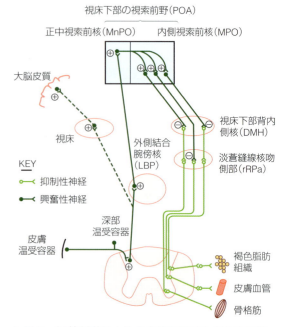

▶図6　温熱刺激による全身的反応のシグナル伝達

ど低いため，38℃より低い温度でも加温される．しかし，35℃前後では冷受容器の発火が残存し，温受容器の発火が軽度であるため，十分な反射反応を得ることができない．一方，45℃を超えると疼痛を誘発する（▶図5）．

骨格筋などのより深部の組織での血流は，表在温熱による皮膚温受容器の刺激では促進されない．この血流促進には，生体の深部で発生するエネルギー変換熱を用いるか，筋収縮の惹起などによって筋内の代謝を促進させることが有効である．

b 全身温熱による血管反応（▶図6）

恒温動物であるヒトは，深部温度を変化させるような刺激に対して，放熱を目的とした全身的反応を示す．

温受容器は皮膚のみならず，中枢部の視床下部，脊髄，内臓，大動脈に存在し，それらが刺激されると中枢系の温感受性ニューロン（warm-sensitive neuron）が活性化し，視索前野からの下行性抑制の結果，交感神経系が抑制され，全身的に皮膚血流が増加する．

一方，皮膚受容器の刺激も視索前野に伝達されるため，中枢系を介した皮膚血管拡張を誘発できる．

2 代謝の活性化

組織温の上昇は，**酵素活性**を高めることによって代謝を亢進させるといわれている．39～43℃の間，代謝は上昇し続け，1℃ごとに約13％亢進するといわれている．45℃を超えると，酵素蛋白の変性により酵素活性が低下し始め，50℃で完全に活性が消失する．

酵素の活性化による代謝の亢進は，細胞の酸素消費を上昇させる．また，組織の温度上昇そのものが，ヘモグロビンの酸素解離曲線を右方シフトさせて，組織への酸素供給を増加させる．36℃から41℃に温度が上昇すると，酸素解離が2倍になるといわれている．これらの変化に血流の増加が加わることによって，温熱刺激は代謝を積極的に活発化させる．

3 組織伸展性の増加

筋膜や腱膜，腱には**コラーゲン線維**が主な細胞外マトリクスとして存在し，その力学的な強靱さによって迅速な関節運動や抗重力的活動を可能にしている．一方，この力学的特性は関節可動域の制限因子となる．この伸展性の増加には，組織温を4℃以上増加させることが必要とされている．もちろん，この温度上昇は標的組織内で得る必要があるため，深部の骨格筋を対象とする場合には，超音波や極超短波によるエネルギー変換熱を活用するとよい．

また，温熱単独による組織の伸展性増加は一時的であるため，長期的な効果を得るには**ストレッチング**との併用がすすめられる．

4 神経伝導の制御

組織温の変化が，神経伝導速度に影響する．骨格筋内の温度について，低温から37℃に近づくにつれて神経伝導速度が速くなることが報告されている．皮膚温についても温度依存的に神経伝導速度を上昇させるが，骨格筋内温度と異なり約35℃の皮膚温で最高値を示し，そこから37℃までは横ばいとなる（▶図7）．このことから，皮膚温を35℃程度に保てば，神経が走行する深さの組織温を生理的な深部温に維持できると考えられる．そのため，患者の運動・感覚神経機能を引き出したり，電気刺激療法による神経刺激効果を促進させるには，皮膚温を管理することが重要である．

一方，筋温を42℃まで上昇させると，Ⅱ型の筋紡錘求心線維（伸張された長さを感知）とγ運動ニューロン（筋紡錘の感度を高める）の興奮性が低下し，Ib型線維〔Golgi（ゴルジ）腱器官の求心線維〕の興奮性を高めることが報告されている．これらの変化により伸張反射が抑制され，痙縮の緩和に寄与する．

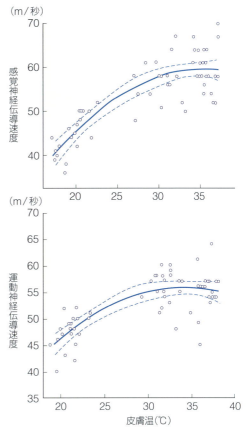

▶図7 皮膚温変化と神経伝導速度の関係性
〔Todnem, K., et al.: The non-linear relationship between nerve conduction velocity and skin temperature. J. Neurol. Neurosurg. Psychiatry., 52:497-501, 1989 より改変〕

5 疼痛緩和

温熱刺激は痛覚の閾値を上昇できる．その機序として，温受容器の刺激によるゲートコントロール理論に基づいた抑制がある．温受容器への刺激方法は「血管拡張作用」の項（→34ページ）で解説した方法に準じるとよい．当然ながら，過度な温度（45℃以上）（▶図5）は痛覚受容器を刺激するため，提供温度を管理する必要がある．

その他の機序として，血流改善による虚血由来の痛みの緩和や発痛物質の除去がある．また，温受容器の刺激による交感神経系の抑制も疼痛の緩和に寄与する．一方，炎症によって痛みが生じて

いる場合には，温熱刺激が炎症反応を助長するた
め，痛覚閾値は低下する．

　このように，温熱と疼痛の関係，およびその機
序はさまざまであることから，患者の疼痛の原因
を考慮したうえで，適用される機序を意識して温
熱を用いる必要がある．

●参考文献

1) Tansey, E.A., et al.: Recent advances in thermoreg-
   ulation. *Adv. Physiol. Educ.*, 39:139–148, 2015.
2) Prentice, W.E.: Therapeutic Modalities in Rehabil-
   itation 4th ed., McGraw-Hill, Philadelphia, 2011.
3) Cameron, M.H.: Physical Agents in Rehabilitation:
   From Research to Practice. 4th ed., Elsevier, St.
   Louis, 2012.
4) Mense, S.: Effects of temperature on the discharges
   of muscle spindles and tendon organs. *Pflugers
   Arch.*, 374:159–166, 1978.
5) Todnem, K., et al.: The non-linear relationship be-
   tween nerve conduction velocity and skin tempera-
   ture. *J. Neurol. Neurosurg. Psychiatry.*, 52:497–501,
   1989.
6) Troni, W., et al.: The effect of temperature on con-
   duction velocity in human muscle fibers. *J. Elec-
   tromyogr. Kinesiol.*, 1:281–287, 1991.

第3章 温熱療法の実際①：ホットパック

学習目標
- ホットパックの特徴と効果について学ぶ．
- ホットパックの適応疾患例・禁忌，注意を要する事象について学ぶ．
- ホットパックの実施手順について学ぶ．
- ホットパックの課題と展望について学ぶ．

A ホットパック（蓄熱式パック）

1 特徴

　ホットパックは，比熱の高い材料で構成されたパックを湯で加熱し，パック内に蓄積された熱エネルギーを**伝導熱**として生体に伝達させる温熱療法である．特徴は下記のとおりである．
- 皮膚などの浅層組織を伝導熱で刺激する．
- 保温材料の比熱が高いため，長時間放熱される（約30分）．
- 大きいパックを用いることで広い治療面積が得られる．
- パック内に熱エネルギーを蓄積させるため，治療中電源コードにつなぐ必要がない．
- 湯で加温するためタオルに適度な湿りが与えられ，タオルや表皮の熱伝達性が高められる．

2 効果

- 皮膚および皮膚温受容器に対する温熱刺激：温熱局所の皮膚血流の促進，皮膚伸展性の向上，交感神経活動の抑制，神経伝達速度の改善
- 表層筋・腱の加温：筋内血流・代謝の促進，筋・腱停止部の疼痛緩和，筋スパズムの軽減

※筋・腱の加温には，湿性のホットパックによる長時間適用が適当

3 実施手順

a 機器・道具

- ハイドロコレーター（▶図1）
- ホットパック（▶図2）
- ピックアップバー（▶図2の右端）
- バスタオル
- ナイロン袋
- 皮膚温計

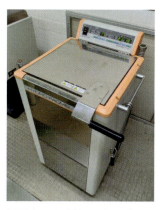

▶図1　ハイドロコレーター

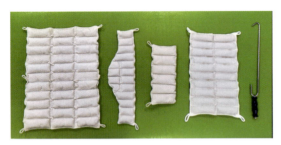

▶図2　各種ホットパック

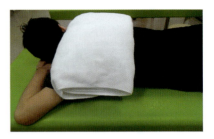

▶図3　ホットパックの適用

b 機器のセットアップ

①ハイドロコレーター内の専用ホックにホットパックを設置し，水道水を必要量入れる．
②ハイドロコレーターの電源を入れる．
③湯温度を70〜90℃に設定する．適用するタオルやシートの量を考慮して温度を決めてもよいが，適用後の皮膚温を確認しながら熱傷などのトラブルがないように十分注意する．

c 治療手順

(1) ホットパックの準備

①ハイドロコレーターの設定温度を再確認する．
②タオルを2〜4枚，台の上に広げる．
③ピックアップバーを用いてホットパックをハイドロコレーターから取り出し，余分な水滴を落としてタオル上に置く．
④ホットパックをバスタオルで覆う．タオルを折り返して包んで，ホットパックと治療面の間に6〜8枚のタオル地が挟まるようにする．

なんらかの理由によりタオルへの加湿を避ける場合には，ホットパックをナイロン袋で覆ってからタオルで包む．この場合には4〜6枚前後のタオル地が挟まるようにする．

なお，ナイロン袋で包まないものを**湿熱ホットパック**，包むものを**乾熱ホットパック**と呼ぶが，乾熱は湿熱より熱伝導効率が低いことに留意する．治療中の発汗程度によっても熱伝導率が変化するため，患者の発汗能に応じてタオルの枚数やナイロン被覆を検討する．

(2) 患部への適用

①ホットパックで治療面を被覆するために当該部を上方にしたうえで患者を安楽位に設定する．
②治療面にホットパックを乗せる(▶図3)．ナイロン被覆をしていない場合には，衣服が濡れるため肌を露出させてホットパックを乗せたほうがよい．
③タイマーなどにより治療時間が確認できるようにする．標準的な治療時間は15〜20分である．
④治療開始約10分後に皮膚温が目的温度になっていることを確認する．皮膚温受容器の刺激には38〜42℃が適当で，筋，腱への加温にはより高い温度が適当であるが，患者の痛みや不快感に注意する．
⑤治療時間終了後，ホットパックを除去し，加温部の異常や気分不良，過度な血圧低下や心拍変化がないか確認する．
⑥ホットパックをハイドロコレーター内に戻し，次の使用まで20分以上あけるようにする．長時間適用した場合には，より長い再加温が必要となるため，温度計でパック温を確認すると確実である．

B 電熱ホットパック（発熱パック）

1 特徴

蓄熱式パックとは異なり電流回路由来のジュー

第 3 章　温熱療法の実際①：ホットパック　● 41

▶表 1　適応疾患例・禁忌，注意を要する事象

適応疾患例	禁忌	注意を要する事象
● 疼痛（腰痛症，変形性関節症，関節リウマチ，肩関節周囲炎や各種組織損傷の亜急性期以降） ● 関節拘縮 ● 皮膚拘縮 ● 筋スパズム ● 痙縮 ● 末梢循環の低下 ● 電気刺激療法前の事前治療	● 急性損傷・炎症部位 ● 全身的発熱 ● 出血・出血傾向部位 ● 悪性腫瘍 ● 皮膚疾患 ● 末梢動脈疾患 ● 静脈血栓症 ● 放射線治療部位 ● 感覚障害 ● 昏睡，精神錯乱	● 妊娠中の腹部・背部：保温は重要であるが，過度な加温は胎児に影響を及ぼしうる. ● 4 歳未満：温熱反応が未成熟の可能性がある. ● 心不全患者：温熱が心負荷を与えうるため，軽度あるいは限定された領域への加温が望ましい ● 浮腫：温熱が悪化させうるため，当該部の挙上位保持をしたうえで軽度な適応温度とし，皮膚観察や周径計測をこまめに行う. ● 血管拡張刺激薬の適用部位：温熱に対する血管反応が生じない可能性があるため，過剰な熱蓄積のリスクがある. ● 開放創：体温程度に創傷温を維持することで治癒が促進する報告がある一方，過剰な温熱刺激は治癒を阻害する可能性があり，また温熱適用具に付着した細菌が感染を助長しうるため，適応には慎重になる必要がある.

ル熱 用語解説 にてパック自体が発熱し，それを伝導熱として生体に伝達させる．特徴を下記に示す.

- 皮膚などの浅層組織を伝導熱で刺激する.
- 電気的発熱であるため，温熱持続時間に制限がない.
- パックのサイズが限定されるため，広い部位では複数枚必要となる.
- 乾熱であるため湿熱と比較して熱伝導率が低い.

C 適応疾患例・禁忌，注意を要する事象

表 1 にホットパックの適応疾患例・禁忌，注意を要する事象を示す.

用語解説

ジュール熱　抵抗がある導体に電流を発生させたときに得られる熱をいう．ジュールの第一法則として，Q：生じる熱量（J：ジュール），I：電流値（A：アンペア），R：電気抵抗（Ω：オーム），t：電流が流れる時間（秒）としたときに，$Q = I^2 \cdot R \cdot t$ で計算される.

D 課題と展望

ホットパックは，伝導熱によって表在組織を温める代表的な物理療法である．皮膚に存在する温受容器を刺激することによって，鎮痛や局所循環の改善などの重要な効果をもつ．一方，身体への設置方法については，重力を用いて生体組織に乗せるというシンプルな方法が採用されている．現在，ホットパックの臨床利用状況は積極的とはいえず，今後，温受容器の刺激と疼痛緩和，神経活動，循環動態の関連を，組織温度および加温局在性を厳密に管理した方法で研究が進められることが，積極的な臨床適用，および新たな活用手段の開発のために必要と考えられる.

● 参考文献

1) Rennie, S.: Electrophysical Agents—Contraindications and precautions: An evidence-based approach to clinical decision making in physical therapy. *Physiother. Can.*, 62:1–80, 2010.
2) Hayes, K.W., et al.: Manual for Physical Agents. 6th ed., Pearson, New Jersey, 2012.
3) Prentice, W.E.: Therapeutic Modalities in Rehabilitation. 4th ed., McGraw-Hill, Philadelphia, 2011.
4) Cameron, M.H.: Physical Agents in Rehabilitation: From Research to Practice. 4th ed., Elsevier, St. Louis, 2012.

第4章

温熱療法の実際②：
パラフィン浴

学習目標
- パラフィン浴の特徴と効果について学ぶ.
- パラフィン浴の適応疾患例・禁忌, 注意を要する事象について学ぶ.
- パラフィン浴の実施手順について学ぶ.
- パラフィン浴の課題と展望について学ぶ.

A 特徴, 効果

1 特徴

　比熱の高いパラフィンを活用した**伝導熱**供給手段である. 固形パラフィンと流動パラフィンを調合することで, 高温域では流体, 常温域では固体となるパラフィンができる. そして, 流体化したパラフィンに体を浸けることで密着したパラフィン膜が形成され, それが固形化することで, さらなるパラフィン膜の土台が形成される. これを繰り返すことによって, 高温, 高比熱の材料による多重膜が形成され, 加温を実現する. 特徴を下記にまとめる.

- 皮膚などの浅層組織を伝導熱で刺激する.
- パラフィンは水分を含まないため乾熱が提供されるが, 皮膚からの発汗がパラフィンで密封されるため, 結果的に湿熱の効果を示す.
- 流体であるため, 体の凹凸に密着して加温できる.
- 手部などでは当該部の皮膚を全周的に被覆できるため, 効率よく加温される.

2 効果

- 皮膚および皮膚温受容器に対する温熱刺激：温熱局所の皮膚血流の促進, 皮膚伸展性の向上, 交感神経活動の抑制, 神経伝達速度の改善
- 手内筋やその他の表層筋, 腱の加温：筋内血流・代謝の促進, 筋・腱停止部の疼痛緩和, 筋スパズムの軽減

※筋・腱の加温には長時間適用が適当

B 適応疾患例・禁忌, 注意を要する事象

　パラフィン浴の適応疾患例・禁忌, 注意を要する事象はホットパックと同様のため, 第3章の表1(➡ 41 ページ)を参照されたい.

C 実施手順

1 機器・道具

- パラフィン浴槽

第4章 温熱療法の実際②：パラフィン浴

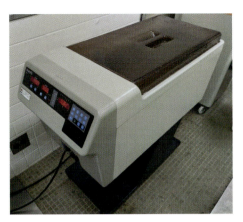
▶図1 パラフィン浴槽

- 固形パラフィン
- 流動パラフィン
- バスタオル
- ナイロン袋

2 治療前準備

①パラフィン浴槽（▶図1）内に固形パラフィンと流動パラフィンを入れる．
②パラフィン浴槽の電源を入れる．固形パラフィンの融解には12～24時間を要する．
③温度を華氏126°F（摂氏約52℃）に設定する．ホットパックとは異なり加温体が直接皮膚に触れるため，温度を厳密に設定する必要があり，50～55℃を設定範囲とする．

3 治療手順

a グローブ法

(1) パラフィン膜の形成
①パラフィン浴槽の設定温度を再度確認する．
②膜形成部分を十分洗浄，乾燥する．
③治療対象部位全体をパラフィン内に数秒浸し，ゆっくり引き出す．
④パラフィン膜が固形化したことを確認し，③を繰り返す．なお，被覆領域は1層目が最大（土台）になるようにし，2層目以降は1層目より浸し方を若干少なくする（▶図2）．
1層目が形成されたのちは発汗により表皮の熱伝導率が高まっているため，その状態で高温のパラフィンに皮膚が接触すると，局所的に強い熱刺激が入力される．その危険を回避するためである．
⑤5～10層のパラフィン膜によって，亀裂が生じにくいグローブを形成する．
⑥ビニールで被覆したのち，タオルなどで包み，保温をはかる．
⑦20～30分ほど治療する．
⑧パラフィングローブを剥がし，破棄する．
⑨治療部位を温水で洗浄する．
　この方法が最も行われる方法である．

b 持続法

治療対象部位を浴槽内に浸し，持続的に加温をえる方法である．グローブ法と同様の方法で3枚ほどのパラフィン膜を形成したのちに槽内で保温するもの（**間欠液浸法**）と，対象部位を外に出さずにそのまま槽内に浸し続けるもの（**持続液浸法**）がある．ともに加温・保温効果に優れる反面，身動きがとりにくい点と，熱傷リスクの高さが短所としてあげられる．

c 塗布法

流体化したパラフィンをハケなどで直接皮膚に塗布し，グローブ法と同様な多重膜を形成する方法である．

D 課題と展望

パラフィン浴は凹凸のある部位に対して効率的に熱を伝導する特徴的な加温手段である．その一方，現状では温水による加温との明確な効果の違いが注目されていない．したがって，コストや衛生面を考慮すると，安易に実施されない状況に

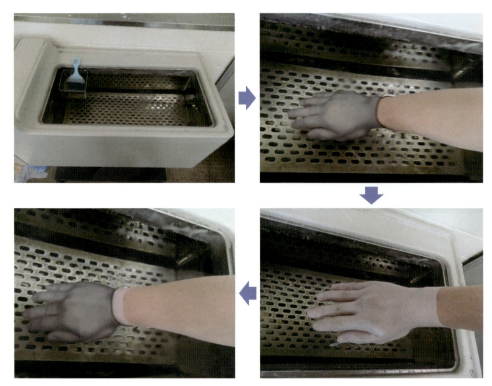

▶図2　パラフィン膜の形成手順
2層目以降は1層目より遠位までにする.

ある.

　しかしながら，パラフィンと温水では，物理的な温熱特性が異なる．温水は水の温度が均一であれば，主に熱伝導によって加温される．パラフィン浴も熱伝導が主な加温メカニズムといわれているが，パラフィン浴は比熱の高さ，熱伝導率の低さの関係で50〜55℃の高温の媒体を使用できる．そのため，温水と比較して，より多い遠赤外線が放射される．また，時間経過とともに密閉されたパラフィン内に汗が分泌され皮膚の熱伝導性が徐々に高まることで，熱伝導効率が治療時間中に上昇する．このように，パラフィン浴独自の組織加温の動態と，その効果が科学的に検証されることが，パラフィン浴の今後の発展のために求められる．

●参考文献
1) Rennie, S.: Electrophysical Agents—Contraindications and precautions: An evidence-based approach to clinical decision making in physical therapy. *Physiother. Can.*, 62:1–80, 2010.
2) Hayes, K.W., et al.: Manual for Physical Agents. 6th ed., Pearson, New Jersey, 2011.
3) Prentice, W.E.: Therapeutic Modalities in Rehabilitation. 4th ed., McGraw-Hill, Philadelphia, 2011.
4) Cameron, M.H.: Physical Agents in Rehabilitation: From Research to Practice. 4th ed., Elsevier, St. Louis, 2012.

第5章 温熱療法の実際③：極超短波療法・超短波療法

学習目標
- 極超短波療法・超短波療法の違いと，それぞれの特徴や効果について学ぶ．
- 極超短波療法・超短波療法の適応疾患例・禁忌，注意を要する事象について学ぶ．
- 極超短波療法・超短波療法の実施手順について学ぶ．
- 極超短波療法・超短波療法の課題と展望について学ぶ．

A 極超短波と超短波

1 極超短波，超短波の物理的特性

a 定義

極超短波，超短波は電磁波のなかでも電波の一種であり，周波数域が，極超短波は300〜3,000 MHz，超短波は30〜300 MHzである．X線やγ線が**電離放射線**である一方，極超短波，超短波は**非電離放射線**である〔第2章「温熱療法の基礎と生理学的作用」の図4(➡ 35ページ)参照〕．

b 熱産生メカニズム

電磁波は，時間的に極性を変化させる電場と磁場を生む波である．また，電場の発生は電荷に力を生じる．これらのことから極超短波や超短波は，電荷のある分子に対して運動を生じさせる．さらに，水分子のように複数のイオンで構成されている分子においては，電荷の偏りが生じるため，分子内に電気的な極性ができる(▶図1左)．この状態にある分子が，極性の周期的に切り替わる電場内に位置すると，その周波数で分子が回転運動をすることになる．分子の回転速度が高まると**粘性抵抗**が増加し，熱が発生する(▶図1右)．この

ように，電気的エネルギーが熱エネルギーによって奪われることを**誘電損失**[用語解説]といい，これが極超短波や超短波によるエネルギー変換熱発生の機序である．

一方，電磁波の周波数をさらに高くすると，分子がまったく追随できなくなり，熱は発生しない．

c 電磁波(電磁場)発生のメカニズム

(1) 極超短波の発生(▶図2)

極超短波は，**マグネトロン**という電磁場発生体から放射される．中心が陰極，周囲の特殊な形状をした部分が陽極となっている．中心部の陰極か

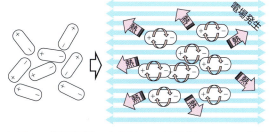

▶図1 極超短波・超短波の周波数域にある電磁波照射による分子運動のイメージ

用語解説
誘電損失 交流電場内で誘電体が熱エネルギーとして電気エネルギーを損失する現象という．損失量は誘電率に比例する．

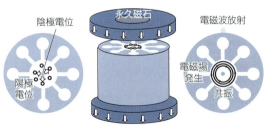

▶図2 マグネトロンによる電磁波放射

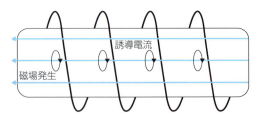

▶図4 誘導コイルアプリケーター(ケーブル式)による電磁場発生

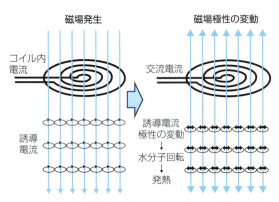

▶図3 誘導コイルアプリケーター(ドラム式)による電磁場発生

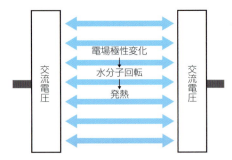

▶図5 容量板アプリケーターによる電場誘導

ら放出される電子が,永久磁石による磁場により回転運動をし,その電子が周囲の空洞内で共振することによって一定の周波数の電磁波が生じる.こうして発生した極超短波が照射端子から放射される仕組みである.

極超短波の定義上の周波数は300～3,000 MHzであるが,マグネトロンの共振により発生する電磁波は2,450 Hzである.

(2) 超短波の発生

極超短波療法では電磁波を放射して治療対象を刺激する一方,超短波療法は出力端子周囲に電場,磁場を発生させて治療対象を刺激する方法である.

用語解説
渦電流 磁束密度を変化させた際に,電磁誘導として磁束の周囲に生じる渦状の電流をいう.

●**誘導コイルアプリケーター**
- ドラム式(▶図3):渦状の平らなコイル内に交流電流を流すと磁場が発生し,その磁場から**誘導電流(渦電流)**が発生する.そして,高周波で極性が切り替わることによって水分子が振動し,**エネルギー変換熱**が生まれる.磁場は生体の深部まで到達するため,深部組織の加温が可能である.一方,磁場はコイルから遠ざかるほど密度が低くなるため,コイルを生体から離しすぎると効果が減弱する.
- ケーブル式(▶図4):刺激対象の周囲にコイルを形成し,そのコイル内に磁場が発生する.ドラム式と同様,磁場から**渦電流**[用語解説]が生じて分子運動により熱が産生される.

●**容量板アプリケーター**(▶図5)
金属板で形成された2つの電極間に電圧差を生じさせ,その間の空間に電場を発生させる方法である.高周波の交流にて電場を発生させることによって分子運動,熱産生を誘発する.**誘導コイルアプリケーター**では磁場の形成を介して組織の深部に電場刺激がなされたことと対照的に,容量板

▶表1 組織別誘電率

組織	誘電率
皮膚	5〜16
脂肪	15
血液	80
筋	72〜76
骨	5〜16
脳	68
蛋白質などの固体含有物	5〜16

〔柳澤 健：温熱療法．嶋田智明ほか：物理療法マニュアル，pp.25-63，医歯薬出版，1996より改変〕

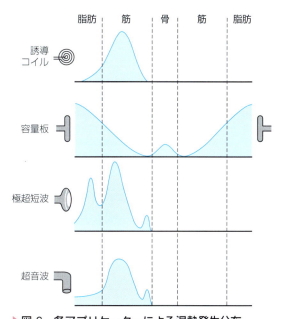

▶図6　各アプリケーターによる温熱発生分布
〔Cameron, M.H.: Physical Agents in Rehabilitation: From Research to Practice. 4th ed., Elsevier, St. Louis, 2012 より〕

アプリケーターでは電場が直接的に標的を刺激する．

d 熱産生の組織特異性

(1) エネルギー吸収効率による特異性

電磁場による分子の回転運動の誘発においては，標的組織（内の分子）が電気的極性を有することが重要である．さらに，電場内でその分極が強くなると電場がより効率的に分子に力を与えることができる．**誘電率**用語解説は，この分極しやすさを表す主要な指数である．水分子が誘電率の高い物質であることから，水分含有率の高い筋などの組織で組織誘電率が高くなり，皮膚では低くなる（▶表1）．極超短波や超短波は，深部組織の加温に適している．

(2) 電場発生部位による特異性

極超短波療法では放射された**電磁波**が生体を透過して標的組織に到達する．電磁波は周波数が低いほど組織透過性が高いため，光線より周波数がはるかに低い極超短波は生体の深部に透過することができる．したがって，筋などの深層組織まで電磁エネルギーが到達し，加温できる．

超短波療法では，各発生メカニズムによって電場発生箇所が異なる．誘導コイルアプリケーターでは，皮下脂肪などに吸収されにくい磁場を用いて**渦電流**を発生させるため（▶図3），深部組織を刺激できる．一方，容量板アプリケーターでは，電極から直接電場を発生させるため，組織の電気抵抗の影響を強く受ける．皮膚内で密に形成される電場に対して，脂肪層が緩衝材のようになり，それより深層で電場が形成されにくい．そのため，筋などの深層組織の加温効果は他のアプリケーターより劣る．

各アプリケーターによる温熱発生分布のイメージを図6に示す．

e 電磁波放射と治療面積

極超短波療法では電磁波が放射されるため，下記の法則が適用される．

(1) 逆二乗の法則

電磁波は直線的に拡散するため，照射エネルギーは発生源からの距離の二乗に反比例する〔第

用語解説
誘電率　特定の媒体で電界を形成するときに発生する静電容量の尺度である．各物質は固有の誘電率をもっており，値は電場を与えたときに各物質のなかの電子がどのように分極するかで決まる．分極の強さが誘電率の高さとなる．

▶表 2　極超短波療法，超短波療法の適応疾患例・禁忌，注意を要する事象

適応疾患例	禁忌	注意を要する事象
● 疼痛（腰痛症，変形性関節症，関節リウマチ，肩関節周囲炎や各種組織損傷の亜急性期以降） ● 関節拘縮 ● 皮膚拘縮 ● 筋スパズム ● 痙縮 ● 末梢循環の低下 ● 電気刺激療法前の事前治療 ● 組織修復の遷延（非温熱刺激）	● 心臓ペースメーカーなどの医療機器を装着，埋め込みしている患者 ● 妊婦 ● 金属装着，埋め込み部分およびその周辺 ● 眼球 ● 生殖器 ● 浮腫（非温熱刺激は可能） ● 創傷（非温熱刺激は可能） ● 急性損傷・炎症部位 ● 全身的発熱 ● 出血・出血傾向部位 ● 悪性腫瘍　　● 放射線治療部位 ● 皮膚疾患　　● 感覚障害 ● 末梢動脈疾患　● 昏睡，精神錯乱 ● 静脈血栓症　● 成長中の骨端部	● 4 歳未満：温熱反応が未成熟の可能性がある. ● 心不全患者：温熱が心負荷を与えるため，軽度あるいは限定された領域への加温が望ましい. ● 血管拡張刺激薬の適用部位：温熱に対する血管反応が生じない可能性があるため，過剰な熱蓄積のリスクがある. ● 神経再生に対して促進および阻害の両可能性が報告されているため，臨床徴候に留意して実施する.

VII 部第 2 章「光線療法の基礎と生理学的作用」（➡ 206 ページ）参照〕.

(2) Lambert の余弦の法則

照射エネルギーは，発生源と照射対象を結ぶ直線と体表面に対する垂直線間の角（θ）の余弦（$\cos\theta$）に比例する〔第 VII 部第 2 章「光線療法の基礎と生理学的作用」（➡ 206 ページ）参照〕.

これらのことから，極超短波の治療にあたっては，治療端子と皮膚の距離を一定に保ち，出力端子と皮膚表面を平行にする必要がある.

超短波療法ではアプリケーターによって電場形成メカニズムが異なり，上記は適用できない.

2 極超短波，超短波療法の効果

a 温熱効果

筋組織の加温によって下記の効果が得られる.
● 筋内血流，代謝の促進
● 痙縮，筋スパズムの軽減
● 筋，筋膜の疼痛緩和
● 筋，筋膜の伸張性改善

15 分の適用によって筋温を約 4℃上昇できることが報告されている.

なお，容量板アプリケーターでは他のアプリケーターと比較して熱の深達度が浅いため，浅層筋における上記の効果や，脂肪組織内での温度上昇に期待できる.

b 非温熱効果

生じる電場が電荷に力を及ぼすため，細胞膜が刺激される. この刺激に応じて，各種細胞の活性化による細胞増殖や蛋白発現，貪食能などが促進される. また，同様に組織膜も刺激される. この作用に基づいて下記の効果を示す.

● 創傷治癒の促進
● 神経再生の促進
● 骨折治癒の促進
● 血腫の吸収促進
● 微小循環の改善
● 浮腫の軽減

B 適応疾患例・禁忌，注意を要する事項

極超短波療法，超短波療法の適応疾患例・禁忌，注意を要する事項を表 2 に示す.

C 極超短波療法の特徴と実施手順

1 極超短波療法の特徴

- 筋などの深層組織をエネルギー変換熱で刺激する．
- 出力端子から放射された電磁波が生体内深部を加温するため，端子を皮膚に密着させる必要がない．
- 出力端子が大きいため，比較的広範な領域を加温することができる．
- 照射中に出力端子を操作する必要がない．

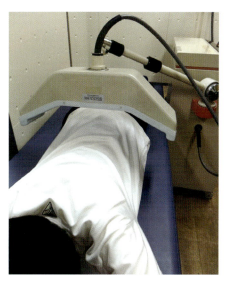

▶図7　腰背部への極超短波療法

2 実施手順

a 機器・道具

- 極超短波療法機器
- タイマー

b 治療前準備（機器の設定）

①極超短波療法機器の電源を入れる．
②適切なアプリケーターを選択する．片側の肩などの狭い部分であれば半球形のアプリケーターを，両肩や腰背部などの広い部分には長方形アプリケーターを選択する（▶図7）．
③出力を80〜120 Wに設定する．
④パルスモードを考慮する．
- 非温熱効果：温熱を生じさせないためには，オフ時間をオン時間より長くする必要がある．温熱が生じにくい代表的なパルスモードは20％である．
- 温熱効果：温熱効果をもたらすうえでパルスモードを用いる場合には，出力強度をパルスモードと反比例させて提供エネルギーを一定化する．連続モードで100 W提供している場合，50％パルスモードでは200 Wに設定すると同等の温熱効果が得られる．また，低パルスモードにしたうえで，照射標的と出力端子の距離を短くする応用的な方法も選択できる．

⑤治療時間を10〜20分とする．
⑥周囲1m以内に他の人がいないことを確認する．
⑦パルスオキシメータなどの電子機器が周囲2m以内にないことを確認する．
⑧対象者の照射部位（衣服内や生体内埋込）に金属がないことを確認する．
⑨当日の実施回数を確認する．標準的には1〜2回/日で，毎日実施してもよい．

c 治療手順（患者への適用）

①アプリケーターを照射部皮膚から10 cmほど（握りこぶし1つぶん）離して，皮膚面に平行になるよう設置する．熱傷や機器の異常を防ぐため，アプリケーターが患者に接触しないよう注意する．
②出力スイッチをオンにし，照射を開始する．
③治療開始5分後，熱すぎるなどの異常な自覚症状がないかを確認する．温かさの目安は，「心

地よく温かい量」とされている.
④患者の自覚症状や照射部皮膚の状態をこまめに確認する.
⑤出力スイッチをオフにする.
⑥アプリケーターを患者から離す.
⑦患者の自覚症状,および治療部位の状態を再確認する.

D 超短波療法の特徴と実施手順

1 超短波療法の特徴

- 筋などの深層組織をエネルギー変換熱で刺激する.
- アプリケーターによって深達度が異なるため注意を要する.
- 治療対象と出力端子間の距離が形成される磁場・電場に強く影響するため,スペーサーを用いて間隔を厳密に管理する必要がある.
- 容量板アプリケーター,ケーブル式誘導コイルアプリケーターでは治療組織を挟み込むことができるため,治療される面積が広い.
- 照射中に出力端子を操作する必要がない.

2 実施手順

a 機器・道具

- 超短波療法機器
- タイマー
- スペーサー(バスタオル,フェルトなど)

b 治療前準備(機器の設定)

①超短波療法機器の電源を入れる.
②適切なアプリケーターを選択する.
③出力については 50〜150 W と,機器によって至適強度が異なる.各機器,アプリケーターで

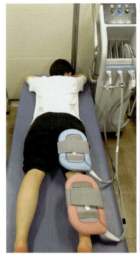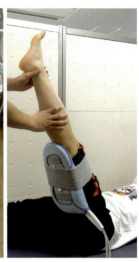

▶図8　誘導コイルアプリケーター(ドラム式)による超短波療法
治療部位にアプリケーターを装着して加温する.バンドで固定できる器具であれば,深部組織を加温しながらストレッチングをすることができる.

推奨されている出力を設定すると同時に,患者の主観的な温熱感を聴取する.
④パルスモードを考慮する.極超短波と同様に調整する.
⑤治療時間を 10〜30 分とする.
⑥周囲 1 m 以内に他の人がいないことを確認する.
⑦パルスオキシメータなどの電子機器が周囲 1 m 以内にないことを確認する.
⑧対象者の照射部位に金属がないことを確認する.
⑨当日の実施回数を確認する.標準的には 1〜2 回/日で,毎日実施してもよい.

c 治療手順(患者への適用)

①照射部皮膚との間にタオルなどのスペーサーを挟んだうえでアプリケーターを固定する.体動によってアプリケーターがずれてしまうため,安静を指示する.なお,機器によっては端子のプラスチックカバーがスペーサーの役割を担っている(▶図8,9).

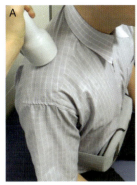 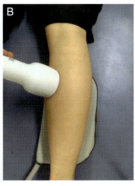

▶図9 容量板アプリケーターによる超短波療法
治療部位を2つの容量板で挟んで加温する．この図では，プローブ状のものと板状のもの(A：腹部，B：下腿前面)を用いている．この図のように容量板の大きさが異なる場合には，小型の容量板周囲のほうが加温されやすい．

② 出力スイッチをオンにし，照射を開始する．
③ 治療開始5分後，熱すぎるなどの異常な自覚症状がないかを確認する．温かさの目安は，「心地よく温かい量」とされている．
④ 患者の自覚症状や照射部皮膚の状態をこまめに確認する．
⑤ 出力スイッチをオフにする．
⑥ アプリケーターを患者から離す．
⑦ 患者の自覚症状，および治療部位の状態を再確認する．

E 課題と展望

極超短波，超短波とも，深部組織を加温するエネルギー変換熱を提供する治療方法として，臨床的に活用されている．一方，それぞれのアプリケーターによって，活用エネルギーが異なるものの，温熱発生部位以外の因子については，ほとんど着目や選別がなされていない．マグネトロンからは電磁波が放射され，誘導コイルアプリケーターでは濃密な磁束が生じることで活発な誘導電流が提供される．そして，容量板アプリケーターでは電場自体が直接的に形成される．また，極超短波療法と超短波療法では周波数が異なる．このように，それぞれのアプリケーターから形成される刺激特性は異なるものであるため，温熱産生と同時に生じている非温熱効果(照射エネルギーが有する温熱以外の効果)には特異性があるはずである．したがって，温熱効果に加えて非温熱効果に焦点を当てて，それぞれのアプリケーターの効果を評価する積極的な研究が求められる．また，温熱効果についても，当該治療法による骨格筋の組織温度上昇がもたらす臨床効果の報告が十分ではなく，より積極的な研究が求められる．

● 参考文献

1) Garrett, C.L., et al.: Heat distribution in the lower leg from pulsed short-wave diathermy and ultrasound treatments. J. Athl. Train., 35:50–55, 2000.
2) Rennie, S.: Electrophysical Agents—Contraindications and precautions: An evidence-based approach to clinical decision making in physical therapy. Physiother. Can., 62:1–80, 2010.
3) Hayes, K.W., et al.: Manual for Physical Agents. 6th ed., Pearson, New Jersey, 2012.
4) Prentice, W.E.: Therapeutic Modalities in Rehabilitation. 4th ed., McGraw-Hill, Philadelphia, 2011.
5) Cameron, M.H.: Physical Agents in Rehabilitation: From Research to Practice. 4th ed., Elsevier, St. Louis, 2012.
6) 藤田峰子ほか：極超短波治療器から発生する電磁波による電磁場環境が生体情報モニターへ及ぼす影響. 日本物理療法学会会誌, 14:50–52, 2007.

第6章 温熱療法の実際④：超音波療法

学習目標
- 超音波発生の原理を学ぶ.
- 超音波の物理的特性と生体内作用特性を学ぶ.
- 超音波療法の特徴と効果について学ぶ.
- 超音波療法に関する適応疾患例・禁忌, 注意を要する事象について学ぶ.
- 超音波療法の実施手順について学ぶ.
- 超音波療法の課題と展望について学ぶ.

A 特徴

　超音波は, ヒトに不可聴な周波数の音波であり, その周波数は約 16〜20 kHz 以上と言われている. 横波の光線, X 線と異なり, 音波は縦波で伝播する振動波である. その振動波としての物理的特性を活かして, 細胞や組織に対してさまざまな生理学的作用を与える. 20〜50 kHz または 0.5〜3 MHz の周波数域が一般的に用いられ, それぞれ適用目的が異なる. さらに, 照射時間率, 強度などの調整により, 超音波の作用特性は変化し, 種々の症状に適用できる. 以下に, 超音波の物理学的性質, およびそれに伴う生体への作用を明示し, 各種病態への適用上の視点について解説していく.

1 超音波発生の原理

　1830年, フランスの物理学者 Félix Savart（フェリックス・サバール）により, 可聴音を超える周波数が同定された. そこでは, サバールホイールという回転するギアの歯にカードを当て振動させて音を出す装置を作製し, ホイールの回転速度と

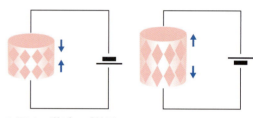

▶図1　逆ピエゾ効果
圧電材料が, 電流の極性変化に対応して膨張・収縮する.

歯車の数によって周波数を計算することにより, 可聴できない周波数を同定した.
　このような原始的な方法でも超音波を発生させることは可能だが, 現在では**圧電効果**（ピエゾ効果；piezo-electric effect）という原理を応用している. 振動をおこす材料である振動子には, 圧電材料が用いられることが多い. 圧電材料は, 圧電効果を示す材料で, 圧電効果は機械的な力を加えることにより電圧が生じることをいう. 一方, この圧電材料は, 電圧をかけることにより変形する特徴を有し, これを**逆圧電効果**（逆ピエゾ効果）という（▶図1）.
　圧電材料として水晶やセラミックが代表例であるが, 作製上の問題から, セラミックの一種であるジルコンチタン酸鉛が用いられることが多い.

これらの圧電材料に交流電圧をかけることにより，逆ピエゾ効果に基づいて高周波数の振動が生じる．それが超音波である．

2 超音波の物理的性質
a 超音波の伝播

超音波は空気，液体，固体などの媒体を伝播し，この伝播は媒体の質量，弾性に依拠する．ニュートンの運動の第一法則（慣性の法則）により，振動物周囲の分子は押される方向に加速し，そのまま直線運動する．しかし，その媒体の弾性により，加速した分子は押し戻されることとなる．すなわち，弾性力が慣性力を上回ることにより分子の運動方向が変化する．これを繰り返すことにより分子が振動し，超音波は伝播する．それに伴い，媒体に疎な部分と密な部分が生じるため，超音波は**疎密波**ともいわれる（▶図 2）．また，可聴音同様，超音波においても，音速（C）は，周波数（f），波長（λ）にて $C = f\lambda$ と表されるが，実際は周波数や波長に左右されることなく，媒体の弾性率と密度，すなわち媒体の性質で決まる．つまり，どのような強度や周波数を用いても，同じ組織内であれば伝播する速度は同じである．

b 近距離・遠距離音場（▶図 3）

導子より照射された超音波は，発生した音波が干渉し，強度が不整になる．この領域を近距離音場という．その後音波の干渉がなくなり，均一な強度となる領域を遠距離音場という．プローブを身体に密着させて照射する場合，ほぼすべてのエネルギーが近距離音場内で吸収されている．

c 周波数

疎密波の密から密，あるいは疎から疎までをサイクルといい，1 サイクルに要する時間を周期，その距離を波長という．1 秒間に繰り返すサイクル数が周波数（Hz）である．16〜20 kHz 以上の周波数の音波が超音波とされるが，治療的には

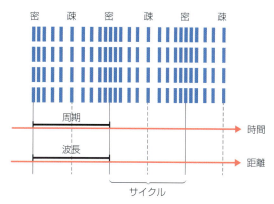

▶図 2　疎密波としての超音波

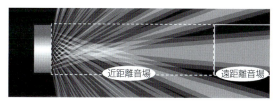

▶図 3　超音波の近距離音場と遠距離音場

1 MHz あるいは 3 MHz が使用されることが多い．1 MHz 超音波は 3 MHz 超音波よりも深部に到達する強度が高い．一方，3 MHz 超音波は組織に吸収されやすいため，1 MHz 超音波より深部への到達強度が低い．

d 照射時間率

超音波が連続的に照射されている出力様式を**連続モード**といい，間欠的に照射されているものを**パルスモード**という（▶図 4）．パルスモードでは，照射時間と休止時間が存在し，その割合を

照射時間率（%）
　　= 照射時間 /（照射時間 + 休止時間）× 100

で表す．たとえば，2 msec の照射時間と 8 msec の休止時間が繰り返される場合，照射時間率は

$$2/(2+8) \times 100 = 20\%$$

となる．

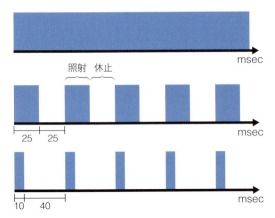

▶図4 連続モードとパルスモード
上段のイメージは連続モードである．中段は 25 msec on と 25 msec off が繰り返される 50% パルスモードであり，下段は 10 msec on と 40 msec off を繰り返す 20% パルスモードである．

e 強度

超音波療法の強度とは，単位面積を毎秒通過するエネルギーのことであり，単位は W/cm^2 で表される．一般的に，音の強さはデシベル(dB)で表されるが，これは，ヒトが聞き取れる音の強さの範囲($1\,pW/m^2 \sim 1\,W/m^2$)が 12 桁にもわたるため，その最小値を基準とした対数で表現したものである．超音波療法においては 3 桁程度の範囲しか使用しないため，対数を用いる必要はない．

さらに，超音波療法では一定の面積をもった導子が用いられるため，その面積全体あたりの強度についても明示する必要があり，以下の2種類に分けられる．

(1) 空間最高強度

超音波導子全体での最高強度のことをいう．通常は照射ビームの中央で最高強度になる．

用語解説
音響インピーダンス 音圧と粒子速度瞬時値の比を音響インピーダンスという．音響インピーダンスが小さいほど粒子速度は大きくなり，大きいほど粒子速度は小さくなる．この概念は，電気の交流回路に置き換えると理解しやすい．音響系における音圧，粒子速度は交流回路の電圧，電流に対応し，音響インピーダンスは音における「抵抗」と考えることもできる．

(2) 空間平均強度

超音波導子全体での平均強度のことをいう．一般的に強度設定にはこちらが使用される．さらに時間的な要素から以下の2つに分けられる．

①空間平均時間最高(spatial average temporal peak; **SATP**)強度：照射時間における空間平均強度の最高値．SATP $1.0\,W/cm^2$ の場合，連続モードでは照射中継続して $1.0\,W/cm^2$ が照射され，パルスモードでは照射期において $1.0\,W/cm^2$ が照射される．

②空間平均時間平均(spatial average temporal average; **SATA**)強度：照射時間で平均した空間平均強度．連続モードでは継続的に照射されているため，SATP $1.0\,W/cm^2$ のとき，SATA も $1.0\,W/cm^2$ となる．しかし，20% パルスモードでは照射期が全体の 20% であるため，SATP が $1.0\,W/cm^2$ の場合は，SATA は $1.0 \times 20/100 = 0.2\,W/cm^2$ となる．

f 指向性

可聴音などの低周波数の音波は同心円状に媒体を伝播し，波長が短くなる(周波数が高くなる)につれて一定方向に伝播するようになる．波長が短い超音波は，この指向性という性質をもつため，標的を限定することができる．この性質は，振動子のサイズにも左右され，大きくなるにつれて指向性が高くなる．つまり，臨床上活用される機器では，サイズの大きい 3 MHz 用の超音波導子で，最も指向性が高くなる．

g 反射

超音波の反射は，媒体の**音響インピーダンス**(Z)（**用語解説**）の差による．音響インピーダンスは物質の密度や弾性率などの物質の特性で決まる．音の強さの反射率を R，通過率を T，境界面より近位，および遠位の媒体の音響インピーダンスを Z_1, Z_2 とすると，

$$R = (Z_2 - Z_1)^2 / (Z_2 + Z_1)^2$$
$$T = 1 - R = 4Z_1 Z_2 / (Z_2 + Z_1)^2$$

▶表 1　各周波数での半価層値

組織	1 MHz	3 MHz
水	11,500	3,833
脂肪	50	16.5
筋（平行）	24.6	8
（垂直）	9	3
皮膚	11.1	4
腱	6.2	2
軟骨	6	2
骨	2.1	—

〔Cameron, M.H.: Ultrasound. In: Cameron, M.H.(ed): Physical Agents in Rehabilitation, 2nd ed., pp.185–217, Saunders, St. Louis, 2003 より〕

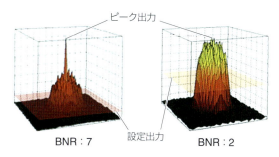

▶図 5　ビーム不均等率（BNR）
BNR が低いほど，設定出力（平均出力）とピーク出力が近くなる．
〔ミナト医科学株式会社提供の図より改変〕

で表せる．つまり，音響インピーダンスが同じ物質では $Z_1 = Z_2$ となるため，音圧反射率は 0，音圧通過率は 1 となる．逆に，脂肪（Z_1：0.14×10^5 g/cm^2/秒）から骨（Z_2：7.8×10^5 g/cm^2/秒）へ伝播する場合，反射率は $766,000^2/794,000^2 = 0.93$ となるため，骨近傍の組織では 2 倍近くのエネルギーが与えられることとなる．骨の最も近傍組織である骨膜は，感覚受容器を有する組織であることから，骨への過度な照射は痛みを生じることとなる．

減衰，吸収

超音波が伝搬しながら強度が減少することを減衰という．生体内における超音波の減衰には，吸収減衰，拡散減衰，散乱減衰がある．吸収減衰は音響エネルギーが媒体中に吸収され熱に変換されることによるものであり，特に生体における MHz の周波数帯での減衰は吸収が主である．吸収と熱産生の関係についての詳細は，生体内作用特性の項で述べる．

半価層値

組織に照射された超音波が吸収などにより減衰し，強度が半分になる深さを半価層値といい，組織によって異なる（▶表 1）．「減衰＝減衰係数×通過距離×周波数」と表せ，「通過距離＝減衰/(減衰係数×周波数)」となるため，「半価層値＝0.5/(減衰係数×周波数)」と表せる．すなわち，半価層値は周波数に反比例する．筋を標的として皮膚から照射したとき，「半価層値(mm)＝23/周波数(MHz)」で推測できる．そのため，1 MHz では 23 mm，3 MHz では約 8 mm となる．

ビーム不均等率

空間最高強度（W/cm^2）/空間平均強度（W/cm^2）の比率をビーム不均等率（beam non-uniformity ratio; BNR）（▶図 5）といい，結晶性能を表している．BNR が 1 の場合，導子全体の強度は均一ということになるが，現実的にはありえない．BNR が 9：1 の場合，空間平均強度 1.0 W/cm^2 と設定すると，導子面積内の最大出力が 9.0 W/cm^2 となり，照射された部位で組織損傷をもたらすことになる．そのため，臨床的には 9：1 以上は使用できない．しかし，それ以下であっても，6：1 以上では空間平均強度を 1.0 W/cm^2 と設定した場合，最大出力が 6.0 W/cm^2 以上となるため，導子を比較的速く（4 cm/秒）動かさなければならない．5：1 以下の良導子であれば，1 cm/秒の速さでゆっくりと動かすことができる．近年では 3：1 以下の導子も販売されており，このような導子では高強度超音波の適用をより安全に行うことができる．

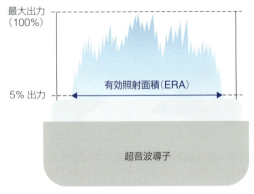

▶図6　有効照射面積（ERA）
最大出力の5%が出力されている導子内の面積.

▶表2　各周波数での超音波吸収係数

組織	1 MHz	3 MHz
血液	0.028	0.084
脂肪	0.14	0.42
神経	0.2	0.6
筋（平行）	0.28	0.84
（垂直）	0.76	2.28
血管	0.4	1.2
皮膚	0.62	1.86
腱	1.12	3.36
軟骨	1.16	3.48
骨	3.22	—

〔Cameron, M.H.: Ultrasound. In: Cameron, M.H.(ed): Physical Agents in Rehabilitation, 2nd ed., pp.185–217, Saunders, St. Louis, 2003 より〕

k 有効照射面積

超音波は圧電材料で構成された導子表面から照射されるが，必ずしもその全面から照射されているとは限らない．最大出力の5%以上が出力されている面積を有効照射面積（effective radiation area; ERA）（▶図6）という．この面積が大きいほど治療面積が大きくなる．

3 生体内作用特性

a 温熱作用

超音波が組織内を伝播するうえで，反射，屈折，通過，吸収などの現象が生じ，このうちの吸収により熱産生がなされる．そのため，加温速度は組織の**吸収係数**〔用語解説〕に比例する．そして，その吸収係数はコラーゲンを多く含有する組織ほど高くなる（▶表2）．骨や腱で高値を示し，筋組織でも筋線維の走行に対して垂直に照射した場合は，比較的高い吸収が認められる．温熱作用をもたらすには，連続モード超音波が適用されることが一般的であるが，あくまでエネルギー吸収量に応じ

〔用語解説〕
吸収係数　吸収係数とは，エネルギーがある媒質に入射したときに，その媒質がどれくらいエネルギーを吸収するのかを示す一般的係数である．超音波の吸収係数は，媒質の音響エネルギーの吸収効率を示す．

ることから，強度によっては50%パルスモードでも加温効果は十分得られる．温熱の効果については，他のモダリティとも共通しており，血流増加，組織代謝の亢進，組織伸展性の促進，筋スパズムや疼痛の軽減などがある．温度別には，1℃の上昇にて代謝の亢進が認められ，2～3℃の上昇で筋スパズムや痛みの低下，血流改善が得られ，4℃以上の加温で軟部組織の伸展性が促進する．しかし，45℃を超えると組織破壊をきたすとされている．

b 機械的刺激作用

超音波が組織内にもたらす，熱産生以外の物理的作用として，代表的なものに**キャビテーション**があげられ，特に透過性亢進の促進因子として注目を集めている．そのほかにも，微細振動，マイクロストリーミングなどがあげられるが，それぞれがどの効果に直接的に影響するかは明らかでない．しかし，超音波の機械的刺激の有効性は数多く報告されている．その主要な効果としては，細胞および組織レベル（血管壁，角質層，組織膜など）での**膜透過性促進，微小循環改善，細胞活性・代謝の亢進**，およびそれに伴う**脂質代謝，蛋白発**

現の制御などがあげられる．この効果が具体的な組織，臓器に当てはめられることにより，各種疾患・症状に対する治療が可能となる．

機械的刺激を求める場合，まずはその強度に配慮する必要がある．強い機械的刺激が必要な場合には出力を高め，さらに，刺激量の増加や温度上昇を同時に得るには照射時間率を上げる必要がある．

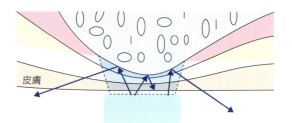

▶図7　骨突出部における反射波の影響
破線部の領域は，導子から出力される超音波と反射波としての超音波の両方が照射される．

各種症状での効果

（1）絞扼性の神経症状

神経に対して持続的に圧迫が加わると，その物理的刺激に加え，神経組織内での浮腫，炎症，虚血，pH低下が生じ，神経伝達が障害される．超音波の機械的刺激は**微小循環改善**や**膜透過性促進**の効果を有することから，この症状に対して治療的に作用し，神経機能を正常化させる．

神経根の圧迫に起因する疾患として，椎間板ヘルニアや腰部脊柱管狭窄症，手根管症候群などがあげられ，これらでは除圧術後にもしびれや疼痛などの残存症状が認められることが多く，その症状に対する超音波療法の効果が報告されている．周波数は神経根の深さを考慮して決定するが，深部まで到達する1MHzの選択が一般的である．強度1.0〜1.5 W/cm^{2}パルスモード20％，時間5〜10分が多く適用されている[1-3]．罹患期間の長い症例において効果を認めにくい傾向が報告されているため，神経変性を生じている場合には奏効しない可能性が高い．

（2）筋腱停止部の炎症

筋の過剰な使用により，筋や腱，骨膜に炎症をきたすことがスポーツ場面でしばしば認められる．炎症は，損傷を受けた組織に好中球やマクロファージが集積し，細菌や壊死組織などの異物を貪食する治癒反応である．損傷された組織は生体にとってはもはや異物であり，それを除去すべく炎症が生じ，除去されるまで炎症は持続する．超音波は細胞活性を高める作用を有するため，炎症細胞の活性を高めることにより，異物の除去を促進し，炎症の収束に貢献できる．また，膜透過性の促進効果から痛みの原因となる腫脹を軽減させ，さらに，微小循環の改善効果から発痛物質を除去できる．すなわち，超音波の機械的刺激にて，疼痛の緩和を同時に組織修復の促進をはかることができる．

上腕骨外側上顆炎に対する報告[4]では，1MHzの20％パルスモード超音波を，強度1.0〜2.0 W/cm^{2}で，5〜10分照射することで痛みと握力が有意に改善している．なお，対象部の筋腱組織，皮下組織が希薄な場合は反射波の影響が強くなるため（▶図7），0.5 W/cm^{2}などのより低い強度から治療を考慮する必要がある．

（3）組織修復の遷延

組織損傷はさまざまな臓器でおこるが，ここでは代表的な例として，創傷，骨折について解説する．

●創傷

慢性潰瘍の一種である褥瘡に対して超音波は適用される．その作用機序は，細胞活性の促進に伴う**血管新生**，**コラーゲン生成**および**組織収縮の促進**である．しかし，組織への照射方法が臨床研究によって統一されておらず，有効性についての報告がさまざまである．

代表的なパラメーターとして，強度0.5〜1.0 W/cm^2，パルスモード20％が用いられている[5-7]．

周波数については1MHzを用いている研究のほうが若干数が多いが，周波数は超音波照射時に

創傷を被覆する素材で決定することが理想的である.

●骨折

骨折に対する超音波療法の効果はすでに臨床的に確立している[8]. 使用される超音波照射条件は基本的に統一されており, 1.5 MHz の超音波を持続時間 200 μsec, 繰り返し周波数 1 kHz のバースト波で照射している. 刺激強度は SATA(空間平均時間平均)で 30 mW/cm² であるが, 一部の報告では 30〜50 mW/cm² が使用される. 20 分の治療時間で毎日適用する.

(4) カルシウム沈着物

超音波療法は, 肩関節周囲炎後に筋・腱に沈着したカルシウムを再吸収させると報告されている. 高強度の超音波が微小結晶体を破壊することでマクロファージによる貪食を促進していると考えられている. 強度は 1〜2 W/cm² が用いられ, 時間は 10〜15 分適用される[9,10]. 周波数は組織の深さから 1 MHz が用いられるが, 実際の組織の深さに準じて決定する必要がある. パルスモードは 20% と連続モード両方の報告があるため, 使用する強度の高さを考慮し, パルスモードから導入したほうがよいと考えられる.

(5) 軟部組織短縮

超音波による温熱効果はコラーゲンの多い組織で選択的に認められることから, 軟部組織の伸展性促進に用いられる. ここでは, 標的組織で正確に温度上昇を得ることが効果を大きく左右し, 組織伸展性の促進には 4℃ 以上の温度上昇が必要であるとされている.

その具体的な方法としては, 1 MHz, 3 MHz 超音波の腓腹筋内側頭での温度上昇効果を出力強度別に示した Draper ら[11] の報告を参考にするとよい.

1 MHz 超音波では深層部(2.5〜5 cm)を対象とし, 強度 0.5・1.0・1.5・2.0 W/cm² を 10 分間使用した場合に, およそ 1・2・3・5℃ 上昇する. 3 MHz では浅層部(1〜2 cm)を対象として, 1 MHz の 3 倍(3・6・9・15℃)上昇すると理解するとよい. た

とえば, 表層の筋を標的として 3 MHz を使用して, 局所温を 4℃ 上昇させることを目的としてみる. 3 MHz では, 1.0 W/cm² にて 10 分後に 6℃ 上昇するため, この強度が適当である. 温度上昇を 4℃ に限定するために, 10 分の 4/6 である約 7 分照射するとよい. このように, 照射前に温度上昇に必要な強度, 時間を計算することが重要である. さらに, 照射後の温度下降に注意する必要があり, 超音波による加熱はその後 15〜20 分で照射前の温度に戻るため[12], 照射後可及的速やかに, あるいは照射中にストレッチングを行うことが重要である.

(6) フォノフォレシス(phonophoresis)

超音波は皮膚の角質層の透過性を促進させる作用を有する. それにより, 経皮的な**薬剤吸収**を促進させる方法をフォノフォレシスという. その効果について, MHz 域の超音波と kHz 域の超音波それぞれで検討されており, 機序が異なる.

どちらの超音波もキャビテーションが透過性を促進させるが, 前者では角質層内で振動するキャビテーションが角質層の配列を崩すことによって透過性が増し, 後者ではカップリングメディウム内で径の大きいキャビテーションが崩壊し, その噴流により透過性が増すといわれている(▶図 8). 透過性の促進効果については kHz 超音波のほうが大きいため, 分子量の大きい蛋白質の投与も可能になるが, 組織障害を生じる可能性があることから, 生体に対しては積極的に用いられていないのが現状である.

MHz 超音波を用いた研究は多く, 代表的な適用方法としては, 周波数 1〜3 MHz, 強度 1.0〜1.5 W/cm², 時間 10 分であり, 照射時間率についてはパルスモードでも連続モードでも効果があるとされている. キャビテーションに加えて, 温熱作用も重要視されている. 特に温熱には血管拡張作用があるため, 透過した薬剤が血中に吸収されることが目的の場合は, 連続モードでの照射を検討すべきである. 超音波透過率の高い薬剤であれば, 塗布した皮膚に超音波照射をしても角質

層に透過させることができるが，超音波透過率の低い薬剤では，超音波照射後に薬剤を塗布する方法を用いる．この方法でも同様の効果が得られるとされている．

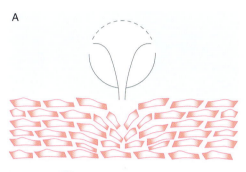

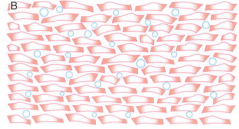

■ 角化細胞，○ キャビテーション
角質細胞間脂質二重層，　　カップリング材

▶図8　kHz および MHz 超音波によるフォノフォレシスの作用特性

A：kHz 超音波，B：MHz 超音波
〔Polat, B.E., et al.: Ultrasound-mediated transdermal drug delivery; mechanisms, scope, and emerging trends. *J. Control. Release.*, 152:330-348, 2011 より〕

B 適応疾患例・禁忌，注意を要する事象

超音波療法に関する適応疾患例・禁忌，注意を要する事象を**表3**に示す．

C 実施手順

1 準備機器，材料

a 超音波治療器

性能のよい超音波治療器を選択しなければ，これまでに述べた効果は得られないと考えてよい．その性能で留意すべきものが，先述した ERA と BNR である．ERA が大きいと，一度に適用する治療面積が広くなり，BNR が低い機器ほど治療仮説どおりの治療が可能となり，安全性も高い．また，これらの性能は，購入時に留意するだけでなく，定期的に**性能検査**を購入業者に依頼する必要がある．

▶表3　超音波療法の適応疾患例・禁忌，注意を要する事象

適応疾患例	禁忌	注意を要する事象
1. 軟部組織短縮 2. 筋スパズム 3. 疼痛 4. 圧迫由来の神経症状 　椎間板ヘルニア 　腰部脊柱管狭窄症 　手根管症候群など 5. 筋・腱停止部の炎症 6. 組織損傷 　創傷 　骨折 　靱帯・腱損傷など 7. 石灰沈着物 8. フォノフォレシスに使用する薬剤の適応疾患	1. 悪性腫瘍 2. 脳・脊髄 3. 心臓 4. 骨セメント 5. 合成樹脂構成部分 6. ペースメーカー 7. 除細動器 8. 血栓性静脈炎 9. 眼球 10. 生殖器	1. 感覚障害を有する場合には，温熱作用を目的とした治療に注意を要する． 導子の移動速度が一定になるように注意する． 2. 骨突出部への照射は，反射の影響が大きいため，当該部位を避けるか，減衰の強い周波数を使用したり，強度を下げたりする配慮が必要である． 3. 過剰な炎症がすでに生じている場合には，温熱作用をもたらすと二次的な組織損傷を促進してしまうため，開始時に炎症徴候を評価する必要がある． 4. 骨端線への照射は，成長障害や早期の消退をまねくおそれがあるため，小児骨折では当該部位を避けた照射が必要である． 5. 空気中で超音波を出力させると，伝播することができないため，導子が加熱され，劣化する．照射時には極力皮膚から導子を離さないようにする．

b カップリング材

　周波数がMHzである超音波は空気中を伝播しないため，超音波導子と照射する組織の間に媒体が必要であり，そのための材料をカップリング材という．種類によって超音波の透過率が異なり，脱気水98.7％，超音波用ゲル95.2％，オリーブ油87.3％，流動パラフィン78.1％と差異が認められる．

2 治療手順

a 照射部位

　開放創などを除いて，照射部位は標的組織直上の皮膚である．深部の組織を標的とする場合には，解剖学的知識に基づいて深さを想定するが，患者個々の情報を得るには，X線や超音波エコーを用いた評価が望ましい．治療面積はERAの2～4倍以内とされているが，先述の報告に基づいた温熱効果を得るには，ERAの2倍にする必要がある．その他の効果についても，明確な判断基準がない場合には，まずERAの2倍とするとよい．対象組織の大きさなどから，照射面積を増減させるときには，それと比例した時間設定を行う必要がある．

b 照射時間

　一般的な照射時間は5～10分とされているが，温熱作用を求める場合には，目的温度と周波数，強度によって調節し，機械的刺激作用については，有効性が認められた先行研究に準じるとよい．しかし，それらの報告で，照射時間について必ずしも明確な根拠があるとは限らないため，治療効果と照らし合わせながら調節する試みも必要である．

c 照射方法

　照射方法には固定法と移動法があるが，BNRや出力強度が高値である場合には，固定法は臨床

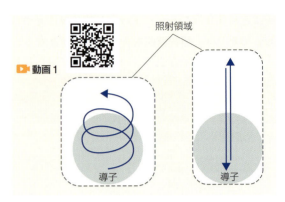

▶図9　回転法（左）とストローク法（右）

的には推奨されない．移動法には**ストローク法**と**回転法**がある（▶図9）．BNRが5：1以下であれば1 cm/秒で導子を操作し，BNRが6～9：1であれば4 cm/秒で導子を移動させる．

d 出力強度，周波数

　温熱作用を求める場合には，「温熱作用」や「軟部組織短縮」の項を参照して，組織での目的温度を達成する周波数・強度を選択する．機械的刺激作用を求める場合には，基本的にはそれぞれの効果についての先行研究を参照するとよい．標的組織での目的強度をSATP（空間平均時間最高）値で簡潔にまとめると，創傷・骨折治癒の促進には0.1～0.5 W/cm^2，組織の透過性促進や炎症過程の促進には0.5～1.0 W/cm^2，石灰沈着などに対する破壊的作用や炎症反応の亢進には1.0～1.5 W/cm^{2}がよいといえる．あくまで標的組織での強度であるため，標的組織が半価層近くであれば，2倍の出力強度を用いるなどの調整が必要である．

e 照射時間率

　温熱作用を中心的に求める場合には，100％である連続モードに設定する．機械的刺激作用を求める場合には，10～100％を求める刺激量に応じて設定するが，温熱作用を伴わないほうがよい場合は20％前後が選択される．

D 課題と展望

　超音波療法の効果は，温熱作用と機械的刺激作用に分けることができるが，それらは独立した要素ではなく，温熱作用が生じる際には当然，機械的刺激作用も与えられている．しかし実際には，機械的刺激作用を求める報告では，パルスモード，特に 20％ の照射時間率が用いられることが多い．組織温の上昇が生じるべきでない症状，組織に対して，強度の超音波を適用している際には妥当な判断であるが，組織温の上昇が問題とならない場合や，低強度の超音波を用いている場合には，連続モードや 20％ より高い照射時間率に設定し，刺激量の増加をはかることも重要である．また近年，超音波導子の BNR が低値となることで痛み，損傷なく高強度を用いることが可能になっている．今後，これまで報告されている照射条件に限定することなく，積極的に条件調整を行った症例研究，臨床研究の実施，報告が求められる．

●引用文献

1) 青木一治ほか：腰椎椎間板ヘルニア術後残存症状に対する超音波療法の効果. 日本腰痛学会雑誌, 9:131–136, 2003.
2) 石田和宏ほか：腰椎後方手術後の遺残症状に対する超音波療法の効果—無作為単盲検プラセボ対照比較試験. 理学療法学, 34:226–231, 2007.
3) Ebenbichler, G.R., et al.: Ultrasound treatment for treating the carpal tunnel syndrome: Randomised "sham" controlled trial. *BMJ*, 7:731–735, 1998.
4) Binder, A.I., et al.: Lateral humeral epicondylitis—A study of natural history and the effect of conservative therapy. *Br. J. Rheumatol.*, 22:73–76, 1983.
5) Polak, A., et al.: A prospective, randomized, controlled, clinical study to evaluate the efficacy of high-frequency ultrasound in the treatment of Stage II and Stage III pressure ulcers in geriatric patients. *Ostomy Wound Manage.*, 60:16–28, 2014.
6) Selkowitz, D.M., et al.: Efficacy of pulsed low-intensity ultrasound in wound healing: A single-case design. *Ostomy Wound Manage.*, 48:40–50, 2002.
7) Maeshige, N., et al.: Evaluation of the combined use of ultrasound irradiation and wound dressing on pressure ulcers. *J. Wound Care*, 19:63–68, 2010.
8) Bashardoust Tajali, S., et al.: Effects of low-intensity pulsed ultrasound therapy on fracture healing: A systematic review and meta-analysis. *Am. J. Phys. Med. Rehabil.*, 91:349–367, 2012.
9) Ebenbichler, G.R., et al.: Ultrasound therapy for calcific tendinitis of the shoulder. *N. Engl. J. Med.*, 20:1533–1538, 1999.
10) Shomoto, K., et al.: Effects of ultrasound therapy on calcificated tendinitis of the shoulder. *J. Jpn. Phys. Ther. Assoc.*, 5:7–11, 2002.
11) Draper, D.O., et al.: Rate of temperature increase in human muscle during 1 MHz and 3 MHz continuous ultrasound. *J. Orthop. Sports Phys. Ther.*, 22: 142–150, 1995.
12) Draper, D.O., et al.: Rate of temperature decay in human muscle following 3 MHz ultrasound: The stretching window revealed. *J. Athl. Train.*, 30: 304–307, 1995.

TOPIC 1　超音波による画像評価

1 なぜ超音波の時代の到来なのか

　理学療法では，徒手や物理療法機器を用いて，体表から標的とする構造に対するなんらかの物理的刺激をすることで治療を行う．当然ながら，標的とする筋や神経，血管の構造は体表から透視することはできないため，触診技術が重要になる．一方，触診技術の向上という正解のみえない，果てしない修行の旅が，理学療法士の技術（アート）の研鑽に貢献したものの，理学療法の科学的な発展を妨げてきたことも否めない．超音波画像診断装置（エコー）はリアルタイムに，ほぼ無侵襲にトランスデューサーの下にどのような構造が存在するかを可視化できる．つまり，超音波による画像評価を加えることで，理学療法において最も重要といえる物理的な刺激が"どこ"に届いているかを検証したり，高精度で予測したりすることが可能になった．

　根拠に基づいた理学療法（evidence-based physical therapy；EBPT）とは，個々の患者に関する臨床問題や疑問点に対して，①臨床研究による実証報告としての科学的根拠，②理学療法士の臨床能力，③施設の設備や機器の状況，④患者の意向や価値観を統合した最適な臨床判断を行うことによって，質の高い理学療法を実践するための一連の行動様式と定義されている[1]．超音波による画像評価が理学療法の科学的根拠を高め，超音波画像を見ながらトレーニングを行ったり，理学療法を実践したりすることで臨床能力が高まることは想像しやすい．また，超音波画像を使って評価を行うことで，患者に身体の情報を可視化して伝えられ，わかりやすい医療を提供することが可能になり，治療の自己決定にも寄与する可能性もある．さらに，理学療法士が"手で感じ"て，"眼で観察"した主観的な情報を他の理学療法士

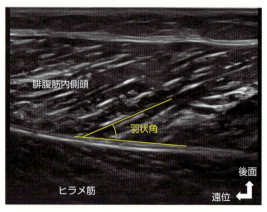

▶図1　羽状角

や医師などの他職種と客観的に共有することも可能になる．このような背景から，特に運動器を中心に超音波による画像評価が臨床場面で取り入れられるようになった．

2 超音波エコーでできること

a 骨格筋の構造と機能の定量・定性評価
（1）**骨格筋の構造の画像評価**

　骨格筋はいくつかの筋束が筋外膜で包まれ，筋束はいくつかの筋線維が筋周膜で包まれ，筋線維はいくつかの筋原線維が筋内膜で包まれる．超音波画像で確認できるのは，この筋束のレベルである．そのため，筋全体の断面積や厚み，羽状角（▶図1）や筋膜（筋外膜）の肥厚（▶図2）を評価することができる．

（2）**骨格筋の機能の画像評価**
①筋張力の推定

　運動器としての骨格筋の重要な機能として，筋収縮による張力の発揮があげられる．筋の張力は筋の生理的断面積（physiological cross-sectional area；PCSA）に比例する．そのため，筋張力を正確に推定するためにはPCSAの評価が重要になる．超音波画像では解剖学的断面積（anatom-

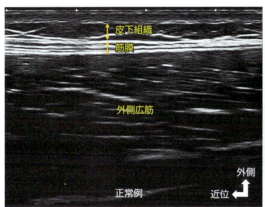
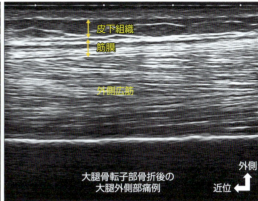

▶図2　筋膜の肥厚

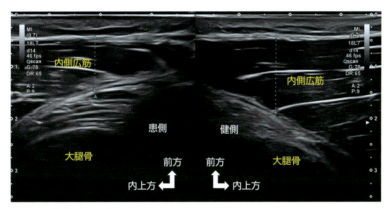

▶図3　筋萎縮の評価

ical cross-sectional area; ACSA)は測定できるが, PCSAは測定できない. そのため, 超音波画像で測定した筋の断面積が実際の筋張力を示しているかは, 各筋において検証が必要になる.

一方, 現在の理学療法の現場においては, 周径を計測することで筋の体積や面積を推定している. 超音波画像は各筋の断面積をほぼ正確に計測することが可能になるため, トレーニングによる経時的な筋肥大効果や萎縮している筋の評価としては効果的と考えられる (▶図3).

②筋の柔軟性と滑走性の評価

運動器疾患に対する理学療法のなかで最も問題になるのが, 筋力低下と可動域制限といえる. な かでも, 関節運動時の筋の柔軟性低下は日常臨床で最も頻繁に評価・治療を行うことの多い機能障害である. しかし, 筋の柔軟性を直接評価する手法はこれまでなく, 関節可動域を測定する, 筋を直接的に圧迫するなどしかなかった.

超音波画像のなかの, 剪断波エラストグラフィー (shear wave elastography; SWE)を用いることで, 個別の筋の柔軟性を定量的に評価できるようになっている (▶図4). ただし, その測定原理からすべての筋で信頼性の高い測定値が出るわけではないことに注意する必要がある. また, 関節運動時に隣接する筋間で筋が滑り合う (滑走する)必要があると推察できる. 術後や慢性化した

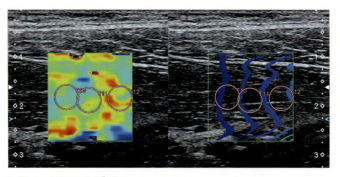

▶図4 エラストグラフィー
カラーマッピングされた領域の硬度を剪断波速度として計測できる。硬いほど速度が高くなる。

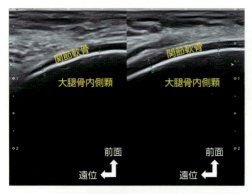

▶図5 関節軟骨の厚み

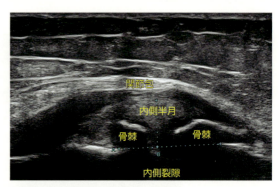

▶図6 膝の骨棘と関節包の変化
膝内側の関節裂隙を描出している。関節裂隙内側に骨棘があり、内側半月が内側に突出し、関節包が内側に凸になって走行している。

可動域制限では，そのような筋間や筋-皮膚の間の滑走性が低下したと推測して，理学療法を実施することがあった．超音波画像では軟部組織の動態を可視化できるため，このような組織間の滑走性を可視化できる．さらに筆者らはこの組織間の滑走性を定量評価する手法を開発し，これまで臨床場面でいわれていた組織間の滑走性低下を科学的に証明した[2]．

b 関節の構造と機能の定量・定性評価
(1) 関節の構造の画像評価

関節軟骨は，関節表面で骨の線状高エコーの表面に低エコー像として描出でき，表面の不整像を定性的に観察し，厚みとして定量評価が可能である（▶図5）．また関節裂隙近傍では骨棘などの構造の変化も観察でき，その大きさを定量化できる．さらに関節包靱帯や滑膜に関しても，色調の一定性を定性的に評価し，厚みによる定量的評価が行われる（▶図6）．

(2) 関節の機能の画像評価

関節の機能としては可動性と安定性が重要であるが，超音波評価では特に安定性の評価が多く行われる．関節裂隙を観察した状態でストレスをかけることで，関節裂隙がどの程度開大するか（ストレス検査）という手法が頻繁に用いられており，従来はX線透視下で行っていたものを超音波画像で行える．これにより，腕尺関節や距骨下関節といった関節面の構造が複雑な関節でも関節の安定性を定量的に評価可能になる（▶図7）[3]．

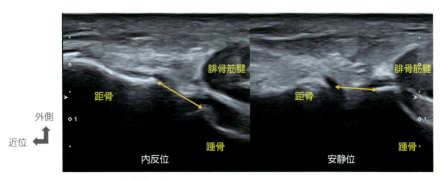

▶図7 距骨下関節の裂隙間距離
安静位内反位での距骨下関節の裂隙距離(黄矢印)を計測する.

c 末梢神経の構造と機能の定量・定性評価
(1) 末梢神経の構造の画像評価

末梢神経では神経内膜に包まれた神経線維が神経周膜に包まれ，神経束となり，神経束が神経外膜に包まれ神経幹となる．超音波画像で観察されるのは神経束までであり，神経線維は観察できない．また，神経外膜や神経周膜は観察できるが，定量評価できるほど詳細には観察できない．

末梢神経障害が生じると，神経の断面積の増加や，神経のくびれを観察できることがある．そのため，神経の断面積の計測を行い，左右を比較することが多い(▶図8).

(2) 末梢神経の機能の画像評価

末梢神経の機能は中枢と標的器官の間をつなぎ，情報と命令をやりとりすることにある．この末梢神経の機能は神経伝導検査で評価されるが，現在のところ超音波画像で評価する手法はない．

一方，四肢を走行する末梢神経は関節運動に伴い緊張が変化する．末梢神経は筋のように高い伸張性を有している組織ではないため，神経が弛緩した関節肢位にある際には末梢神経はゆるんだ状態で位置し，関節が運動することで神経のゆるみがとれ，その後，運動が継続すると神経は滑走し，最終域では緊張する．このような関節運動に伴う末梢神経の動態や緊張は超音波画像により観察でき，一部では定量評価も可能となる(▶図9)[4].

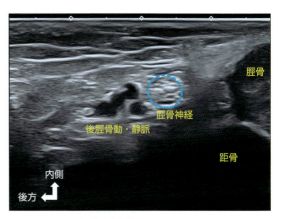

▶図8 脛骨神経の断面積
青破線の面積が脛骨神経の断面積を示す.

d 血管の構造と機能の定量・定性評価
(1) 血管の構造の画像評価

血管は動脈と静脈からなる中腔器官である．動脈は静脈に比べて血管壁の平滑筋が厚く，圧迫しても潰れずに円形を保つことができる．しかし，深部静脈血栓症のように，静脈に血栓が存在する場合は圧迫されても静脈が潰れず，重篤な合併症になる可能性がある．エコーでこのような状況を発見した際には医師へ報告し，正確な診断と治療を仰ぐ必要がある．

(2) 血管の機能の画像評価

血管の機能は標的器官に血液を送ることである．運動器が血液を必要とするのは，運動中およ

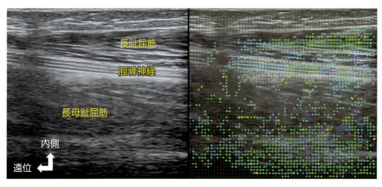

▶図9 末梢神経のベクトルマッピング
超音波画像の同様の輝度の情報が，時系列にどこに移動したかを追跡して，移動速度を算出することで，組織の滑走速度を定量的に評価している．移動距離と時間から軟部組織の動きの速度を算出する．

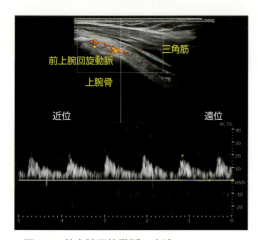

▶図10 前上腕回旋動脈の血流
前上腕回旋動脈内を流れる血流の速度を定量化する．滑膜炎が生じている例では，関節包へ分布する動脈の血流速度が上昇している例が多い．下のグラフの頂点が最大血流速度を示している．

び運動後と炎症時や組織修復時になる．特に運動器疾患の評価としては炎症の程度や組織修復段階を把握する必要がある．肩関節や膝関節などの滑膜炎が生じると，関節分布する前上腕回旋動脈や下行膝動脈の血流速度が増加することが知られている（▶図10）[5,6]．エコーを用いて，関節の炎症による疼痛が生じているのか，もしくは関節外の筋・腱などの組織から痛みが生じているのかを評価する．

3 超音波画像による評価の実際

大腿骨転子部骨折に対して回復期で理学療法を行っていると，大腿外側中央部に疼痛が高頻度に生じることがある．このような症例に対して，腸脛靱帯のストレッチングなどを実施しても疼痛の改善が得られないが，膝関節屈伸運動を繰り返すことで疼痛が軽減する例が多く存在する（▶動画2）．そこで，側臥位での膝屈伸運動時の皮下組織と外側広筋間の滑走性を超音波画像で評価した（▶図11）．

膝屈伸運動中に外側広筋は近位・遠位に滑走するが，疼痛が弱い症例では皮下組織が動かない．一方，疼痛が強い例では皮下組織が外側広筋とともに近位・遠位に動くことが観察された．そこで，超音波画像での動画を粒子画像流速解析法（particle image velocimetry）で解析し，運動中の皮下組織と外側広筋に生じた流速を計算し，組織間の滑走性を評価した．その結果，疼痛が強い症例では組織間の滑走性が低下していた[2]．先行研

▶動画2

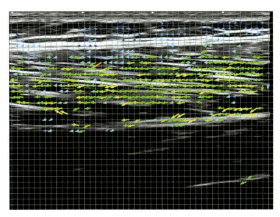

▶図11 皮下組織と外側広筋間のベクトルマッピング

流体解析手法を応用して，2つの構造の流速を同時に計測し，その相関関係を分析することで，組織間の滑走性が定量化できる．相関係数が高いと同じように動いている（滑走性が低い）ことを示し，相関係数が低いと動きが異なる（滑走性が高い）ことを示している．速度が大きいほど黄色，小さいほど青で示している．

究により皮下組織の厚みと組織間の滑走性は関連する[7]．そこで皮下組織の厚みを計測すると健側より肥厚していたため，弾性包帯による圧迫を行い，立ち上がり練習や歩行練習を行った[8]．2週間後には皮下組織の厚み，組織間の滑走性ともに改善し，歩行速度も改善し，在宅復帰を果たした．

●引用文献

1) 日本理学療法士学会 EBPT チュートリアル：EBM から EBPT へ．Evidence-Based Physical Therapy. https://www.jspt.or.jp/ebpt/ebpt_basic/ebpt02.html
2) Kawanishi, K., et al.: Relationship Between Gliding and Lateral Femoral Pain in Patients With Trochanteric Fracture. *Arch. Phys. Med. Rehabil.*, 101(3):457–463, 2020.
3) Kudo, S., et al.: Ultrasound Imaging of Subtalar Joint Instability for Chronic Ankle Instability. *Healthcare (Basel)*, 11(15):2227, 2023.
4) Anegawa, K., et al.: Tibial nerve dynamics during ankle dorsiflexion: The relationship between stiffness and excursion of the tibial nerve. *J. Biomech.*, 155:111646, 2023.
5) Fukumoto, Y., et al.: Characteristics of the descending genicular artery blood flow velocity in patients with knee osteoarthritis. *Knee*, 33:143–149, 2021.
6) Terabayashi, N., et al.: Increased blood flow in the anterior humeral circumflex artery correlates with night pain in patients with rotator cuff tear. *J. Orthop. Sci.*, 19(5):744–749, 2014.
7) Kawanishi, K., et al.: Investigation of factors associated with decreased gliding between tissues after trochanteric fracture surgery. *J. Bodyw Mov. Ther.*, 32:13–18, 2022.
8) Kawanishi, K., et al.: Effects of Compression Intervention on the Thigh Using Elastic Bandage on Lateral Femoral Pain After Trochanteric Fractures: A Multicenter Randomized Controlled Trial. *Gerontol. Geriatr. Med.*, 9:23337214231214405, 2023.

●参考文献

1) 工藤慎太郎（編著）：運動療法の「なぜ？」がわかる超音波解剖．医学書院，2014.
2) 工藤慎太郎（編著）：運動器疾患の「なぜ？」がわかる臨床解剖学．第2版，医学書院，2024.

温熱療法の実習

> **学習目標**
> - 温熱療法の基礎的事項を整理する．
> - 温熱療法の実践方法を確認する．
> - 温熱作用が筋の柔軟性に及ぼす効果を検証する．

A 伝導熱（ホットパックとパラフィン）

1 実習目的

肩関節にホットパックを実施することで，温熱療法後の関節可動域拡大効果を検討する．

2 実習方法

ⓐ 使用機器

ホットパック，タオル3～4枚，放射温度計（株式会社堀場製作所製，IT-545NH®），生体組織硬度計（株式会社井元製作所製，PEK-1®），ゴニオメータ

ⓑ 被験者

1名（可能であれば，肩関節の可動域制限を認める被験者）

ⓒ 実習内容

①被験者は端座位になる．検査者は，僧帽筋上部と大胸筋上部の筋腹に対して放射温度計にて皮膚温度を測定する．その後，肩関節の可動域測定を行う（今回は肩関節屈曲・外旋の測定を実施する）．皮膚や筋を含んだ組織の硬度は，生体組織硬度計を用いて座位にて僧帽筋上部，背臥位にて大胸筋を測定する（▶図1，2）．

②ハイドロコレーターからホットパックを取り出し，3～4枚のタオルで覆う．ホットパックが治療中にタオルから飛び出て熱傷の危険がないように，しっかり包み込むように覆う．タオルが重なり合った（タオルが6～8枚となっている）面を被験者に当てる．

③安楽な背臥位であることを確認したのちに，肩関節を挟みこむようにホットパックを当てる．治療時間は20分間とする（▶図3）．

④治療が終了したらホットパックを外し，治療前と同

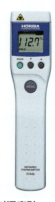

▶図1　放射温度計
〔提供：株式会社堀場製作所，IT-545N〕

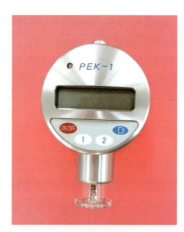

▶図2　生体組織硬度計
〔株式会社井元製作所製，PEK-1〕

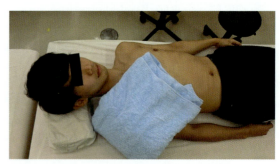

▶図3　ホットパックによる温熱療法の実施場面

様の測定を行う．ホットパック実施前後の皮膚温度，組織硬度，関節可動域の変化を比較検討する．また，治療後に主観的な感想について聴取する．

ⓓ 実施時の注意点

①介入前後，温度と組織硬度の測定は同じ場所にする必要があるため，介入前に水性ペンなどで測定した場所に目印を付けておくとよい．

②生体組織硬度計は，肩などカーブを描く身体部位では測定値がばらつくことがある．そのため，再現性を高めるために3回測定し，その平均値を測定値として用いることが多い．

③湿熱としてホットパックを使用する場合，ホットパックを外したあとそのままにしていると，皮膚についた水分が蒸発することで皮膚温度が低下するため，ホットパックを外したあとは，乾いたタオルで水分を取り除くか，湿った服を着替えるとよい．

3 実習結果

結果を**表1**に示す．また被験者から，治療中の温感は心地よく感じ，治療後は治療前に比べて力が抜けた感じがするとの主観的な訴えを聴取した．

4 考察

ホットパックを肩関節に用いたことにより，皮膚温度が上昇し，関節可動域が拡大した．また，僧帽筋上部，大胸筋の組織硬度には変化を認めなかった．以上の結果から，ホットパックにより肩周辺の軟部組織（腱，関節包など）の温度が上昇し，伸張性が増加したことが推測される．また，主観的な訴えから僧帽筋上部線維の筋の粘性が低下した可能性が考えられた．しかし，組織硬度に変化はなかった．以上の要因から，

ホットパックの効果として肩関節の可動域制限の改善および軟部組織の伸展性の向上に対して有効なのではないかと考えられた．

B エネルギー変換熱（極超短波療法）

1 実習目的

ストレッチを単独で実施する条件と，ストレッチ実施前に極超短波療法を併用する条件において，治療後の筋伸張効果の相違を検討する．

2 実習方法

ⓐ 使用機器

極超短波治療器（長方形アプリケーター），深部温度計（テルモ株式会社製，コアテンプ®CM-210），ゴニオメータ

ⓑ 被験者

2名（可能であれば，柔軟性の低下を認める被験者）

ⓒ 実習内容

①各被験者は背臥位になり，ハムストリングス（内側または外側）の筋腹に深部温度計のセンサープローブを貼付し，深部温度を計測する．また，下肢伸展挙上（SLR）角度の測定を行う．SLR時の伸張痛をNRS（numerical rating scale）にて聴取する．

②各被験者はSLRによりハムストリングスのストレッチを行う．なお，ストレッチのみ行う被験者と，ストレッチと極超短波療法を併用する被験者を設定する．

③ストレッチ単独で実施する被験者は，背臥位で15分間安静にしたのち，30秒×3回のストレッチを実施する（▶**図4**）．

④ストレッチと極超短波療法を併用する被験者は，腹臥位にて，極超短波療法（長方形アプリケーター）を大腿後面より5～10 cm（握りこぶし1つぶん）の位置から15分間照射する（▶**図5**）．照射適応量は，被験者が「心地よく温かい」と感じる強度とする

▶**表1　実習結果**

	肩関節可動域（°）		皮膚温度（℃）		筋硬度	
	屈曲	外旋	大胸筋	僧帽筋	大胸筋	僧帽筋
治療前	155	60	32.8	32.6	58	62
治療後	165	75	35.9	34.8	58	62

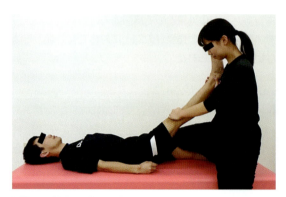

▶図4　SLRによるストレッチ

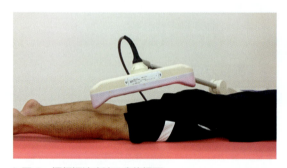

▶図5　極超短波療法の実施場面

▶表2　実習結果

		ストレッチ単独	ストレッチ＋極超短波併用
深部温度(℃)	介入前	34.6	34.2
	介入後	34.8	37.5
SLR(°)	介入前	60	60
	介入後	65	70
NRS	介入前	2	2
	介入後	2	2
筋伸張時の主観的な訴え	介入後	特に何も変わった感じがしない	少し楽に伸ばされた感じがする

(100～120W)．極超短波療法終了後，被験者に背臥位をとらせ，ストレッチを30秒間×3回実施する．
⑤ストレッチ後，治療前と同様の測定を行う．ストレッチ単独とストレッチと極超短波療法の併用条件において，深部温度，SLR角度，伸張痛の変化の違いを比較検討する．また，治療後に主観的な変化について聴取する．

d 実施時の注意点
①深部温度計のプローブは，アルミニウム（金属）を含んでいることに加え，深部温度計は極超短波療法による電磁波の影響を受ける可能性が考えられる．そのため，極超短波療法中はアプリケーターの近くに配置しないこと（1.5m以上離す）．
②深部温度計のプローブは熱流補償型であり，プローブと深部温度の差が大きいと温度が安定するまでに時間がかかる．治療中は反対側の下肢に貼付して温度を保つなどの工夫をするとよい．

3 実習結果

結果を表2に示す．

4 考察

ストレッチを単独に行った被験者よりも，併用した被験者においてSLRの角度変化が大きかった．これは，極超短波を照射したハムストリングスが加温されたことにより，筋の伸張性が増大したことが要因と推測される．また，NRSによる伸張痛は治療前後で両条件とも変化がなかったが，併用した被験者の訴えとSLR角度は改善を示していた．以上の要因から，ストレッチ単独より極超短波療法をストレッチ前に併用するほうが有効なのではないかと考えられた．

温熱療法の臨床応用

A 変形性関節症への実際

1 症例提示

72歳，女性
身長 154 cm，体重 57 kg，BMI 24.03
半年前から右膝の内側に疼痛を生じていた．ここ数日間，膝の可動域制限と歩き始め時に膝痛が生じるため受診し，右変形性膝関節症と診断された．

2 物理療法の選択（選択の理由を含む）

ⓐ 考えられる物理療法

ホットパック，超音波療法，極超短波療法，超短波療法，電気刺激療法（TENS），干渉低周波療法，レーザー療法，赤外線療法

ⓑ 使用機器

超音波療法（▶図1）

ⓒ 選択した理由

変形性関節症の痛みは，関節軟骨の喪失や関節内および関節周囲の結合組織へ影響をもたらす．そのため，コラーゲン含有量の多い組織に対して有効な超音波療法を選択した．また，超音波療法は，変形性膝関節症に対して疼痛の軽減効果と機能障害への効果が報告されているため〔Cochrane reviews, 2010；日本理学療法士協会ガイドライン特別委員会〕，選択した．

3 物理療法の方法論

治療量の設定と具体的方法論，および運動療法との併用など

治療は，背臥位にて膝を最大限屈曲した状態で実施する．刺激条件は，周波数 1 MHz，出力 1.0～1.2 W/cm^2，照射時間率 100%（連続照射），治療時間 5～10 分，治療範囲は有効照射面積の 2 倍，頻度 3 回/週にて実施した．なお，介入期間は 4 週間であった．ストローク法にて行った．

ⓐ 配慮する点

① 患者さんが中量（心地よく温かさを感じる）の温熱感覚を得ていることを確認しながら実施する．
② 超音波療法は温熱持続性が低いため，時間をあけずに運動療法に移行する．

4 治療効果の評価

疼痛の効果と機能障害への評価を実施する．疼痛の評価として，視覚的アナログスケール（VAS：100 mm）（安静時，歩行後），主観的訴えの聴取，機能障害の評価として ROM，50 m 歩行を実施する（評価結果；表1）．

5 効果検証（考察）

超音波療法による関節周囲の軟部組織の温度上昇が認められたことにより，疼痛の軽減，組織の伸展性増大による関節可動域などの機能障害への効果を認めたと考えられる．

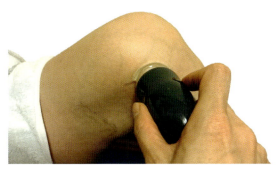

▶図1 超音波療法の実施風景

▶表1 評価結果

	介入前	介入後
VAS（安静時）(mm)	22	6
VAS（50 m 歩行後）(mm)	45	13
ROM（膝屈曲）(°)	110	130
ROM（膝伸展）(°)	−10	0
50 m 歩行時間(秒)	51.7	44.8
主観的訴え	膝が痛くてこわばった感じがある	痛みがなくなり，歩くのが楽になった

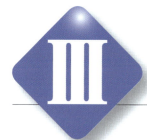

寒冷療法

第1章 寒冷療法の定義・分類

学習目標
- 寒冷療法の定義について学ぶ.
- 寒冷療法の分類について学ぶ.
- 物理療法における寒冷療法の位置づけを学ぶ.

A 寒冷療法の定義

寒冷療法(cryotherapy)は,冷水や氷などによる寒冷刺激を局所または全身へ行う治療法である.寒冷療法は,対象となる組織を冷却することで疼痛や腫脹,発赤,機能障害など炎症症状の抑制効果を生じるが,実施する環境や冷却の温度によってもその効果は変化する.また,高価な機器を必要とせず,冷水や氷,冷却剤などを用いるため,行いやすい治療法でもある.

臨床現場では,整形外科疾患の急性期や術後の炎症緩和に対してアイスパックやコールドパックによる寒冷療法を実施することが多い.また,**クライオキネティクス**と呼ばれる,アイシングによる感覚低下を用いての運動療法も行われている.スポーツ現場では,急性期の炎症や疼痛軽減のほか,運動中やその後,暑熱環境下などでのクールダウン目的でも行われていることから,寒冷療法を実施する目的は多様である.

B 寒冷療法の分類

1 熱伝導による分類

寒冷療法は,**熱伝導**の形態によって以下の3つに大きく分けられている.

(1) 伝導冷却法

氷や冷水を直接的または間接的に,生体組織の熱エネルギーを吸収して冷却する方法である.

(2) 蒸発冷却法

液体が蒸発(気化)するときには,熱エネルギー(蒸発熱あるいは気化熱)が必要である.コールドスプレーは,フルオロメタンやエタノールなどの揮発液を塗布または噴霧する方法で,蒸発(気化)熱により周囲の熱エネルギーを吸収して温度を下げる方法である.

(3) 対流冷却法

空気や冷気の流れをつくって局所へ当てることで生体の熱エネルギーを低下させる方法である.この方法では極低温冷却治療器のような冷気を吹きつけることで対流し,冷却効果が得られる.

2 寒冷療法の種類

以下に主な寒冷療法の種類を示す.

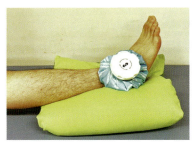
▶図1　アイスパック

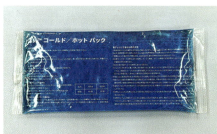
▶図2　コールドパック

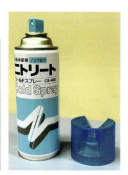
▶図3　コールドスプレー

(1) アイスパック（▶図1）
　氷をビニール袋やアイスバッグ（氷囊）に入れて，患部に直接またはタオルの上から冷却する方法である．

(2) アイスマッサージ
　〔第3章の図3（➡81ページ）参照〕
　氷で患部を直接マッサージする冷却法である．

(3) クリッカー〔第3章の図4（➡81ページ）参照〕
　クリッカーは円筒状の容器で，両端は熱伝導率が高い金属製となっている．その中に，氷と塩を入れて振ることで金属部分のヘッドを冷却して行う冷却法である．

(4) コールドパック（▶図2）
　コールドパックはビニール製の袋にゲル状の保冷剤が詰められているもので，冷凍庫で冷却してから用いられる．

(5) コールドスプレー（▶図3）
　コールドスプレーは，気化熱フルオロメタン，エチルクロライドなどにより局所を冷却する方法である．

(6) 冷水浴（▶図4）
　氷と水を入れた容器に患部とその周囲を浸して冷却する方法である．

(7) 極低温療法
　液体窒素の気化熱を使用して −180℃ まで冷却した空気を，局所または全身曝露して冷却効果を得る．

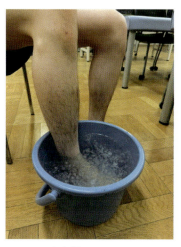
▶図4　冷水浴

C 物理療法における寒冷療法の位置づけ

　寒冷療法はスポーツ現場でよく行われており，コンディショニングでは運動前の冷却により深部温度を低下させ，疲労の出現や発汗を遅らせることが期待されて多用されている．また，寒冷療法は急性期におけるRICE処置，すなわちrest（安静），ice（冷却），compression（圧迫），elevation（挙上）において重要な要素であり，急性外傷後24～48時間以内に実施すべき応急処置として広く知られている．一般の臨床では，疼痛の緩和や炎症症状の軽減のほか，筋緊張の緩和を目的としてよく用いられている．

第2章 寒冷療法の基礎と生理学的作用

学習目標
- 冷却が生体に及ぼす各種生理学的作用について学ぶ.
- 寒冷療法における冷却作用に影響する因子について学ぶ.
- 冷却方法による生体の反応と適応となる病態を学ぶ.

A 寒冷療法の基礎

寒冷療法はその方法によっても効果に差はみられるが, 冷却は 15〜20 分で行われることが多い. 寒冷療法は, 受傷部周囲の血流代謝を低下させ, 低酸素状態にして二次損傷を防ぐことを主な目的として行われている[1]. また, 寒冷療法による代謝や組織温の低下は, 血管拡張性や透過性を低下させて腫脹を抑制する.

B 寒冷療法の生理学的作用

1 組織温への作用

寒冷療法の実施により組織温は低下し, 生体へ生理学的作用を生じる. 組織温が 10〜15℃低下すると, 寒冷療法の効果を得られやすいと考えられている.

冷却部位は, 熱伝導によって皮下組織や深部組織の温度が低下する(▶図 1, 2)[2]. 深部組織温の変化は皮下組織より遅く, 冷却後ゆるやかに低下する[2]. また, 冷却による深部組織の温度低下は, 時間をかけて回復する(▶図 2)[2]. 寒冷療法を実施する際, 冷却部を圧迫することで組織の冷却効果は高くなる(▶図 3, 4)[3].

2 循環器系への作用

体表面への局所冷却によって, 冷却部位の血管は収縮する. 寒冷刺激による血管収縮は, リンパ液の生成や腫脹の抑制がおこる. 外傷直後の応急処置には, 有効な作用である. また, 寒冷療法によって, 血液の粘性増加や血流抵抗の増加が生じる.

a hunting reaction(寒冷血管反応)

局所冷却によって急速な血管収縮がおこったのち, 血管拡張を生じる. hunting reaction(寒冷血管反応)とは, 冷却開始後 8〜16 分後で不規則な皮膚温変化がみられることを示し, 指など動静脈吻合部の血管拡張がみられるといわれている(▶図 5)[4,5].

b ふるえ

広範囲における体表面の冷却や身体中心部の温度(核心温度)が低下すると, 身体には「ふるえ」が生じる. 「ふるえる」ことで筋を収縮して熱を発生し, 体温を上げようとする生理的反応であり, 他部位の皮下血管の反射性収縮を生じたり, 動脈圧が上昇したりする場合もある. また, 末梢血管の収縮に対して深部の血管は代償的に拡張する.

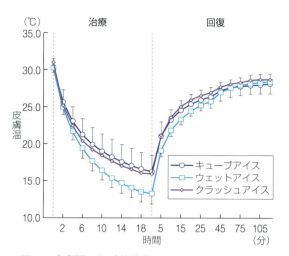

▶図1 皮膚温の経時的変化
〔Dykstra, J.H., et al.: Comparisons of cubed ice, crushed ice, and wetted ice on intramuscular and surface temperature changes. J. Athl. Train., 44:136–141, 2009 より改変〕

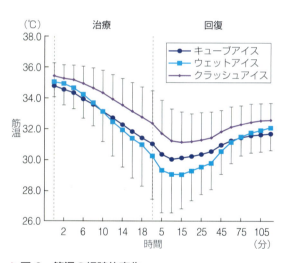

▶図2 筋温の経時的変化
〔Dykstra, J.H., et al.: Comparisons of cubed ice, crushed ice, and wetted ice on intramuscular and surface temperature changes. J. Athl. Train., 44:136–141, 2009 より改変〕

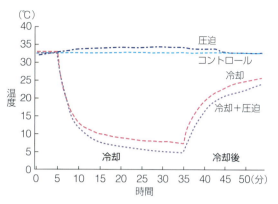

▶図3 冷却時間と皮膚温の変化
〔Merrick, M.A., et al.: The effects of ice and compression wraps on intramuscular temperatures at various depths. J. Athl. Train., 28:236–245, 1993 より改変〕

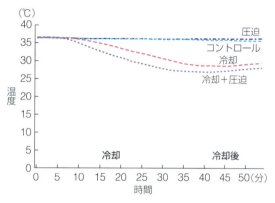

▶図4 冷却時間と筋温(脂肪下2cm)の変化
〔Merrick, M.A., et al.: The effects of ice and compression wraps on intramuscular temperatures at various depths. J. Athl. Train., 28:236–245, 1993 より改変〕

3 神経・筋活動への作用

　寒冷療法による神経・筋への主な作用としては，疼痛閾値の増加や，神経伝導速度の低下がみられる[6]．また，冷却による交感神経活動の増加や軟部組織の粘性増加による伸張反射やクローヌスの軽減も示されている[7]．筋緊張に対しては，冷却することで筋紡錘やGolgi（ゴルジ）腱器官など固有受容器の活動を低下させる[8]．また，筋温が低下すると，神経・筋活動の興奮性も低下する．そして，冷却に圧迫を加えることで，冷却のみより鎮痛効果が高いことも報告されている[9]．

4 代謝への作用

　寒冷療法によって組織細胞の代謝は低下し，酸素消費量やエネルギー代謝も低下する．冷却による代謝の低下は，温度が10℃低下すると代謝率

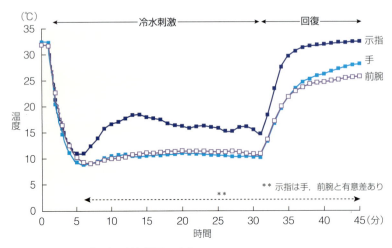

▶図5　冷水刺激と経時的効果の変化
〔Sendowski, I., et al.: Cold induced vasodilatation and cardiovascular responses in humans during cold water immersion of various upper limb areas. *Eur. J. Appl. Physiol. Occup. Physiol.*, 75:471-477, 1997 より改変〕

は半減する．また，冷却には浮腫の軽減作用があるほか，寒冷刺激による血管収縮と血液の粘性増加は血流を低下させる．

5 筋腱伸張性への作用

　寒冷刺激によって筋腱構造の粘性は増加する一方で神経伝導速度は低下し[6]，筋紡錘の活動が抑制され，筋緊張は低下すると考えられている．−30℃のコールドスプレーによる寒冷療法を4分4セットの実施では，筋スティフネスが増加していた一方[10]，冷水浴を10℃で10分間の実施では痛覚閾値は増加したものの筋スティフネスへ変化を及ぼさなかったという報告もあることから[11]，冷却方法や温度による筋腱伸張性には違いがみられている．

●引用文献

1) Weston, M., et al.: Changes in local blood volume during cold gel pack application to traumatized ankles. *J. Orthop. Sports Phys. Ther.*, 19:197-199, 1994.
2) Dykstra, J.H., et al.: Comparisons of cubed ice, crushed ice, and wetted ice on intramuscular and surface temperature changes. *J. Athl. Train.*, 44: 136-141, 2009.
3) Merrick, M.A., et al.: The effects of ice and compression wraps on intramuscular temperatures at various depths. *J. Athl. Train.*, 28:236-245, 1993.
4) Sendowski, I., et al.: Cold induced vasodilatation and cardiovascular responses in humans during cold water immersion of various upper limb areas. *Eur. J. Appl. Physiol. Occup. Physiol.*, 75:471-477, 1997.
5) Daanen, H.A.: Finger cold-induced vasodilation: A review. *Eur. J. Appl. Physiol.*, 89:411-426, 2003.
6) Algafly, A.A., et al.: The effect of cryotherapy on nerve conduction velocity, pain threshold and pain tolerance. *Br. J. Sports Med.*, 41:365-369, 2007.
7) Boyraz, I., et al.: Effect of cold application and tizanidine on clonus: Clinical and electrophysiological assessment. *J. Spinal Cord Med.*, 32:132-139, 2009.
8) Nadler, S.F., et al.: The physiologic basis and clinical applications of cryotherapy and thermotherapy for the pain practitioner. *Pain Physician*, 7:395-399, 2004.
9) Hubbard, T.J., et al.: Does cryotherapy improve outcomes with soft tissue Injury? *J. Athl. Train.*, 39:278-279, 2004.
10) Point, M., et al.: Cryotherapy induces an increase in muscle stiffness. *Scand. J. Med. Sci. Sports*, 28:260-266, 2018.
11) Pinto, J., et al.: Cold-water immersion has no effect on muscle stiffness after exercise-induced muscle damage. *Clin. J. Sport Med.*, 30:533-538, 2020.

第3章 寒冷療法の実際

学習目標
- 各種寒冷療法の特徴と効果について学ぶ．
- 各種寒冷療法の生体作用特性の相違を学ぶ．
- 各種寒冷療法を選択する根拠を学ぶ．
- 各種寒冷療法の実施手順について学ぶ．
- 各種寒冷療法の課題と展望について学ぶ．
- 各種寒冷療法に共通の適応疾患例・禁忌，注意を要する事象について学ぶ．

A アイスパック

1 特徴と効果

アイスパック（ice pack）は，急性外傷後の疼痛や浮腫軽減，痙性抑制などに行われている．氷や水，アイスバッグ（氷囊），ビニール袋などがあれば安価に実施できるため，よく用いられる寒冷療法でもある．アイスパックによって皮膚表面は実施直後より冷却されるが，関節内や筋温の低下にはより時間がかかる．また，圧迫しながらアイスパックを行うことで，冷却部の皮膚温はより低下しやすい．

2 実施手順

動画3

(1) 事前準備

ビニール袋またはアイスバッグに氷を入れる．氷の大きさや種類，水温などアイスパックの内容物により，冷却の効果は変わってくる．冷却効果は，氷を砕いたクラッシュアイスを用いたほうがより得られる．溶けかかった濡れた氷のほうがより冷却効果は高くなる（▶表1）[1]．氷を入れたあとは熱伝導が生じやすいように袋やバッグから空気を抜くようにする（▶図1）．また，弾性包帯やタオルなどを固定に用いる．さらに，治療部位以外は保温のためにタオルやシーツ，毛布などで保温する．

(2) 治療方法

冷却効果が高まるように，ベルクロストラップや包帯，タオルなどで圧迫しながら固定する（▶図2）．実施後はアイスパックをとり，皮膚や感覚の状態を確認する．アイスパックを行ったときには，まず冷たいという感じから痛みを感じる

▶表1 寒冷療法の違いによる皮膚温の変化

介入	皮膚温		
	冷却前	冷却後	変化量
アイスマッサージ	31.58(1.07)	3.98(1.15)	−27.60(1.32)*
アイスパック	31.12(2.13)	6.68(3.40)	−24.43(2.87)*
冷水浴	31.55(0.89)	13.32(1.33)	−18.23(1.46)*

平均（標準偏差）
*$p < 0.001$
〔Herrera, E., et al.: Motor and sensory nerve conduction are affected differently by ice pack, ice massage, and cold water immersion. Phys. Ther., 90:581–591, 2010 より改変〕

ようになり，その後感覚がなくなったところで止めるように指導する．包帯を用いて圧迫を加える場合は，圧迫しすぎないようにする．冷却は部位によって調整する必要はあるが，15～20分実施する．または，感覚がなくなった時点で終了する．

3 注意を要する事象

冷凍庫から取り出したばかりの氷をすぐ用いると氷点下であるため，凍傷の危険がある．冷却には表面が溶けかかった氷を用いるほうが効果的である．また，凹凸のある部位は均等ではなく局所的に低温となりやすいため，末梢神経が皮膚表面に近い場合は圧迫のしすぎに注意する．

B アイスマッサージ

1 特徴と効果

アイスマッサージは，氷やクリッカーを用いて局所へのマッサージを行う方法である．氷は適用部位の形状に合わせ，アイスマッサージは比較的限局した部位で凹凸のある部位に適用される．また，局所の筋疲労，筋緊張やスパズムの緩和に対しても行われている．アイスマッサージ，アイスパック，冷水浴による皮膚温への冷却効果を調べた研究では，アイスマッサージがアイスパック，冷水浴より最も皮膚温が低下していた[2]．

2 実施手順

(1) 事前準備

氷はアイスキューブ，または紙コップに水を入れて冷凍庫で事前に製氷しておく．アイスキューブを用いる場合は，ティッシュやタオルで包んで行う．紙コップで製氷したアイスを用いる場合は，氷を露出させるように紙コップを部分的に破り，残った紙コップ部分を持って実施する．

(2) 治療方法

氷は溶けやすいため，水分を集めるバスタオルなどを置き，氷を直接部位に当てながらマッサージする(▶図3)．アイスマッサージは冷たい感じ

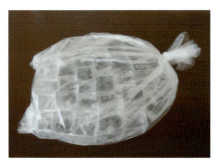

▶図1 アイスパックの準備

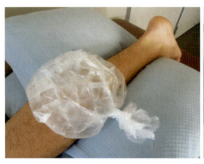

▶図2 アイスパックの実際

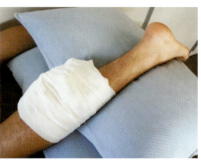

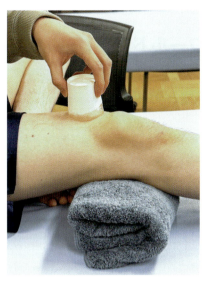

▶図3 アイスマッサージの実際

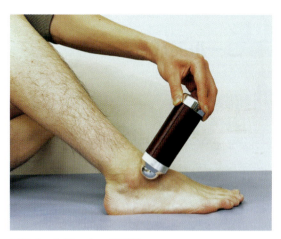

▶図4 クリッカーの実際

からピリピリする痛みを感じるので,感覚がなくなるまで行う.

3 注意を要する事象

冷凍庫で製氷した氷(−20〜−10℃)を直接対象部位につけて行うため,凍傷に留意する.冷却には表面が溶けかかった氷を使うとよい.大きな部位に対しての実施は,治療に時間を要する.また,タオルなどを下に置いて溶けた水分を逐次拭き取るようにする.

C クリッカー

1 特徴と効果

クリッカー(clicker)の中に氷と塩を入れて冷却する.小範囲の部位などに適している.両端は太いヘッドと細いヘッドになっており,冷却部位の形状によって使い分ける.

2 実施手順

(1) 事前準備

クリッカーの中へ氷と塩を3:1の割合で入れ,氷に塩を混ぜてヘッド部分を閉めてよく振ることにより,金属ヘッド部分は−10℃まで冷却される.対象部位に軟膏などをつけて行うと凍傷予防に有効である.

(2) 治療方法

ヘッドを直接治療部位に当てて,少し圧迫を加えながらマッサージする(▶図4).対象部位の大きさによって,ヘッドの形状をそれぞれ使い分ける.

3 注意を要する事象

クリッカーを動かさずに固定していると凍傷を引き起こすおそれがあるため,動かしながら冷却するように注意する.

D コールドパック

1 特徴と効果

コールドパック（cold pack）はアイスパックより冷却温度は低いが，使用後も再び冷却して使用することができる〔第1章の図2（→75ページ）参照〕．コールドパックは冷却温を管理しやすいため，氷での冷却よりも安全に実施できる．コールドパック内の水分含有量によって硬さが異なることも特徴である．コールドパックによる皮膚温への効果は，アイスパックよりゆるやかであるといわれている[3]．

2 実施手順

（1）事前準備
コールドパックは，実施前に冷凍庫で2時間以上冷却しておく．冷却部位の凍傷を防ぐようにコールドパックを包むタオルなどを用意する．

（2）治療方法
コールドパックは，凍傷や感染リスクを防ぐために直接肌の上に置かずタオルなどで包んで行う．より熱伝導を高めたいときには，タオルを濡らして行うとよい．コールドパックの冷却温度は3〜6℃と他の方法と比較して高いことから，15〜20分と時間をかけて冷やす必要がある．

3 注意を要する事象

コールドパックを直接対象部位へ置いて実施すると凍傷のリスクもあるため，タオルを1枚挟んで行うようにする．また，コールドパックを別の対象者へ利用する場合もあるため，感染予防の観点からも必要である．

E コールドスプレー

1 特徴と効果

コールドスプレーは，フルオロメタン，エチルクロライドなどを局所へスプレーし，その気化熱にて冷却効果を得る寒冷療法である〔第1章の図3（→75ページ）参照〕．スプレーの噴霧後すぐに蒸発するので冷却作用は非常に速いが，冷却効果は表面的で短時間である．安価で簡便に用いることができることから，スポーツ現場ではよく行われている寒冷療法である．

2 実施手順

（1）事前準備
スプレーガスが目や口へ入らないよう留意する．1か所へガスを集中して噴霧すると凍傷につながるため留意する．患部の感覚や血行，創傷を事前にチェックする．治療の手順について対象者へ説明を行うとともに，患部の感覚と血行に問題ないか確認する．

（2）治療方法
患部から30cm以上離し，治療部位に対して5〜10秒垂直に噴霧するのを数回繰り返す．また，スプレーガスの噴霧が集中しないように，上下左右にリズミカルに動かす．疼痛が緩和するまで噴霧するが，皮膚表面が白色化する前に終了する．

3 注意を要する事象

1か所に集中して照射するとスプレーガスが集中して凍傷や疼痛を生じるため，照射部位を動かしながら行うようにする．皮膚表面に水滴があると凍傷の原因になるため，噴霧前に確認しておく．また，暑熱環境では保管せず，引火のおそれもあ

ることから，火気の近くでは使用しない．

F 冷水浴

1 特徴と効果

冷水浴（cold water immersion）は冷水や氷水を用いて対象部位を冷やす方法で，手指や四肢に用いられる〔第1章の図4（→75ページ）参照〕．アイスバス（ice bath）とも呼ばれており，浴槽やバケツなどに氷と水を入れて冷却する方法である．凹凸の多い手や足部など末梢部を広く冷却するのに適している．筋の遠心性収縮による激しいトレーニングののちに生じる遅発性筋肉痛（delayed onset muscle soreness; DOMS）の症状改善への有効性が示されているが，まだ治療プロトコルは十分整理しきれていない[4, 5]．スポーツ現場では，トレーニング後の疲労回復やクールダウンとしても多用されている．また，冷水浴はアイスパックやアイスマッサージと比べて神経伝導速度を低下させる効果がより高く[2]，より深部への冷却効果が得られる．冷水浴を実施する温度や時間，浸水の部位によって効果も変化する．

2 実施手順

(1) 事前準備
氷と水を混ぜ，対象部位の全体が冷却できる大きさの容器を用意する．対象部位の冷水温度は2～4℃とし，広範囲の部位を冷却する場合は10～15℃で実施する．

(2) 治療方法
水温は11～15℃で，11～15分の実施で有効性が示されている[6]．

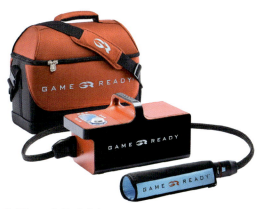

▶図5　クライオカフ
〔提供：アバノス・メディカル・ジャパン・インク〕

3 注意を要する事象

創傷がある場合には，感染リスクに留意する．対象者が冷却によって苦痛を感じない範囲で実施する．糖尿病など，末梢循環障害や感覚障害がある場合は注意を要する．暑熱環境で行うスポーツ現場ではパフォーマンスが低下しやすいことから，サッカーやラグビーなどのハーフタイムでは増大した筋温を至適温度へ下げるために5分ほどの短時間で冷水浴が行われている．

G クライオカフ

1 特徴と効果

クライオカフ（continuous cryotherapy device）は本体のタンクに氷と水を入れ，接続したホースやパッドからカフへ循環させ，持続的な冷却を行うことができる装置である（▶図5, 6）．持続的に関節や患部全体を冷却・圧迫できるため，腫脹など炎症症状の軽減を目的に用いられる．スポーツ現場では，投球など運動実施後に関節や周囲組織のクールダウン目的でもよく使われている．重力により循環させる簡便なタイプと，電気で動か

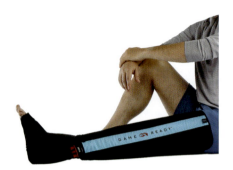

▶図6　クライオカフのカフ
〔提供：アバノス・メディカル・ジャパン・インク〕

して冷却液を自動で循環させるタイプがある．後者の場合は，冷却温度も調整可能である．また，圧力の調整や，カフ全体を均一温度に保って冷却することも可能である．カフには肩，肘，体幹，股，膝，足用などがあり，部位に合わせて圧迫しながら冷却することができる．

2 実施手順

(1) 事前準備

タンクに氷と水を入れる．形状やサイズに合わせたカフを冷却部位にベルクロストラップで締めながら装着する．重力で冷やすタイプは，クーラーをカフやチューブより高くして冷却された水をカフへ流す．

(2) 治療方法

冷却されたパッドやカフを患部に合わせて当てる．創傷部がある場合は感染しないように保護しておく．15分ほどを2，3時間ごとに実施する．

3 注意を要する事象

創部がある場合は感染予防を，患部周辺に感覚障害がある場合は凍傷の危険に留意する．術後で意識レベルが低下している際や，糖尿病，神経麻痺，心疾患のある場合は使用に注意する．また，カフは圧迫しすぎないように装着し，創傷部には直接当てないようにする．

H クライオキネティクス

1 特徴と効果

クライオキネティクス（cryokinetics）とは「寒冷」を示す「cryo」と，「運動」を意味する「kinetics」を合わせた用語であり，冷却することで感覚低下をおこして行う運動療法である．リハビリテーション前に冷却を用いることで疼痛軽減効果を狙っている．疼痛が軽減されると自動運動により可動域全体を動かせるようになり，腫脹の軽減や神経筋の再教育効果も期待できる．

2 実施手順

(1) 事前準備

アイスパックやアイスマッサージ，冷水浴など治療法を選択する．

(2) 治療方法

冷却により感覚や筋緊張の低下が生じている間に自動運動を行う．

3 注意を要する事象

感覚の低下がある間に運動を実施するため，他の合併症やリスクも確認しておく．

I 極低温療法

1 特徴と効果

クライオセラピー（cryotherapy）とも呼ばれている液体窒素の気化熱を利用した治療方法で，空気を−150℃以上に冷却して照射する方法である．短時間で高い冷却効果が得られる．高価な機

器を必要とし，チャンバー式は主に全身向け，タンク式は主に局所向けとされている．外傷・障害の治療や回復の促進を目的に行われている．

2 実施手順

（1）事前準備
　全身状態をチェックし，治療が実施可能かを確認する．また，実施前にはリスクも含めて対象者への説明も十分に行う．

（2）治療方法
　水分などは必ず拭き取ってから冷却を実施する．冷却用のノズルは対象部位へ均一に瀑射するよう常に動かすようにしておく．

3 注意を要する事象

　心疾患や高血圧，副腎皮質機能の低下がみられている者は，対象外である．

J 寒冷療法の適応疾患例・禁忌，注意を要する事象

　寒冷療法の適応としては，急性期の炎症症状や疼痛の緩和，筋緊張やスパズムの低下などがあげられる．また，寒冷療法後の合併症では，留意すべき疾患としては，主に凍傷や神経損傷があげられる．表2に，寒冷療法の適応疾患例・禁忌，注意を要する事象を示す．

▶表2　寒冷療法の適応疾患例・禁忌，注意を要する事象

適応疾患例	禁忌	注意を要する事象
●急性炎症 ●疼痛抑制 ●筋緊張緩和 ●筋疲労の軽減 ●術後リハビリテーション後	●寒冷過敏症 ●Raynaud(レイノー)現象 ●開放性の外傷 ●感覚障害 ●末梢循環障害 ●循環器系疾患 ●高血圧 ●寒冷刺激に不安がある者	●凍傷 ●感覚障害 ●血行障害 ●火気(コールドスプレー)

●引用文献

1) Herrera, E., et al.: Motor and sensory nerve conduction are affected differently by ice pack, ice massage, and cold water immersion. *Phys. Ther.*, 90:581–591, 2010.

2) Dykstra, J.H., et al.: Comparisons of cubed ice, crushed ice, and wetted ice on intramuscular and surface temperature changes. *J. Athl. Train.*, 44: 136–141, 2009.

3) Breslin, M., et al.: Acute effects of cold therapy on knee skin surface temperature: Gel pack versus ice bag. *BMJ Open Sport Exerc. Med.*, 1:e000037, 2015.

4) Hohenauer, E., et al.: The effect of post-exercise cryotherapy on recovery characteristics: A systematic review and meta-analysis. *PLoS One*, 10: e0139028, 2015.

5) Glasgow, P.D., et al.: Cold water immersion in the management of delayed-onset muscle soreness: Is dose important? A randomised controlled trial. *Phys. Ther. Sport*, 15:228–233, 2014.

6) Machado, A.F., et al.: Can water temperature and immersion time influence the effect of cold water immersion on muscle soreness? A systematic review and meta-analysis. *Sports Med.*, 46:503–514, 2016.

寒冷療法の実習

学習目標

- 寒冷療法の基礎的事項を整理する.
- 寒冷療法の実践方法を確認する.
- 寒冷療法後の表面温度の時間経過を検証する.

A アイスパックとコールドパックによる冷却

1 実習目的

アイスパックとコールドパックによる冷却が体表温度と感覚へ及ぼす影響を時間経過ごとに観察する.

2 実習方法

ⓐ 使用機器

- アイスパック：アイスバッグ（氷嚢）またはビニール袋に溶けかかった氷を入れる.
- コールドパック：2時間以上前に冷凍庫で冷やす.
- 表面温度計（非接触温度計）

ⓑ 被験者

寒冷アレルギーのない健常成人4名を対象とする.

ⓒ 実習内容

①対象者は腹臥位，右下腿は枕などに乗せて高くする. 室温環境にて10分間馴化させる.

②体表温度の計測場所として，腓腹筋内側頭の筋腹（下腿後面の膝窩～足内果を結んだ線の上1/3部分）にペンでマーキングを行う.

③対象の2名にアイスパック，他の2名にはコールドパックを下腿後面のマーキング部分を隠すように置き，15分間冷却する.

④冷却前，冷却5分，10分，15分（終了），冷却終了5分後に体表温度を表面温度計で計測する.

⑤主観的な感覚の変化も確認する. 強く冷たく感じた点，ピリピリ感じた点，痛みを感じた点，感覚がなくなった点，感覚が戻った点の時間経過を調べる.

⑥冷却による凍傷に注意する. 感覚消失や冷却の不快感がみられた際は，その時点で中止する.

3 実習結果

表1に体表温度の，表2に感覚の変化をまとめる. また，アイスパックとコールドパック実施による主観の差異を調べる.

4 考察

以下の順でまとめる. ①対象者間や冷却方法で違いはみられたか，感覚の変化はどのような経過をたどったかなど，実習でみられた結果，②上記のような結果がみられた理由，③それぞれの治療法の主観の違い，以上を考察する.

▶表1　寒冷療法による体表温度の変化

介入	体表温度（℃）				
	冷却前	冷却5分	冷却10分	冷却15分（終了）	終了5分後
アイスパック					
コールドパック					

▶表2　寒冷療法による感覚の変化

介入	感覚の変化と時間				
	強い冷たさ	ピリピリする	痛みを感じる	感覚の消失	感覚の回復
アイスパック					
コールドパック					

寒冷療法の臨床応用

A 上腕骨外側上顆炎に対する寒冷療法

1 症例提示

45歳の女性．週に3回テニスをしている．ボールを打つときの衝撃で上腕骨外側上顆に疼痛あり（NRSで3/10）．圧痛もある．上腕骨外側上顆部に軽度の腫脹がみられる．前腕伸筋群の筋緊張が高い．関節可動域制限はない．疼痛は翌日朝には少し軽快するが残存（1〜2/10）．Thomsenテスト（＋）．

2 物理療法の選択（選択の理由を含む）

ⓐ 考えられる物理療法と選択理由

①アイスマッサージ：炎症と筋緊張の緩和目的で上腕骨外側上顆部に実施する．患部の形状に凹凸があり，疼痛部位が限局している．緊張が高い筋に対して選択的にも実施できる．

②超音波：炎症軽減目的のため，パルス波で実施する．患部には小さいヘッドを用いる．

3 物理療法の方法論

寒冷療法は，冷凍庫で紙コップに水を入れて製氷したものを用いる．紙コップを破り，患部に直接氷を当てながらマッサージする．

ⓐ 配慮すべき点

患部冷却の際，感覚の変化（冷たい，ピリピリする，痛い，感覚がなくなる）を確認しながら行う．感覚がなくなった時点でアイスマッサージは治療終了とする．また，凍傷予防のため，皮膚や感覚の変化を確認しながら治療を行う．

4 治療効果の評価

ⓐ 疼痛

numerical rating scale（NRS）を用いて冷却前後の疼痛を評価する．

ⓑ 関節可動域

疼痛による可動域制限がないかを評価する．

ⓒ 筋力

前腕伸筋，屈筋など肘関節周囲筋の筋力を徒手筋力検査（MMT）やハンドヘルドダイナモメータを用いて調べる．

ⓓ 特殊テスト

Thomsenテストを実施して，疼痛出現の有無および程度の変化を調べる．

5 効果検証（考察）

寒冷療法により，患部の疼痛は4/10から2/10に減少した．また，寒冷療法後には前腕伸筋を中心としたマッサージを実施して筋緊張緩和を促すことで自動運動時の疼痛は消失した．患部である外側上顆部分については，炎症緩和を目的とした超音波療法の実施によって疼痛は消失したため，炎症や筋緊張の緩和を目的としたアイスマッサージと超音波を併用し，筋に対するマッサージを実施した結果，患部の疼痛は消失したと考えられる．

一方，発生機序に対する予防への方策も大切である．そのため，疼痛が出現するテニスの打動作を評価し，関節可動域や筋力の影響，代償的な運動による影響なども併せて再発予防には考慮が必要であろう．

B 膝関節に対する寒冷療法

1 症例提示

18歳の男子高校生．サッカープレイ中に膝関節外側半月板を損傷し，切除術を施行．術後6日．膝関節腫脹が残存している．膝屈曲時に腫脹があって膝屈曲しづらい（膝関節屈曲90°）．荷重時に膝関節の疼痛3/10．熱感あり．

2 物理療法の選択（選択の理由を含む）

ⓐ 考えられる物理療法と選択理由

アイスパックまたはコールドパックを患部に実施．腫脹と疼痛軽減のため，アイスパックまたはコールドパックによる患部冷却を行う．

3 物理療法の方法論

アイスパックまたはコールドパックを膝関節上に乗せて圧迫する．アイスパックを行う場合は，氷嚢やビニール袋に溶けかかった氷を入れたのち，空気をしっかり抜く．下腿下部に枕などを置いて下腿と足部を挙上する．アイスパックやコールドパックを膝の上に乗せ，弾性包帯やラップで圧迫して 15 分間実施する．3 時間ごとに腫脹が軽減するまで実施する．

ⓐ 配慮すべき点

術創の状況や感染の有無など，アイシングの実施が問題ないかを事前に確認しておく．冷却後に膝関節を屈曲して疼痛と膝屈曲伸展角度の変化を確認する．冷却時には，15 分または感覚が消失した場合，その時点で止めるようにする．

4 治療効果の評価

ⓐ 疼痛

NRS を用いて冷却前後の疼痛を評価する．また，歩行時における疼痛の変化も確認する．

ⓑ 関節可動域

冷却前後に膝関節屈曲伸展角度の変化を評価する．

5 効果検証（考察）

冷却後の疼痛や腫脹，熱感，機能障害などの炎症所見の変化を確認してもらう．また，関節可動域の変化を患者自身にもチェックしてもらいながら，効果を確認する．圧迫しながらアイスパックを行うことで冷却効果は向上するが，一方で凍傷には留意するよう感覚の変化や治療時間についても指導する．

IV 水治療法

第1章

水治療法の定義・分類

学習目標
- 水治療法の定義について学ぶ.
- 水治療法の分類を学ぶ.
- 物理療法における水治療法の位置づけを学ぶ.

A 水治療法の定義

　水治療法とは，温水，冷水，水中での気泡，噴流，浮力，水圧などを物理刺激として身体の生理学的作用を求める治療法である．水治療法は治療部位に応じた浴槽を用いて，空気中では得られない水の特性を利用して治療する．水を用いた治療が，機能向上・回復に効果的であることは古くから知られており，水が治療や宗教的儀式，癒しをもたらしてきた．近年では，その物理的特性による生体の生理学的変化が明らかになり，物理療法では水を用いた科学的な治療として実施されている．

B 水治療法の分類

1 入浴方法による分類

　水治療法は局所浴，全身浴に分類される（▶図1）.
　局所浴は，対象者の上肢，下腿の治療として行うことが多い．水中で気泡や噴流などの水の特性を用いて治療する．必要に応じて関節可動域練習や軟部組織のストレッチなどの運動療法を併用す

る.
　全身浴は，水の特性を全身に作用させる治療法である．全身浴装置やHubbard（ハバード）タンク〔第1部第1章の図6（➡6ページ）参照〕を用いて治療する．全身浴装置は据え置き式の浴槽である．一般的な家庭用の浴槽より大きいものが多いが，近年用いられる全身浴装置では四肢体幹の水平方向への運動を行うことは難しい.
　浴槽には気泡浴装置，渦流浴装置が装備されているものが多く，気泡による弱い刺激から，直接的・間接的な噴流による強い刺激まで提示することが可能である．水から上がる際には，水と温熱の生理学的特性を十分考慮し，急激な変化を避けることも重要である.
　また，全身浴の一種として，水中トレッドミルやプールでの運動を目的とした治療法もある．これらは水の物理的特性を全身に利用した水中運動療法である.

2 水温による分類

　水温による分類を図2に示す.

a 高温浴（42℃以上）

　温痛覚閾値に近い温度帯で強力な温熱刺激を提示する．交感神経優位となり，血管拡張，心拍数増加などの作用がある．侵害受容器の活性化に伴

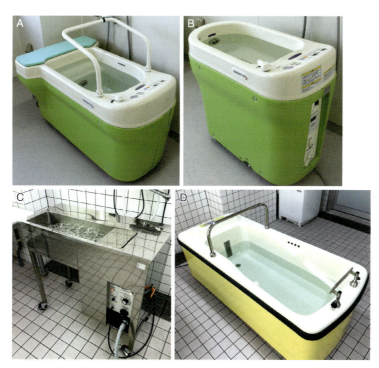

▶図1　水治療法の入浴方法による分類
A：局所浴（下肢用渦流浴），B：局所浴（上肢用渦流浴），C：局所浴（上肢用気泡浴），
D：全身浴
〔A，B：酒井医療株式会社製〕

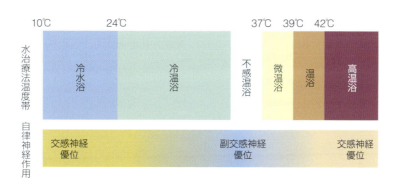

▶図2　水温による分類と自律神経への作用
〔岡崎大資：水治療法．烏野 大ほか（編著）：最新理学療法学講座 物理療法学，pp.175–190, 医歯薬出版, 2021 より〕

う痛みを知覚するので，十分注意する．物理療法場面ではこの温度帯を用いることは稀である．

b 温浴（39〜42℃）

物理療法場面で一般的に用いられる温熱刺激を提示する際に行う．生体における温熱刺激の知覚としては「温かい〜熱い」となる．循環促進を目的として，局所の炎症メディエーターの除去に効果的である．対象者の温度知覚を慎重に聴取しつつ行う必要がある．水の温度が上がるにつれて交感神経優位となる．

c 微温浴(37〜39℃)

生体に温熱効果を提示するが，温浴に比べて弱い刺激となる．循環促進を目的として行うことが多い．副交感神経優位となる．

d 他覚的不感温浴(34〜37℃)

対象者の温かい，冷たいといった知覚がほとんどない温度帯であり，副交感神経優位にすることで，鎮痛作用やリラクセーション作用を目的とする．全身浴において用いることが多く，血圧，脈拍，呼吸数，酸素消費量などへの影響が少ない温度帯である．

e 自覚的不感温浴(35〜37℃)

対象者の温かい，冷たいといった知覚がほとんどない温度帯であり，過去には圧注，灌注という治療法にて用いられていた温度帯である．

f 冷温浴(24〜34℃)

寒冷刺激を提示する際に用いる温度帯であるが，冷刺激としてはわずかである．水中運動療法など大きな身体運動を行う際に用いる温度帯である．

g 冷水浴(10〜24℃)

寒冷刺激を提示する温度帯である．寒冷刺激は痛覚閾値を低下させるため炎症の急性期に用いることができる．また，交感神経優位となり血管収縮，神経伝導速度の低下，筋紡錘の活動低下などの作用がある．17℃を下回る冷水を用いる際には寒冷疼痛を伴う場合があるので注意する．

C 物理療法における水治療法の位置づけ

水治療法は水中での運動が可能であるというメリットをもつため，空気中では得られない物理刺激のなかで運動療法を併用して行うことが多い．ただし，水治療法を行う際には治療部位の脱衣が必要であり，全身浴では水着への着替えが求められる．また，水中での物理刺激による生理学的作用は大きく，治療前後の時間配分と生理学的変化への配慮が多く求められることになる．さらに，治療後に身体についた水滴や発汗をていねいに拭き取る必要があり，気化熱への配慮も必要である．

第2章

水治療法の基礎と生理学的作用

学習目標
- 水のもつ特性を理解する.
- 水治療法の基礎を学ぶ.
- 水治療法の生体に及ぼす生理的作用について学ぶ.

A 水の物理的特性

1 温熱, 寒冷

　熱の移動は伝導, 対流, 放射(輻射)の3つの方法があるが, 身体と接した水と身体との間の熱移動は伝導である. **伝導熱**は接した物体の温度の高いほうから低いほうに熱が移動する. 皮膚温より高い温度の水中では浸水部の身体は加温され, 皮膚温より低い温度の水中では浸水部の身体は冷却されることになる.

　また, 水治療法における渦流浴では, 浴槽内の水は対流によって温度が保たれることになる. 渦流浴中の身体と接した温水は伝導により身体に熱が移動し温度が下がるが, 水の対流によってある程度一定の水温に保たれることになる.

2 比熱, 熱伝導率

　比熱とは, 一定の重量の物質の温度を1℃上げるために必要なエネルギー量であり, **熱伝導率**とは, 物質間の熱伝導の効率である.

　20℃の空気の比熱は 1.00 J/K·g であり, 熱伝導率は 0.03 W/m·K である. これに対して 20℃の水の比熱は 4.18 J/K·g, 熱伝導率は 0.58 W/m·K であり, 水は空気に対して約4倍の比熱をもち, 約20倍の熱伝導率を有している. このため, 空気に比べ水は温めると冷めにくく, 熱を伝える効率も高い.

3 浮力

　水中の物体は, その物体が押しのけた水の重量と同じ大きさで重力とは反対向きの浮力(F)が生じる(**アルキメデスの原理**). 浮力は下記の式で表される.

$$F = \rho Vg$$

〔F:浮力(N), ρ:流体の密度(kg/m^3), V:浮力を受けるものの体積(m^3), g:重力加速度(9.8 m/秒^2)〕

　水中の物体の重量と押しのけられた水の重量が同じになったら物体は沈まなくなる. 人の場合も, 比重の小さい脂肪の多い人のほうが浮力を強く受けるが, 一般的には大きな差にはならない. それよりも両上肢を水面から出し浸水する体積を小さくするほうが浮力を受けにくくなるであろう. また, 肺に多くの空気を溜めると比重が小さくなり浮力を大きく受けることになる. 逆にプールで息を吐ききった状態で浸水すると, プールの底から浮かび上がらないことから, 人の比重は水に比べて大きいことがわかる.

93

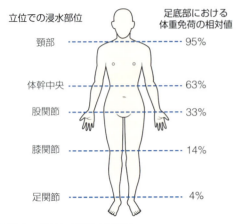

▶図1 身体に影響する浮力
〔岡崎大資：水治療法. 烏野 大ほか（編著）：最新理学療法学講座 物理療法学, pp.175–190, 医歯薬出版, 2021 より改変〕

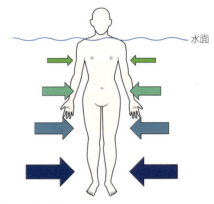

▶図2 静水圧
水深が深まるにつれて静水圧は上昇する.
〔岡崎大資：水治療法. 烏野 大ほか（編著）：最新理学療法学講座 物理療法学, pp.175–190, 医歯薬出版, 2021 より〕

人の場合，水中での立位時に受ける浮力は図1のとおりである．たとえば股関節まで浸水した状態では，足底で受ける浮力は体重の約1/3となる．

4 静水圧

重力が作用した水はそれ自体の重さによって，水深が増すにつれて下向きの力が大きくなる．このため，水中で静止している人体にかかる圧は水深に比例して大きくなる．静水圧は水中に浸した面に対して垂直に作用し，ある1点における静水圧はすべての方向に対して同じ大きさであるという性質をもっている（▶図2）．

パスカルの原理：水分子の圧力は全方向に等しく伝播する．

水に浸水した際，その深さに比例して圧力が加わる．水の場合，0.75 mmHg/1 cm の圧が加わるため，1 m の深さに浸水すると 75 mmHg の静水圧が加わる．

5 動水圧

流水下で静止した肢節，もしくは水中での関節運動を行う際にはさまざまな抵抗が生じる．流水中の水の運動エネルギーによる物体への圧力：動水圧は，次の式で表される．

$$動水圧：P\text{dyna} = 1/2\rho v^2$$

（ρ：水の密度，v：水流の速さ）

つまり，流水中で受ける動水圧は水流の速度の二乗に比例して大きくなる．これは，水中で身体運動をすると各関節運動時に抵抗を受けることを示している[1]．自宅の浴槽で入浴中に水中で四肢の運動をしてみると，各肢節は空気中とは異なり水の抵抗とともに動きにくさを感じるであろう．このとき，水中で動く物体には，造波抵抗や粘性抵抗，渦抵抗などが生じている（▶図3）．

a 造波抵抗

流水下に置かれた物体がおこす波による抵抗である．波は物体の上流側で水面が持ち上がり下流側では水面が押し下げられることは，船舶が水を蹴って進むときに視覚的に確認することができる．この波をつくるためにエネルギーが失われて抵抗となる．

b 粘性抵抗

水中で物体が動く際に，物体は水分子に運動エネルギーを与えている．たとえば，洗面器に入れた水をかき回し，水の流れをつくったとしても，

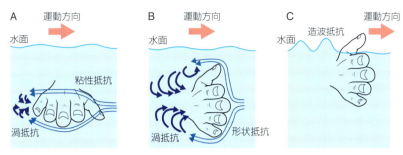

▶図3　水の抵抗
A：水中で手掌面を水面と平行にした状態での橈側方向への運動
B：水中で手掌面を水面と直交にした状態での掌側方向への運動
C：水上に手の一部を出した状態での掌側方向への運動
〔菅原 仁：水治療法の基礎と生理学的作用. 奈良 勲（監）：標準理学療法学 専門分野 物理療法学, 第5版, pp.100–104, 医学書院, 2020 より〕

一定時間経過すると水流は弱まり，最終的に水の流れは停止する．このとき，洗面器の内壁は水の流れと逆向きの運動エネルギーを水に与えていることになる．つまり，水中で運動する際，運動する物体は水にエネルギーを与えることによって抵抗が生じていることになる．

C 渦抵抗

水中を動く物体の後ろには渦の列が生じる．この渦は Karman（カルマン）渦と呼ばれ，物体の背後にできる内回りに巻き込む渦とともに水を引きずりながら移動することになる．このため，水中で移動する物体の後ろ側は陰圧となり，物体の運動方向の抵抗となる．風の強い日に旗がゆらゆらとはためく状況はイメージできる．これは，左右に移動する旗自体の形状に伴いながら常に内回りに巻き込む渦が生じているために旗が左右に揺れることになる．これは水や空気などの流体において同じように生じる抵抗である．

B 水の生理学的特性

1 温かさ冷たさの知覚

平均的な皮膚温の場合，約34℃の水温への身体の浸水では温かさも冷たさも感じない．約43℃以上の水温では過剰な**温痛覚**が生じ，約17℃を下回ると**冷痛覚**を知覚することになる．

生体は20〜40℃の範囲で順応が生じやすく，主観的な温度覚が大きく影響する．生体の温度に対する温冷感覚は生体の皮膚温と主観，順応により大きく変化する．皮膚温がある程度低い状態（冬の帰宅時など）では35℃の水を温かく感じ，逆に皮膚温が高い状態（夏の運動後など）ではそれを冷たく感じる．

このため，水治療法では水の客観的な温度のみならず，患者の主観的な温度覚についても考慮する必要がある[2]．

2 代謝機能への作用

加温部の局所的な組織代謝は上昇する．組織代謝の上昇は van't Hoff（ファント・ホッフ）の法則に従い，組織温が1℃上昇するごとに13%の組織代謝が上昇することになる．温熱の効果として重要であり，代謝促進によって代謝産物の貯留を抑制したり発痛物質を除去するのに効果的である．しかし，循環障害を有する部位への温熱刺激の提供は代謝促進による生理学的反応に対応しきれず組織の壊死につながるおそれがあるので，患部の状況を慎重に見極めたうえで行う必要がある．

水中における立位での静水圧は身体遠位になる

ほど高くなる．静脈血は上肢下肢の遠位から近位へ移動することで，静脈還流が促進される．静脈からの血流量が増加すると，それに比例して心拍出量が増加する〔Starling（スターリング）の法則 用語解説〕．このため，プールなどでの頸部までの浸水時には静脈還流量の増加，筋骨格系への作用に伴い，心拍出量の 30% の増加[3]，心拍数の低下が生じる．水中での運動は心血管トレーニングとして有効であるが，循環器障害のある患者に対しては負荷量の確認が必要である．なお，水中で低下した心拍数を運動強度の指標とするのは強度の過小評価につながるおそれがあるので注意する．

3 呼吸機能への作用

水中での頸部までの浸水で安静立位時には静水圧が作用することから，胸郭は圧迫され，肺活量は空気中の 90%，残気量は空気中の 80% に減少する[4]．この静水圧を用いた呼吸トレーニングは閉塞性肺疾患への運動療法として有効である．実施に際して，重度の呼吸不全の患者に対しては過負荷にならないよう十分な注意が必要である[4]．

4 腎機能への作用

浸水に伴う静水圧が高まることにより静脈還流，腎血流が増加する．これにより抗利尿ホルモンの生成が減少し，相対的に利尿ホルモン優位となる[5]．腎臓は血流促進により，老廃物の代謝が促進し，末梢の浮腫の軽減にも効果的である[5]．

用語解説
スターリングの法則　静脈還流の増加に伴い心臓に多くの血液を保持している場合，心室内圧が高まり心筋は伸張された状態になる．この場合，次の心筋収縮時には収縮率が高くなり，より多くの血液を排出することになる．このように，心筋の張力の発生は，直前の心筋の筋節の長さに依存しているということをスターリングの法則という．

5 神経・筋組織への作用

温熱を用いた水治療法では軟部組織の粘弾性の向上が認められる．筋温が上昇すると遠心性の γ 線維と求心性の Ib 線維の発火が減少し，それに伴い α 運動ニューロンが活動を低下させる．これによって筋緊張の抑制が生じるとされている[6]．

6 鎮痛作用

一般的に組織温の上昇によって疼痛閾値は低下し，痛みを知覚しやすいとされているが，炎症の亜急性期の局所への温熱刺激が代謝促進による発痛物質を除去すると考えられている．また，快適な温かさは上位中枢（特に前頭前野）の血流増大につながるといわれている[7]．下行性疼痛抑制系の賦活には前頭前野の活動が大いに関連していることからも[8]，40℃ 程度の心地よい温かさを提供することで上位中枢からの鎮痛効果も得られると考えられる．

●引用文献
1) 岡崎大資：水治療法．松澤 正ほか（監）：物理療法学．改訂第 3 版，pp.203–219，金原出版，2021．
2) 松本高明：水中運動の基礎 水中運動と至適水温．臨スポーツ医，27:837–844，2010．
3) 三好 扶ほか：水中歩行のバイオメカニクス．リハ医学，42:138–147，2005．
4) 岡崎大資：水治療法．烏野 大ほか（編著）：最新理学療法講座 物理療法学，pp.175–190，医歯薬出版，2021．
5) Pendergast, D.R., et al.: Human Physiology in an Aquatic Environment. *Compr. Physiol.*, 5:1705–1750, 2015.
6) Matsumoto, H., et al.: The effect of balneotherapy on pain relief, stiffness, and physical function in patients with osteoarthritis of the knee: A meta-analysis. *Clin. Rheumatol.*, 36:1839–1847, 2017.
7) 前田耕助ほか：足部への異なる温度感覚刺激が左右の前頭前野の脳血流量に及ぼす影響．日看技会誌，17:61–70，2018．
8) 小山なつ：痛みと鎮痛の基礎知識［上］基礎編─脳は身体の警告信号をどう発信するのか．技術評論社，2010．

第3章 水治療法の実際

学習目標
- 各種水治療法の特徴と効果について学ぶ．
- 各種水治療法の実施手順について学ぶ．
- 各種水治療法の適応疾患例・禁忌，注意を要する事象について学ぶ．
- 各種水治療法の感染対策について学ぶ．

A 局所浴

局所浴には，気泡浴，渦流浴，交代浴がある．温熱・寒冷，静水圧，動水圧などの水の物理的刺激を用いて治療する．気泡浴装置，渦流浴装置，交代浴装置などの専用の浴槽を用いて治療する．

局所浴では四肢を水に浸水させるため，治療部位を容易に脱衣できる服装を選択する．気泡や水流によって水が周囲に飛散する可能性が高いので，治療時に浴槽に近い身体にはバスタオルなどをかけて衣類が濡れないように注意する．

入浴中の姿勢は重要であり，長時間一定の姿勢を保つことができるよう，対象者には可能なかぎり安楽な姿勢をとらせる．体幹の側屈や固定性の低い前傾姿勢は腰部への負担が大きくなるため，十分注意する．また，治療後は気化熱によって体温が急激に低下するので，身体についた水は速やかにていねいに拭き取ることが大切である．

理学療法士は治療部位を確認し，治療の適応であるかどうかを十分チェックする．開放創を治療する場合は創部の状態を十分確認する．炎症所見が認められる場合は，炎症メディエーターの貯留や末梢感作によって温痛覚閾値が低下している可能性があるので，温度感覚によって疼痛が発生しない程度の温度を用いる．

1 気泡浴の実際

浴槽の底に気泡盤が装備されており，そこから噴出する気泡と温熱を用いて治療する（▶図1）．水中に置かれた気泡盤の表面にある多くの小穴から空気を送り出すことで浸水した身体全体に気泡による物理刺激を提供する．気泡浴では水・温熱の特性に加え，気泡による軽やかなマッサージ効果を有している．理学療法士は水中での他動運動やストレッチを同時に行うことができる．

対象者に治療目的と方法，水・温熱の特性を十分説明のうえ，同意を得てから実施する．水温は温浴（39〜42℃）の温度帯で行う．なお，気泡浴

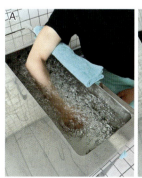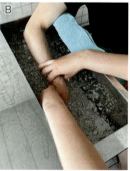

▶図1　気泡浴
A：気泡浴の実施，B：気泡浴と運動療法の併用

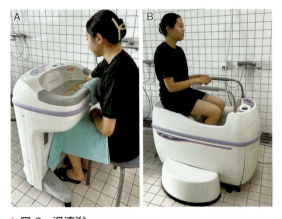

▶図2　渦流浴
A：上肢用渦流浴，B：下肢用渦流浴

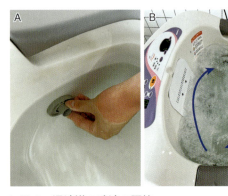

▶図3　渦流浴の噴流の調節
A：噴流のノズルを調節する．
B：浴槽内で渦を巻くように設定し，中央に生体を浸水させ間接的な噴流刺激を提示する．

では水が多くの空気と触れるため，水温の低下に注意する．入浴前に治療部位に開放創がないことを確認し，浴槽に浸水させる部位を綺麗に洗浄する．入浴後に気泡盤のスイッチを入れて気泡を発生させる．浴槽の水の量によっては，気泡が水の表面で弾ける際に浴槽外への水の飛散が生じるので，治療部位以外や服などが濡れないようタオルなどで覆っておくとよい．

治療時間は10～20分であり，目的に応じて治療部位の他動運動を行う．理学療法士は治療部位を適宜視覚的に確認するとともに，全身状態に配慮する．

治療後は，身体についた水滴をすばやくていねいに拭き取る．

2 渦流浴の実際

渦流浴装置は上肢用，下肢用，上肢下肢併用がある(▶図2)．上肢用の渦流浴装置は肘関節から前腕，手部までの治療が可能である．下肢用の渦流浴装置は，下腿から足部までの治療が可能である．下肢用の浴槽に入るためには浴槽壁を乗り越えて入浴する必要があるため，対象者は安定した手すりなどを把持し，転倒に注意する必要がある．

浴槽の前方，側方に空気を含んだ水を噴出するノズルがある．それぞれのノズルの向きは調整することができるので，治療部位への噴流の直接的・間接的な使用を選択したうえで慎重に実施する．ノズルから直接噴流を生体に曝露する際は水流が強い刺激となるので，十分注意する．必要に応じて関節可動域練習や軟部組織のストレッチなどの運動療法を併用する．

対象者に治療目的と方法，水・温熱の特性を十分説明のうえ，同意を得てから実施する．水温は温浴(39～42℃)の温度帯で行う．なお，渦流浴も水が多くの空気と触れるため，水温の低下に注意する．入浴前に治療部位に開放創がないことを確認し，浴槽に浸水させる部位を綺麗に洗浄する．入浴後に噴流のスイッチを入れて空気を含んだ水を噴出させる．浴槽の水の量や噴流の向きによっては，浴槽外へ水がこぼれたり，飛散する可能性があるので，治療部位以外や服などが濡れないようタオルなどで覆っておくとよい．

水を噴出する前にノズルの向きを調整する．局所の軟部組織の伸展性や循環促進，マッサージ効果を求める場合，ノズルに近いところからの噴流を直接生体に曝露する．ノズルからの噴流を間接的に生体に作用させる場合は，ノズルの向きを調整し浴槽内の水が渦を巻くように設定する(▶図3)．浴槽内で大きな水流(渦)が生じることによって，直接噴流を当てるよりも弱い刺激で水流を提供できる．直接的・間接的な噴流は，治療

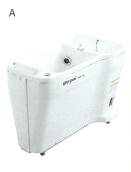
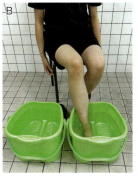

▶図4 交代浴
A：上肢用の渦流浴兼交代浴装置，B：下肢の交代浴の実施
〔A：酒井医療株式会社製〕

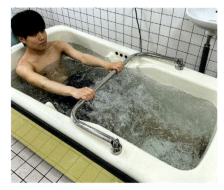

▶図5 全身浴装置

目的や治療部位の状態に合わせて実施する．理学療法士は目的に応じて浴槽内での自動運動，他動運動を行う．また，浴槽内に水の流れをつくることで，水流を抵抗とした抵抗運動の実施も可能である．水流を調整しつつ抵抗を増減させる．

治療時間は10〜20分である．理学療法士は治療部位を適宜視覚的に確認するとともに，全身状態に配慮する．また，治療中は対象者の姿勢に注意する．

治療後は，身体についた水滴をすばやくていねいに拭き取る．

3 交代浴の実際

交代浴は温水と冷水に交互に浸水させる治療法である．交代浴専用の浴槽か，四肢遠位が浸水できるバケツ程度の大きさの浴槽を用意する（▶図4）．微温浴（37〜39℃）から温浴（39〜42℃）の温水槽と冷水浴（10〜24℃）の冷水槽を用意し，一定時間ずつ交代でそれぞれの浴槽に四肢の遠位を挿入する．血管拡張と収縮反応の再教育，血流促進による末梢循環の向上，知覚過敏，疼痛の抑制などを目的に実施する．温水と冷水の刺激は，温度・浸水時間・浸水回数などを調整する．基本的には温水で開始し，温水で終了する．

対象者に治療目的と方法，水・温熱の特性を十分説明のうえ，同意を得てから実施する．温浴の温度帯（約40℃）と冷水浴の温度帯（約18℃）の浴槽を用意する．理学療法士はタイマー，温度計などを用意し，対象者の入浴部位を脱衣させ，治療直前に入浴部を洗浄する．

対象者にはまず温浴槽に浸水させることを伝え，開始する．プロトコルに準じて治療部位をそれぞれの浴槽に浸水させる．保温効果のないバケツを用いて治療する際は，温度計にて水温を随時確認しながら，適切な温度を維持できるよう配慮する．

治療後は治療部位に付着した水をバスタオルでていねいに拭き取る．

B 全身浴

全身浴装置は長座位での入浴姿勢（▶図5）となる．体幹遠位までの浸水とすることが多い．浴槽内にある気泡や噴流の発生装置を用いて，全身の生理学的変化を求める治療法である．

Hubbard（ハバード）タンク〔第Ⅰ部第1章の図6（→6ページ）参照〕はひょうたん型の全身入浴用の大型の装置である．四肢の外転方向への運動を実施できるよう頭側，尾側にて左右方向に広がり，腰部周辺がくびれた形になっている．浴槽外からストレッチャーで入浴できることも特徴であり，運動機能が低下している対象者であっても全身浴

を実施することが可能である.

1 全身浴の実際

対象者に治療目的と方法,水・温熱の特性を十分説明のうえ,同意を得てから実施する.一般的な全身浴装置は給水に時間がかかるので,治療前に適切な温度帯の水を入れておく必要がある.水温は副交感神経優位にするためには不感温浴(34〜37℃),炎症メディエーターの除去などを目的に循環促進を目的とする場合は微温浴(37〜39℃)から温浴(39〜42℃)に設定しておくとよい.全身浴装置では水が身体や空気と触れる面積が大きいので,水温の低下に注意する.

対象者を水着に着替えさせ,入浴直前に浴槽内の水温と同じ水温のシャワーで対象者の全身を濡らし,身体を十分に洗浄する.洗浄後,速やかに全身浴装置に入浴させる.身体が濡れた状態で浴槽の外で過ごすことは気化熱によって体温が低下していくので注意する.水治療法室の気温・湿度にも注意する.

据え置き式の全身浴装置の場合,対象者は浴槽壁を乗り越えて入浴しなければならない場合が多い(▶図5).身体,浴槽壁などが濡れている場合は特に転倒に注意する.浴槽底には必要に応じて滑り止めマットを配置するとよい.ストレッチャーで入浴する全身浴装置の場合,入浴後の姿勢をあらかじめとらせたうえで,対象者の身体をベルトでストレッチャーに固定する.対象者は不安や恐怖を感じやすいので,十分な説明と声かけをしながら,対象者の身体に手を添えて入浴させるとよい.シャワーで身体を洗ってから時間が経過すると体温が低下するので,安全かつ速やかに入浴させる.

入浴中は,提供する刺激を選択して気泡発生装置や噴流装置のスイッチを入れる.噴流を身体に近い位置から直接的に曝露すると非常に強い刺激となるので,十分注意する必要がある.

治療時間は10〜20分とし,対象者のバイタルサインを随時確認する.

治療後,浴槽から出る際には,濡れた浴槽壁や床で転倒しないよう十分注意する.ストレッチャーで水から上がる際には,床に水が大量に飛散するので,対象者,理学療法士ともに転倒に注意する.水から上がったあとはシャワーで身体を洗い,バスタオルで身体についた水を拭き取る.

C リスク管理

全身浴では,対象者の身体全体に水の物理的作用,生理学的作用を提供するため,身体への負担が大きくなる可能性がある.このため,対象者の状態を確認しつつ,随時バイタルサインの確認をするとともに,対象者の主観的な訴えを随時確認することが大切である.初回治療は5〜10分程度の治療時間とし,2回目以降,治療時間を徐々に延長していく.

また,対象者にとって顔面への水の飛散は不快であり,気泡や噴流を用いる際は注意する.治療後の退浴時には,気化熱を十分考慮することが大切である.対象者の全身についた水をバスタオルですばやく拭き取り,体温の低下に注意する.

1 水治療法の適応と禁忌

水治療法では浮力,動水圧,静水圧などの物理的特性,水や温熱・寒冷刺激による自律神経機能,代謝機能,呼吸機能,腎機能などの生理学的特性を十分理解し,それらを調整しつつ対象疾患の適応を理解する必要がある.

禁忌は感覚情報のフィードバックができない感覚障害を有する者,急性炎症,皮膚疾患,感染症などである.各治療法の適応と禁忌を**表1**に示す.

2 水治療法の治療方針

各対象疾患に対する水治療法の選択と治療方針について提示する（▶表2）．いずれの治療法においても明確なオリエンテーションに加え，対象者の同意のうえで実施する．また，治療開始当初は治療時間を短くしたり弱い物理的刺激を用い，治療効果と対象者の状況を見極めながら注意深く実施していく．

3 水治療法室の汚染防止と感染予防

レジオネラ肺炎はレジオネラ属菌による感染症で，病勢の進行が速い．特に高齢者や免疫機能の低下した者については重篤な症状をきたす可能性がある[1]．レジオネラ属菌は入浴設備や給湯設備などに付着するバイオフィルム内の微生物の細胞内で繁殖し，これらの設備に発生するエアロゾルを吸入することによって感染する．家庭用の循環式浴槽や公衆浴槽におけるレジオネラ症への感染例は多く報告されている[2]．レジオネラ属菌は湿潤環境で繁殖しやすく，水治療法室では発生しやすい環境となる．

水治療法で用いる浴槽は，対象者や理学療法士の角質や皮脂，汗，ほこりなどによって汚染される可能性が高い．これらをバイオフィルムとして

▶表1　水治療法の適応と禁忌

治療モダリティ	適応	禁忌
局所浴		
気泡浴・渦流浴	●局所の循環障害 ●慢性炎症，疼痛 ●筋緊張の亢進 ●関節拘縮 ●熱傷の急性期（感染予防を徹底）	●感覚障害のある部位 ●悪性腫瘍組織 ●急性炎症 ●皮膚疾患・感染症
交代浴	●末梢動脈閉塞疾患 ●複合性局所疼痛症候群（CRPS） ●慢性疼痛 ●捻挫・腱炎	●阻血状態の四肢 ●開放性の外傷 ●安静時の疼痛
全身浴	●循環障害 ●慢性炎症，疼痛 ●筋緊張の亢進 ●関節拘縮 ●熱傷の急性期（感染予防を徹底） ●端座位がとれない者はストレッチャーでの入浴が可能	●感覚障害のある部位 ●悪性腫瘍組織 ●急性炎症 ●皮膚疾患・感染症

▶表2　水治療法の治療方針

適応症状	水治療法の選択	治療の方針
循環障害	全身浴 渦流浴・気泡浴 交代浴	37～42℃（微温浴・温浴），10～15分 40～42℃（温浴），10～20分 温浴層38～44℃，冷浴槽10～18℃ 4分の温浴⇒1分の順に4～8回繰り返し，温浴で終了
関節拘縮	全身浴 渦流浴・気泡浴	37～42℃（微温浴・温浴），10～15分+ROMex 40～42℃（温浴），10～20分+ROMex
慢性炎症	全身浴 渦流浴・気泡浴	37～42℃（微温浴・温浴），10～15分 40～42℃（温浴），10～20分
CRPS	交代浴	温浴層38～44℃，冷浴槽10～18℃ 4分の温浴⇒1分の順に4～8回繰り返し，温浴で終了
筋緊張亢進	全身浴 渦流浴・気泡浴	34～37℃（不感温浴），10～15分 34～37℃（不感温浴），10～20分
褥瘡・創傷	全身浴 渦流浴・気泡浴 灌注	34～37℃（不感温浴），10～15分 34～37℃（不感温浴），10～20分 34～37℃（不感温浴） 生理食塩水にて注射器や灌注装置を用いる

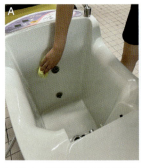 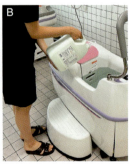

▶図6　浴槽の洗浄と消毒
A：浴槽壁は浴槽洗剤で洗浄する．
B：浴槽内は3 ppm次亜塩素酸ナトリウム溶液を循環させて消毒する．

病原細菌が増殖し，小さな粒子径のエアロゾルとして空気中を漂い各種感染症の感染源となる．

レジオネラ属菌はバイオフィルムのなかで繁殖するため消毒薬から保護され，浴槽の清掃や浴槽水の消毒では不十分な場合がある．この対策としては，濾過器や配管内に付着するバイオフィルムを抑制，除去することが必要となる．

4 感染予防の具体的対策

感染症や開放創の治療後は必ず水を交換し，それ以外であっても浴槽内の水は毎日交換する必要がある（▶図6）．

浴槽の清掃は，家庭用の浴槽洗剤を用いて洗浄し，排水口のフィルターも水を交換するたびに取り外して清掃する．また，配管内は次亜塩素酸ナトリウム溶液を用いて消毒する．浴槽内の水を次亜塩素酸ナトリウム3 ppm（mg/L）の状態で30分ほど循環させ，浴槽，配管に加え各種装置をすべて可動させ消毒する．その後は一度排水し，水を取り替えて5分程度のすすぎを3回繰り返すことが必要である．

市販の次亜塩素酸ナトリウム溶液の濃度は12％のものが多く，30 Lの水が入る上肢用の渦流浴装置であれば0.75 mL，60 Lの水が入る下肢用の渦流浴装置には1.5 mLの次亜塩素酸ナトリウム溶液（12％）を入れるとよい．なお，0.75 mLは水滴として約15滴，1.5 mLはペットボトルの蓋（約5.0 mL）の1/3程度である．

60 Lの水を3 ppm（3 mg/L）の次亜塩素酸ナトリウムで洗浄する場合，次の式に当てはめて計算すると，12％の次亜塩素酸ナトリウム溶液を1.5 mL入れるとよいことになる．

$$3\,\mathrm{mg/L} \times 0.06\,\mathrm{m}^3 = 3\,\mathrm{g/m}^3 \times 0.06\,\mathrm{m}^3$$
$$= 0.18\,\mathrm{g} = 0.18\,\mathrm{mL}$$
$$0.18\,\mathrm{mL} \times 100/12 = 1.5\,\mathrm{mL}$$

●引用文献

1) 厚生労働省：レジオネラ症を予防するために必要な措置に関する技術上の指針．厚生労働省, 2003.
2) 薮内英子：家庭用24時間風呂浴槽水のLegionella pneumoniaおよびその他の細菌汚染—その生物浄化機構に関連して．日環感, 11:221–227, 1996.

水治療法の実習

> **学習目標**
> - 水治療法の基礎的事項を整理する.
> - 水治療法の実践方法を確認する.
> - 渦流浴が身体に与える影響について整理する.

A 渦流浴

1 実習目的

温浴(39～42℃)の温度域での渦流浴にて，温熱刺激と筋を対象とした噴流の直接的刺激を用いて軟部組織伸展性の向上を確認する.

2 実習方法

ⓐ 使用機器
上肢用渦流浴装置，手指測定用のゴニオメータ，タオル

ⓑ 被験者
上肢に開放創のない被験者1名

ⓒ 実習内容
① 既往歴，実習日の体調に問題がないか問診する．被験者の両上肢を視診し，開放創がないことを確認する．
② 肘関節伸展位，手関節背屈位にて左右の示指中手指節(MCP)伸展可動域を測定する．
③ 上肢用渦流浴装置に水を入れ，40℃にて保温する．
④ 渦流浴装置に片側上肢を肘関節の近位まで浸水させる．ノズルの方向を調整し，前腕近位尺側の手・手指屈筋群に噴流を直接的に当てる．もう片方の上肢は手関節の近位まで浸水させ，MCP関節付近を目指して直接的に噴流を当てる(▶図1)．治療時間は15分とする．
⑤ 治療後，タオルで水をていねいに拭き取ったら，②と同様に左右の示指MCPの伸展可動域を測定する．

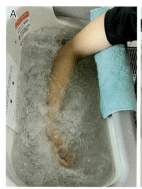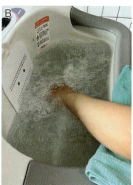

▶図1　上肢渦流浴の実習
A：片側上肢は肘部まで浸水させる．
B：対側上肢は手部まで浸水させる．

3 実習結果

治療前の示指MCP伸展可動域，治療後の肘関節近位まで浸水させた場合の示指MCP伸展可動域，手関節の近位まで浸水させた場合の示指MCP伸展可動域を記録して表にまとめる．

4 考察

対流する水のなかで浸水部のすべての身体は水と接触しており，温熱刺激に伴う温度上昇が生じやすいうえ，渦流浴装置にて保温された水は常に一定温度を維持できる．これらは凹凸部位における接触面が限られるホットパックや，保温された水よりも温度低下してしまうパラフィン被膜に比べて，温熱刺激が定常状態で維持することが可能である．このため，治療部位への温熱刺激を効率よく提供でき，軟部組織の伸展性の向上が得られる．さらに，渦流浴では噴流を用いてマッサージ効果を得ることができる．

肘関節伸展・手関節背屈位での示指MCP伸展は手指屈筋群の静止張力が影響し，被験者の屈筋群に軽い伸張痛を感じる．また実験者は筋性のエンドフィールを知覚できる．伸張痛の度合いをVAS(visual analogue scale)やNRS(numerical rating scale)で表現させるとともに，実験者のエンドフィールの感覚を表現することで前腕全体を渦流浴装置に浸水させた場合の利点を考察できるであろう．

水治療法の臨床応用

A 橈骨遠位端骨折に対する局所浴

1 症例提示

70歳代，女性

自宅居室にて移動しようとした際にコードにつまずき転倒した際に左橈骨遠位端骨折を受傷した．転移は少なくシーネによる固定にて保存療法となり，2週間が経過した時点で局所浴を開始した．左前腕から手指にかけて軽度の浮腫が認められ，手指の屈曲可動域に制限を認め，指尖と近位手掌皮線との距離は25 mmであった．主観的症状としては，前腕近位橈側の伸張痛，手指運動時の違和感，恐怖感があった．

2 物理療法の選択

ⓐ 考えられる物理療法

パラフィン浴，気泡浴，渦流浴

ⓑ 使用機器

渦流浴

ⓒ 選択した理由

手指伸筋群の短縮と浮腫に伴う手指屈曲可動域制限であると推測される．パラフィン浴は手部から前腕にかけての温熱刺激の提供としては有効であるが，実施時の自動・他動運動が不可能であるため，渦流浴を選択する．渦流浴を含めた局所浴では水温の管理が容易であり，浸水部全体への温熱刺激の提供が可能である．また，渦流浴は気泡浴に比べ噴流を用いることができ，局所のマッサージ効果，浴槽内での関節可動域練習中の弱い抵抗として用いることができる．

3 物理療法の方法論

上肢用渦流浴装置を用いる．設定温度を40℃とし，左上腕遠位まで浸水させる．治療開始当初はノズルの向きを調整し，噴流を直接前腕や手に向けず，浴槽内で渦をつくるよう水の流れをつくる．手指，手関

節の自動運動を行いながら20分間の治療とする．他動運動時には中手指節(MCP)，近位指節間(PIP)，遠位指節間(DIP)関節，橈骨手根関節の関節包内運動を考慮しつつ，愛護的に実施する．

2〜3回実施したのち，前腕近位橈側に噴流を向けて直接的な刺激を提示する．また，手掌に向けて噴流を提示しながら，手指屈曲の自動運動(軽い抵抗運動)を行わせる．抵抗量はノズルと手部の位置で調整する．

ⓔ 配慮する点

①患者にとって初めての水治療法は不安を感じるため，適切なオリエンテーションと穏やかな刺激強度から開始する．

②治療後は水が飛散しないよう注意し，上肢についた水滴をていねいに拭き取る．その後，前腕を中心にバスタオルで包み保温する．

③治療後の水は患者の皮脂や角質，汗が混入しているので，交換し浴槽の清掃を行う．

ⓑ 治療量の設定

水温は40℃，開始当初は10分とし，噴流は用いないか，浴槽内で渦をつくる程度とする．2〜3回実施後は20分の実施とし，噴流を前腕，手部に直接提示し，マッサージ効果と弱い抵抗運動を実施する．

4 治療効果の評価

手指の関節可動域測定，主観的な訴えを聴取する．

5 考察

渦流浴にて提示した前腕以遠の上肢全体への温熱刺激，噴流による筋のマッサージ刺激によって軟部組織の粘弾性の改善，局所循環の改善が考えられる．また，手掌への噴流の提示によって手関節，手指の屈曲方向への抵抗運動として用いることができるうえ，その負荷量を患者の主観によって調整することが可能である．受傷から3〜4週間経過後，渦流浴とともに，積極的に関節モビライゼーション，筋力強化練習を実施し，自主トレーニングの方法も指導する．

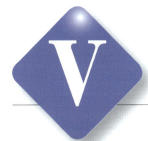

電気刺激療法

第1章

電気刺激療法の定義・分類

学習目標
- 電気刺激療法の定義について学ぶ.
- 電気刺激療法の分類について学ぶ.
- 物理療法における電気刺激療法の位置づけについて学ぶ.

A 電気刺激療法の定義

電気刺激療法(electrical stimulation)は, 生体に電流を流すことでなんらかの治療効果を得ようとするものであり, 主な対象組織は神経・筋である. 電気刺激はその種類に応じて, 関節可動域(ROM)の改善, 筋力増強効果, 鎮痛効果, 筋緊張の緩和(痙縮の改善), 筋萎縮の予防, 循環の改善, 神経筋再教育, 創傷治癒, 浮腫の改善, 排尿の改善, 動作・歩行などの機能再建などさまざまな分野で活用されている. 電気刺激の効果はさらに, 糖輸送体蛋白質の増加作用, 血管新生作用, 血流増加作用, 筋線維タイプの変化なども考慮して実施される.

神経・筋の活動は, 細胞膜の電位が変化し, 閾値を超えて脱分極することによって発生する活動電位によって行われる. 電気刺激療法は主に表面電極から電流を流し, 脱分極することで生じる生理的反応を治療的に用いる. 電気刺激療法の歴史は古く, 紀元前より疼痛軽減を目的に使用されたが, 1962年のMoeら[1]の片麻痺歩行再建の報告から, 機能的な補助としての**機能的電気刺激療法**(functional electrical stimulation; FES)を中枢神経系の障害によって失われた機能回復に用いて代行・代償しようとする治療にも発展してきた.

B 電気刺激療法の分類

電気刺激療法は, 大きく機能的電気刺激療法(FES)と**治療的電気刺激療法**(therapeutic electrical stimulation; TES)に分けられる(▶図1). FESとは疾病により障害された器官の機能を, 本来の制御指令と同様の電気刺激による神経刺激によって, 目的に合った機能を代償または補完するものである. たとえば, 深腓骨神経麻痺によって前脛骨筋の収縮がなく下垂足となるため, 歩行中の足関節の背屈をFESによって促すことで, 歩行時の足尖のクリアランスを改善させる. TESは, 疼痛軽減や運動機能改善のための治療に用いる電気刺激の総称である.

電気刺激の応用として, 心臓ペースメーカー, 聴覚補綴, 感覚代行, 排尿にも活用される.

BMI(brain machine interface)は脳活動をリアルタイムにモニタリングして, 運動を意図したときに機器を通じて対象となる筋を電気刺激して運動を引き出す方法で, 重度な麻痺患者に適応が進められている. まだ医療的には認可されていないが, 臨床研究が進んでいる領域として, **経頭蓋直流電気刺激**(transcranial direct current stimulation; tDCS)は脳活動を, 経皮的脊髄電気刺激は脊髄に電気刺激を与えて脊髄の活動を一時的に変化させる(neuromodulation；ニューロモデュレー

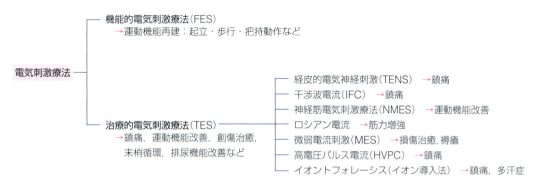

▶図1 電気刺激療法の分類
TENS：transcutaneous electrical nerve stimulation, IFC：interferential current, NMES：neuromuscular electrical stimulation, MES：microcurrent electrical stimulation, HVPC：high voltage pulsed current

ション）．筋電図に比例してリアルタイムに電気刺激が出力されて随意運動を介助する**随意運動介助型電気刺激装置**（integrated volitional control electrical stimulator；IVES）や，筋活動に応じた患者へのフィードバックを与えたり，HAL® などのロボットのように生体の電気的な活動による下肢の随意運動を制御する機器も増えている．

C 物理療法における電気刺激療法の位置づけ

日本リハビリテーション医学会の行った，医療機関における運動療法機器・作業療法機器の使用頻度に対する調査報告[2]によると，低周波・干渉波装置の所有率は高い．神経障害患者だけでなく，運動器疾患，スポーツ領域，内部障害領域など幅広く電気刺激療法が可能である．最近は神経・筋以外に対する効果も明らかになったこと，刺激装置の軽量化，個人所有ができる程度の安価な装置，安全性の改善などにより，電気刺激療法の活用の幅は広がっている．その他，電気刺激に加えて強制使用（constraint-induced；CI）療法や促通反復療法，ボツリヌス療法などと組み合わせたハイブリッドな治療法の展開，BMIによる脳活動の分析から電気刺激などにより四肢の運動を誘発するなど，以前とは異なる位置づけになりつつある．使用用途を明確にするために，適切な評価に裏づけされた刺激強度などの設定は重要である．

●引用文献
1) Moe, J.H., et al.: Functional electrical stimulation for ambulation in hemiplegia. J. Lancet, 82:285–288, 1962.
2) 日本リハビリテーション医学会関連機器委員会：「運動療法機器・作業療法機器の使用頻度およびその効果」に関するアンケート調査結果. リハ医学, 45:559–568, 2008.

第
2 章

電気刺激療法の
基礎と生理学的作用

学習目標
- 電気の基礎知識，電気刺激による生体の反応の基礎について学ぶ．
- 電気刺激療法の物理的な仕組みから生理学的作用について学ぶ．
- 電気刺激を用いた診断について学ぶ．

A 電気刺激療法の基礎

1 電気刺激療法の基本的事項

生体は電気的な信号で神経活動や筋活動が生じている．電気刺激療法はその生体に外部から電気を流すことによって生じる電気的な変化を治療として用いている．そのため電気刺激を生む物理学的な要素を理解したうえで，生体で生じる生理学的な変化について理解する必要がある．

a 電気刺激療法の物理学的な要素

物質の最小単位は原子であり，原子の集合体が物質をつくる．原子には**原子核**と**電子**が含まれて

用語解説

クーロン力　2つの電荷があれば，この2つの間で相互にクーロン力* が働く．電荷はプラスの電荷とマイナスの電荷があり，たとえば，プラスチック製の下敷きを擦って髪の毛につけると吸い付く現象がある．この際，一方はプラスでもう一方はマイナスの電荷を生じている．クーロン力の大きさは電荷の積に比例して，距離の二乗に反比例するというクーロンの法則が存在する．電荷の単位はクーロン（C）で表される．電荷が大きく，電荷間の距離が短いほどクーロン力が強く，誘電率が大きいほどクーロン力は伝わりにくい．

$$*F = k\frac{q_1 q_2}{r^2}$$

k：比例定数，r：距離，q：電荷

おり，原子核はプラス（＋）の電荷をもつ陽子と，電荷のない**中性子**からなり，電子はマイナス（−）の電荷をもっている．プラスとプラスが反発するように，同じ符号の電荷間には反発する力，反対に異なる符号の電荷間には引き合う力が作用するが，これを**クーロン力** 用語解説 という．このクーロン力が作用する空間のことを，**電場**または**電界**と呼ぶ．原子核の周囲を回転する電子以外に，マイナスの電荷のある**自由電子**が存在し，電気とはこの自由電子の動きのことを指す．

電荷の位置のことを**電位**といい，1クーロン（C）の電荷が移動する際に生じるエネルギーのことを1ジュール（J）とされ，この電位差（電圧）が1ボルト（V）となる．点電荷による電位はクーロンの法則から次頁の式1で表される．電位は単位電荷あたりの位置エネルギーということになる．

1アンペア（A）の電流は，毎秒1Cの電荷が運ばれることを指す．この電流が流れる導体のなかで電荷の流れを妨げる障害のことを抵抗 R，単位はオーム（Ω）という．抵抗値が大きいほど電流の流れを妨げる．この電圧 E と電流 I，抵抗 R には一定の関係性があり，これを**オームの法則** 用語解説 という（次頁の式2）．たとえば，2Vの電池回路に2Ωの抵抗をつなげると，流れる電流は1Aとなる．交流回路では，電流の流れの障害となる抵抗 R に類似した意味で**インピーダンス**（Z，単位は Ω） 用語解説 があり，電圧 V と電流 I との

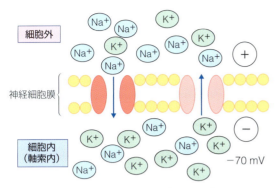

▶図1 静止膜電位のイオンの流れと電位
細胞内はカリウムイオン(K^+),外側はナトリウムイオン(Na^+)が多数存在し,イオンチャンネルを通じて各イオンが行き来可能である.また,この状態での電位差を静止膜電位という.
〔生野公貴:電気を用いた治療の基本.庄本康治(編):PT・OTビジュアルテキスト——エビデンスから身につける物理療法.第2版,p.203(図4),羊土社,2023 より〕

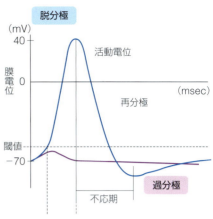

▶図2 活動電位の変化
細胞外の基準電位を 0 mV としたときに,細胞内は約 -70 mV の電位を示す.閾値を超えない場合には過分極は生じない(下の線).閾値を超えた場合に脱分極が生じ,その後静止膜電位に戻ることを再分極という.活動電位発生直後には,大きな刺激を加えても活動電位が生じない期間(不応期)がある.
〔生野公貴:電気を用いた治療の基本.庄本康治(編):PT・OTビジュアルテキスト——エビデンスから身につける物理療法.第2版,p.203(図6),羊土社,2023 より〕

比となる.

- $Q(C)$ の点電位から $r(m)$ 離れた地点での電位 $V(V)$ は以下のようになる.

$$V = \frac{k \times Q}{r} \quad (k:クーロン定数) \quad (式1)$$

- オームの法則

$$I = \frac{E}{R} \quad \left(A = \frac{V}{\Omega}\right) \quad (式2)$$

b 電気刺激療法が作用する生理学的な要素

細胞の内外には**電位差**(静止膜電位)があり,内側はカリウムイオン(K^+),外側はナトリウムイオン(Na^+)が多数存在し,細胞内の電位は外側に対して約 70 mV 低くなっている(▶図1).神経の興奮はこの膜電位の変化で生じる.イオンチャンネルを介して Na^+ が細胞内に流入し,K^+ が細胞外に流出することで,細胞内の膜電位が約 40 mV まで上昇する現象を**脱分極**という(▶図2).この電気的な変化で神経の興奮が伝達される現象を,電気刺激で利用する.

電気的な神経線維の興奮が刺激された部位から両方向へ伝導されることを,**両側性伝導**という.1つの神経線維を刺激した場合に,電気的な興奮

用語解説

オームの法則 電流が流れる回路に生じる電圧・電流・抵抗の関係をオームの法則* という.物体ごとに電流の流れやすさは異なるが,このことを電気抵抗という.ある電圧をかけたときに,電圧が高いと電流も大きくなり,また抵抗が少ないほど電流が物体を流れる.電流の流れやすさは,高低差を表す電圧の大きさと,その間の障壁となる抵抗の少なさで決まる.

$$*E = IR \quad \left(I = \frac{E}{R}\right)$$

E:電圧〔単位はボルト(V)〕,I:電流〔単位はアンペア(A)〕,R:抵抗〔単位はオーム(Ω)〕

インピーダンス 直流回路ではオームの法則に従って電圧と電流の関係性を示せるが,交流回路の電圧と電流の比のことをインピーダンス* という.これは,交流回路における電流の流れを妨げる,電流の流れにくさを表している.インピーダンスの記号には Z を用いて,単位はオーム(Ω)である.入力インピーダンスが高いと出力回路の負荷が軽くなるため,信号を伝えやすくなる.出力インピーダンスが低いほど信号を伝える力を強める.

$$*\dot{Z} = \frac{\dot{V}}{\dot{I}}$$
$$\dot{V} = \dot{Z}\dot{I}$$

V:電圧〔単位はボルト(V)〕,I:電流〔単位はアンペア(A)〕,Z:抵抗〔単位はオーム(Ω)〕

は求心性(脊髄の方向)と遠心性(筋の方向)の両方へ伝導される．この電気的な神経活動の変化の基本については理解しておく必要がある．

◉ その他の電流の生理学的作用

電流を生体内に流すことによって生じる作用として，①電熱学的作用(電流によって生じる熱：ジュール熱)，②電気化学的作用(電流によって生じる陰極下でのアルカリ化，陽極下での酸性化)，③電気物理学的作用(前述した膜電位の変化)がある．電気刺激療法は主に電気物理学的な作用を考慮して刺激を実施するが，刺激部位の発熱による熱傷や酸・アルカリの変化についても注意が必要である．

2 治療電流の基本事項
◉ 電流のタイプ

電気刺激療法に用いられる電流は，直流電流(direct current)，交流電流(alternating current)，およびパルス電流(pulsed current)に分けられる．

(1) 直流電流

直流電流は一方向に持続的に流れる電流のことを指し，電極のプラスからマイナスに向かって流れる(▶図3)．直流電流を用いた治療は，創傷治癒・脱神経筋への刺激，そのほかに前庭神経刺激，経頭蓋直流電気刺激などがある．直流電流は皮膚損傷や熱傷を引き起こしやすいため注意を要し，治療時には刺激強度，抵抗，実施後の皮膚の状態を把握する．

(2) 交流電流

交流電流は流れる方向が交互に逆転し，交互

> **用語解説**
> **パルス電流** 短時間に瞬間的に流れる電流のことを指す．電流値がパルス状に変化する電流であり，代表的なパルス波形には，矩形波，三角波，ガウス波などがある．これらの電流の特性を利用して，高電圧パルス電流は波形の形状(単相性，2相性，対称性，非対称性)，刺激周波数，刺激強度，刺激パルス幅，刺激時間(通電時間，休止時間)などを治療目的によって定める．

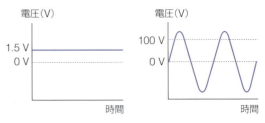

▶図3 直流電流と交流電流の違い

に電極のマイナスとプラスの極性が変化する(▶図3)．交流電流は極性が変化する(入れ替わる)ため，皮膚への電気化学的な反応が少なくてすむ．交流電流を用いた治療法として，干渉波とロシアン電流がある．

①**干渉波**〔第6章「電気刺激療法の実際④：中周波，干渉波」(→ 153ページ)参照〕：異なる2種類の交流波形(1,000～10,000 Hzの中周波帯域)を，身体内部(深部組織)で干渉させることで生じる低周波を活用した治療法である．

②**ロシアン電流**：2,500 Hzのキャリア周波数の交流波形を1秒間に50バースト生成し，低周波成分としての電気刺激が可能で，効率よく筋収縮をおこす方法として開発された．

(3) パルス電流

パルス電流(パルス波)用語解説とは短時間に急激な変化をする電流(または波形)信号であり，単相性と2相性に分けられる．なお，パルス波のうち duty比(パルス幅と周期の比率)が1：1またはpulse widthが50％のものを**矩形波**と呼ぶ．1方向性で直流電流に類似した特性をもつものが単相性であり，2方向性で交流電流に類似した特性をもつものが2相性である．2相性パルス波には対称性と非対称性に分けられる(▶図4)．これらの特徴から，長時間の使用でも電気化学的な反応が少なく，両方の極性(双方向性)で刺激する2相性パルスの治療器が多い．

パルス波の特徴を図5に示す．1パルスの長さを**パルス時間**(pulse duration)・**パルス幅**(pulse width)，パルス間の長さを**パルス間隔**(pulse in-

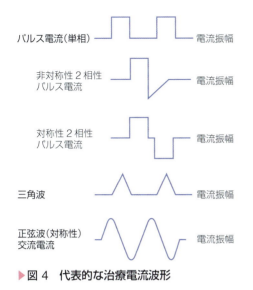
▶図4 代表的な治療電流波形

terval）と呼ぶ．①パルス振幅（pulse amplitude），②パルス時間（パルス幅），③波形の傾きは，**刺激の3要素**と呼ばれている．

b 刺激パラメータの設定

電気刺激療法で最も重要なことは，刺激パラメータの設定を理解して実施できることである．さまざまなパラメータを調整することで目的とする刺激を与えるが，電気刺激により発生する筋収縮力を調整する方法は，①パルス振幅，②パルス時間，③周波数の3つの要素で調整できる．

（1）刺激強度（振幅）の設定

電気刺激によって神経が興奮し，閾値を超えると感覚神経であれば感覚入力が生じ，運動神経であれば筋収縮が生じるため，一定以上の電流強度（intensity）を必要とする．弱い電流でも閾値の低い神経線維は興奮するが，閾値が高い神経線維は興奮しないことになる．また，閾値の異なる神経線維が混在している場合，強度を高めれば興奮する神経線維の数は増加し，感覚入力や筋収縮も強くなる．

（2）パルス時間（パルス幅）の設定

パルス時間（パルス幅）を増大すれば，少ない刺激強度で神経の脱分極を生じさせるが，感覚線維も刺激することになり，筋収縮量は増大するが痛みも引き起こす．パルス時間の延長は抵抗値の増大にもつながり，痛みや熱傷のリスクが増大する．筋収縮を目的とする場合に，パルス時間は200～400 μsec（0.2～0.4 msec）のパルス時間を用いるが，廃用性筋萎縮を含む神経性の運動麻痺筋では，パルス時間が短いと筋収縮をおこさないこともあり，パルス時間を調整して対応する．

（3）刺激パルス波形と傾き（立ち上がり時間・立ち下がり時間）

1つの電気パルスにおいて電流強度が最大になるまでの時間を**立ち上がり時間**といい，反対に最大からゼロになるまでの時間を**立ち下がり時間**という（▶図5）．神経筋を興奮させるためには急峻な電流変化が必要となる．矩形波の傾きは垂直であり，立ち上がり時間はゼロに近いため，不快感や痛みが生じる可能性がある．三角波ではゆっくりと立ち上がるため，正常な神経筋では順応によって神経の興奮がおこりにくい．

（4）刺激周波数の設定

刺激周波数（frequency）とは一定時間で刺激される周波数のことをいい，1秒間に1回の刺激される場合は1 Hz（パルス波の場合は1 pps）となる．神経筋の興奮は，全か無の法則に従って生じるが，その反応の強さは刺激の頻度に比例する．筋収縮の場合，刺激周波数が大きいほど強い筋収縮が生じる．これは，閾値以上の1発の刺激パルスで刺激した場合に筋は1回の単収縮が生じるが，すぐに弛緩する．これを連続で2回刺激すると最初の筋収縮後の弛緩前に刺激が加重されることで，筋収縮力は大きくなる（**不完全強縮**）．さらに刺激数を増やすと，1回ごとの反応はなくなるが，強い筋収縮が生じる（**完全強縮**）（▶図6）．一定以上の周波数の刺激によって円滑な強縮が誘発され，筋収縮力（発生張力）も上昇するが，高い周波数で刺激するほど，早く筋疲労を生じさせる．そのため，通常の筋収縮を促す刺激頻度は20 Hz以上で実施する．遅筋線維では10～20 Hzの低頻度パルス刺激，速筋線維では30～60 Hzの高頻度

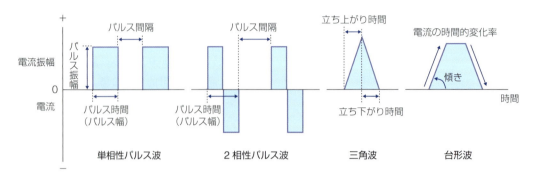

▶図5　パルス電流波形のパラメータ
パルス振幅：刺激の強さ（intensity）
パルス時間：電流の刺激時間（duration）
パルス振幅＋パルス間隔：周波数を決める際の時間，周波数（frequency）

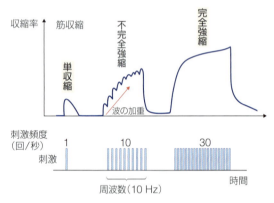

▶図6　周波数と筋収縮
〔坂口 顕：電気刺激のパラメータ．石川 朗（編）：15 レクチャーシリーズ 理学療法テキスト——物理療法学・実習，pp.99–102，中山書店，2014 より改変〕

パルス刺激で興奮するといわれている．

(5) 刺激間隔の設定

　刺激と休止の間隔であり，刺激している時間（on）と休止時間（off）の割合が刺激間隔（on/off 時間）と表される（▶図7）．電気刺激で筋収縮を誘発する場合，筋疲労が問題となるため刺激間隔は 1：1 以上（1：1〜1：5 までが一般的）とし，off 時間を長くする．電気刺激初期では on/off 比を 1：5 程度にして off 時間を長く設定し，慣れてきたら 1：2 に変更するなどの対応を行う．

(6) 変調

　同一の刺激を繰り返すと神経は反応しなくなり，これを順応（adaptation）という．順応を予防するために，刺激強度，刺激周波数，パルス時間のパラメータのうち 1 つ以上を変化させることを変調という（▶図8）．

(7) 刺激−休息時間（duty cycle）

　正確にはパルス時間をパルス周波数で割った値であるが，1 回の治療時間内（通常 10〜30 分）での通電時間と休止時間との比率を表す．

(8) バースト波，バースト周波数の特性

　一連のパルス波の塊をパッケージ（バースト）とする波形である．この波形の 1 秒間に繰り返される数をバースト周波数という．この刺激はロシアン電流や筋力増強，経皮的電気神経刺激（TENS），経頭蓋磁気刺激でも活用される．

　バースト波において，刺激強度のピークまでかかる全体的な時間をランプアップ時間といい，ピークからゼロまでの全体的な時間をランプダウン時間という．この時間が長いほど不快感がなく，疼痛が少ない（▶図7）．

C 刺激電極の種類と極性

(1) 電極の種類

　電気刺激を実施する場合には 1 対 2 個の電極が必要である．一般的に，自着性電極，スポンジ電極，吸引カップ電極など，さまざまな部位に対応できるように大きさや材質の異なる電極が用い

第2章 電気刺激療法の基礎と生理学的作用 ● 113

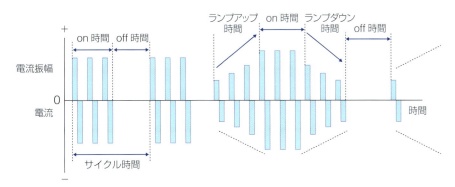

▶図7 on/off時間とランプアップ時間・ランプダウン時間
刺激強度のピークまでにかかる時間をランプアップ時間，反対にピークからゼロまでの時間をランプダウン時間といい，ランプアップ時間が長いほど不快感や痛みが生じない．

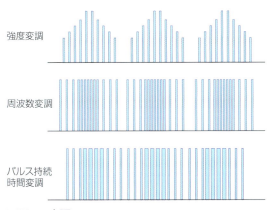

▶図8 変調
〔坂口 顕：電気刺激のパラメータ．石川 朗（編）：15レクチャーシリーズ 理学療法テキスト──物理療法学・実習，pp.99-102，中山書店，2014より改変〕

られる（▶図9）．その他，刺激する部位や目的によって特化した専用の電極も開発されている．電極の選択で最も考慮すべきは電流密度であり，これは電極の面積に依存しており，面積が大きいほど電流密度は低くなる．電流密度の増大は熱傷のリスクを高める．

下肢などの大きい筋の場合は運動点（モーターポイント）の分布も広いため，大きい電極を用いる．神経刺激の場合は運動神経が表層に存在するため，小さい電極を用いるなど，刺激する部位によって変える．大きい電極の場合は，目的とする刺激部位以外に刺激が入力される可能性があるので注意する．電極がしっかり貼付されていないと，大きな電極を用いていても接触面積は小さくなり，熱傷などにつながる．

電極間の距離が長いほど電流はより深部に流れる．生体は体表から皮膚，真皮，脂肪層，筋，骨が存在し，経皮的に刺激を行う場合は皮膚組織にある感覚神経を刺激しやすく，疼痛の原因となりやすい．深部の筋を刺激する際に，脂肪層は抵抗となる組織であるため，電気刺激強度を上げる必要があるが，そのぶん疼痛が発生するリスクが高まる．電極を圧迫することで刺激部位までの距離を縮めることが可能となる．

電極の汚れは抵抗となり熱が発生しやすいこと，電極の他者間の使用は感染のおそれがあることなどから，対象者ごとに新しい電極を用いる．スポンジ電極などは，使用後に洗浄・消毒して使用する．

(2) 電極の装着方法

装着方法は，単電極法と双電極法がある（▶図10）．**単電極法**とは，刺激を行うための面積の小さな**関電極**（stimulating electrode または active electrode）と電流の通り道として用いる**不関電極**（indifferent electrode または reference electrode）を用いた方法である．関電極の面積が小さいほど電流密度が高くなり，強い刺激が可能となる．

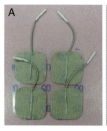 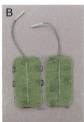 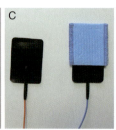 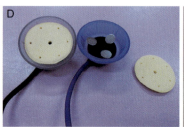 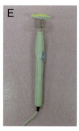

▶図9　各種の電極例
A：自着性電極(5×5cm)，B：自着性電極(9×5cm)，C：ラバー電極，D：吸引カップ電極，E：プローブ型電極
電極や導子にも種類が多く，金属製の平板電極をガーゼやスポンジで覆ったものなどがある．よく使用するのは電極は自着性電極(A，B)である．双電極法では，粘着性ゲルパッドを用いて生体に貼付する方法(A，B)，電導性のあるラバー電極(C)，その他，吸引カップ電極はカップ内を陰圧にすることで治療部位へ固定する吸引機能をもっており，ゴム製のカップ内に円盤状の金属電極やラバー電極が設置されている構造となっている(D)．狭い面積で電気刺激を行いたいときにはプローブ型電極を用いる(E)．

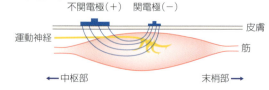

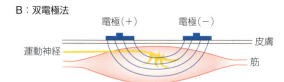

▶図10　運動点と各刺激法
関電極は刺激効果を期待する電極をいい，不関電極は刺激効果をきたさない．電極間の間隔が広いと，体内の深部まで刺激が及ぶ．
〔川村次郎：表面電極法．日本災害医学会会誌，36：22-28，1988より〕

単電極法は1方向性だが，**双電極法**は同じ大きさの2つの電極で運動点を挟んで刺激する方法であり，筋全体に電流が流れるようにする場合は双電極法を用いる．どちらの電極も電流密度が同等になるため，どちらも刺激電極となりうる．

(3) 電極の極性

単電極法で神経筋を刺激して筋収縮を誘発する場合，刺激電極は陰極電極を使用することで刺激効果が大きくなる．双電極法では極性の影響が少ない．また，極性が変わる双方向性，交流電流，干渉波電気刺激などは電極の極性を考慮することはない．

d 皮膚抵抗

電気刺激で注意すべき点として皮膚抵抗があげられる．これは皮膚の電気抵抗の大きさを指し，直流や低周波電流は交流や高周波電流よりも高くなる．特に高齢者で注意が必要だが，皮膚の乾燥は抵抗値が高くなる．その他，皮脂や浮腫によっても抵抗が大きくなり，抵抗値が高いと電流強度を上げる必要があり，疼痛や不快感の原因となる．温度による影響も受けるので，その点も注意する．

e 運動点(モーターポイント)

電気刺激に対して最も反応しやすい部位で，筋を支配している神経の筋枝が筋に入り込み，神経筋接合部が集まっている部位が運動点(motor point)[1]である．筋収縮を目的とした電気刺激の場合に，筋線維そのものを刺激するよりもこの運動点を刺激することで，より少ない刺激強度で筋収縮を促すことができ，余計な疼痛を生じさせない．

3 強さ-時間曲線

神経線維や筋を興奮させるのに必要なパルス時間(パルス幅)と電流強度の関係性を示した曲線

をS-D曲線(強さ−時間曲線；strength-duration curve)という．S-D曲線の形は，組織が脱分極をおこすのに必要な刺激の強さと持続時間の関係である．電気刺激による強さと時間を変化させて，筋の状態や機能を検査するものである．

パルス時間が十分な場合は，閾値が最も低いAβ線維が刺激によって反応することから，電気刺激の強度を少しずつ上げると感覚神経が反応する(▶図11)．さらに刺激強度を上げることで運動神経が刺激され，筋収縮が生じる．さらに刺激強度を増すと痛覚神経であるAδ線維の閾値になるため鋭い痛みを生じ，パルス時間の増大によってC線維の閾値まで達すると鈍い痛みとなる．

神経線維の状態も図11(完全脱髄神経・部分的脱髄神経)で示すと，曲線は右方向へ変位するため，脱神経線維になると一定以上の刺激のパルス時間や刺激強度を必要とする(10 msec以上)．しかし，その刺激強度を目安に刺激を行うと，痛みの原因にもなるため注意を要する．また，各種電気刺激を行う際に図11は大変参考になり，筋収縮を惹起せずに感覚刺激を与えたいTENSの場合に，パルス時間を50～100 μsecに設定することが可能である．

a 方法

筋の運動点に刺激導子を置き，筋の一方の端に不関電極を置く．刺激導子から電気刺激を与えるが，刺激要素である①刺激の強さ(mA)，②刺激の持続時間(msec)，③刺激の時間的変化の割合，を考慮する必要がある．強さ−時間曲線(前述)は，刺激の時間的変化の割合が一定の矩形波を用いて筋収縮をおこす①刺激電流または電圧の強さ，②パルス時間から作成される．

b 診断法

正常筋では，弱電流の電気刺激で，非常に短い刺激時間でも筋収縮が生じる．電流の強さを高めると0.1 msec以下でも筋収縮が生じる．これは，S-D曲線の図の左方で急激に波形が上昇して

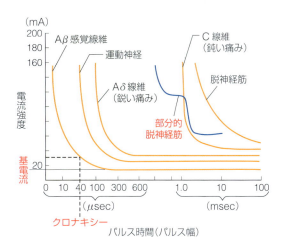

▶図11 強さ−時間曲線(S-D曲線)
〔中野治郎：末梢神経損傷．千住秀明(監)：機能障害科学入門．pp.153-178，九州神陵文庫，2010/Cameron MH: Physical Agents in Rehabilitation: From Research to Practice. 4th ed., Saunders, 2012より改変〕

いることからも読み取れる(▶図11)．この曲線の横軸に対して水平となる部分の刺激強度が刺激閾値となり，この電流値を**基電流**(rheobase；正常5～6 mA以下)という．この基電流の2倍の電流量は筋収縮を生じるために必要な最小刺激時間を示し，これを**時値**〔chronaxieまたはchronaxy (msec)；正常1 msec以下〕という．

4 電気刺激療法の禁忌・注意を要する事象

a 禁忌

電気刺激療法を安全に実施するためには，**表1**の禁忌を把握する．事前にカルテや問診などで情報を収集し，主治医に確認するなど，安全に実施できるように心がける．

b 注意を要する事象

以下に示すものは電気刺激療法が実施可能だが，注意点を遵守し，実施する場合は主治医に確認する．

①感覚障害，認知機能・精神機能の低下：疼痛などを自ら訴えたりすることが困難なため，随時

▶表1　電気刺激療法の禁忌

事例	理由
ペースメーカー，体内の電気刺激装置の埋め込み	心拍や正常な電気刺激装置の誤作動
心臓をまたぐ電極配置	不整脈を引き起こす可能性
圧可変式シャントバルブ近傍	機器の誤作動
頸動脈洞への電気刺激	頸動脈反射の誘発(意識消失の可能性)
妊婦の腹部や腰背部，骨盤	胎児への影響(感覚レベルのTENSなどは安全とされるが，医師と要相談)
深部静脈血栓(DVT)	筋収縮による血栓の遊離(DVT予防のために使用されることがある)
悪性腫瘍	癌細胞の浸潤・成長を早める可能性がある(癌性疼痛に対するTENSの有効性は検討されている)
出血部位，感染症，炎症部位	電気刺激によって血流量が増大して出血が助長されたり，炎症が悪化するおそれがある場合

安全確認を行う．反対に感覚過敏の場合は，疼痛の有無に気をつける．

②心疾患患者：血流の変化などにより心拍数が変動するため，バイタルチェックなどを行う．

③皮膚の過敏症，創傷治癒目的：アレルギー反応や感染を引き起こすことが考えられるので，感染予防，皮膚の状態を確認する．

B 電気刺激療法の生理学的作用

1 運動機能に対する作用

主な運動機能に対する電気刺激は本章で解説するので，ここでは概略を述べる．また，目的によって電気刺激の強度や種類を変える必要があり，その点に関しては各論Ⅳ第3～7章を参照する(▶表2，3)．

a 末梢神経麻痺に対する電気刺激療法

末梢神経の損傷の程度によって電気刺激療法の目的が異なり，完全にWaller(ワーラー)変性がおこった場合は，筋萎縮の予防や筋のタイプの維持が目的となり，変性がない場合は筋力増強のために用いる．このように脱神経となった筋に対して，神経の再支配まで電気刺激による筋収縮をおこす．また，不全麻痺の場合は運動療法に加えて，電気刺激療法を併用する．

b 中枢神経麻痺に対する電気刺激療法

急性期からハイボルテージの電気刺激で筋萎縮を抑制したり，機能的電気刺激(FES)により筋収縮だけでなく動作を誘導する方法まで幅広く電気刺激が用いられる．中枢神経麻痺では末梢神経筋は正常であり，電気刺激で感覚系伝導路が刺激されることで反対側大脳半球に興奮が生じる．この特性を利用して，筋に対しては筋力増強，中枢的な作用として痙性抑制の効果が期待できる．

c 廃用性筋力低下に対する電気刺激療法

非麻痺筋の廃用性筋萎縮による筋力低下，関節外科手術後の安静度が高く廃用性筋力低下が予測される時期，循環器疾患による活動性の低下によって筋萎縮が生じているときなどで適応となる．しかし，筋萎縮の程度によって電気刺激の程度を考慮しなければ筋損傷や疼痛の原因となる．

2 鎮痛

鎮痛については，第5章B.1項「TENSの生理学的作用」(→146ページ)を参照されたい．

3 創傷治癒

電気刺激を創傷部位に実施することで，組織修復に関与する細胞などを遊走させ，組織治癒を促

第 2 章　電気刺激療法の基礎と生理学的作用 ● 117

▶表 2　目的別の電気刺激条件

目的	脱神経筋	痙性抑制	末梢循環改善	除痛
周波数(Hz)	30 以下	20〜100	4 以下	10〜100
パルス幅(msec)	100 以上	0.2〜0.3	50	0.1〜0.5
強さ	疼痛の限度まで	強縮がおこる強さ，または収縮閾値以下	関節運動が生じる程度	感覚閾値の 2〜3 倍
適応	可逆性の末梢神経障害などによる筋線維化防止	痙性を伴う疾患	DVT など	外傷，変形性関節症など

〔長坂 誠ほか：心血管疾患における電気刺激療法の新たな展開. *Jpn J Rehabil Med*, 44:402–415, 2007 より改変〕

▶表 3　筋力強化目的の電気刺激条件

目的	速筋	遅筋	廃用筋
刺激強度(mA)	我慢できる最大(20〜30)	中等度(10〜20)	我慢できる程度(〜10)
周波数(Hz)	30〜60	10〜20	速筋(30〜60)遅筋(10〜20)
パルス幅(msec)	0.2〜0.3	0.2〜0.3	0.2〜0.3
刺激時間(秒)	10	10	30
休止時間(秒)	50	10	30
1 回の治療時間(分)	10〜30	30〜60	30〜数時間

〔江﨑重昭ほか：筋力低下・筋萎縮に対する電気刺激療法. 黒川幸雄ほか（編）：理学療法 MOOK5 物理療法, pp.88–96, 三輪書店, 2000 より改変〕

進させることができる. 微弱電流刺激法や高電圧パルス電流刺激法などが用いられる. 感染症や出血に注意を要する.

4 排尿機能

頻尿や尿失禁の治療に，干渉波電気刺激を用いて膀胱排尿筋，骨盤底筋群への電気刺激を行うと効果がみられ，保険適用されている. 第 6 章 A.2 項「排尿障害に関する効果」(➡ 154 ページ)を参照されたい.

5 骨癒合促進

電気刺激によって骨折の治癒過程（骨癒合）における骨芽細胞の増殖を促進させる. 遷延治癒や偽関節例に応用されている.

C 電気刺激を用いた診断

臨床神経生理学検査は技術の進歩とともに著しく発展した. 主な検査を図 12 に示すが[2]，本項ではそのなかで電気刺激を用いた診断について概説する. 電気診断とは，中枢神経，末梢神経，筋，自律神経から生じる電気現象や電位を記録，分析し，その部位の病態を明らかにする診断方法，評価方法である. 筋活動そのものからの情報だけでなく，電気的な刺激を与えたときの反応を記録・分析する検査は，神経筋疾患や骨関節疾患の診断にも用いられ，神経や筋の状態を把握するのに重要となる.

1 筋電図

脊髄前角の 1 個の運動神経細胞（α 運動ニュー

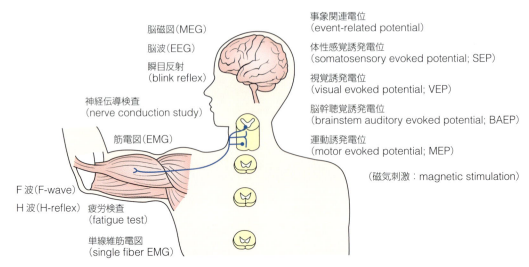

▶図12　主な臨床神経生理学的検査
〔正門由久：臨床神経生理学とは？．正門由久（編著）：リハビリテーションのための臨床神経生理学．pp.1-10, 中外医学社, 2015 より〕

ロン）は数本〜1,000本以上の筋線維を支配している．この支配しているまとまりを**運動単位**といい，その運動単位の発火の程度を筋電図（electromyography; EMG）は記録している．このように筋電図は筋活動の計測方法として，筋線維に生じた電気的変化が，その筋線維をとりまく電導性をもつ媒質（容積導体，volume conductor）に電流が生じた状態を記録したものである．侵襲的な針筋電図と，非侵襲的な表面筋電図に分けられる．

a 針筋電図と表面筋電図

（1）針筋電図

単一運動単位の活動電位を計測でき，脊髄にある前角細胞と呼ばれる運動神経以下の運動神経と筋肉の異常を検出するために実施される．障害の原因が末梢神経にあるのか，それとも脊髄なのかなどをある程度推定することができる．骨格筋に対する針筋電図の検査は4つの段階に分けられ，神経原性疾患・筋原性疾患での特徴を図13に示す．侵襲的な針筋電図は医師しか検査ができない．

①針電極刺入に伴う活動電位（**刺入時電位**）

刺入時電位は筋肉の興奮性の検査として重要である．通常，瞬間の筋放電があるが，筋の線維化で電位が低下する．ミオトニーでは自発性筋活動持続がみられる．

②完全に力を抜いた筋から得られる安静時電位（**自発電位**）

正常筋では通常筋放電はみられない．下位運動ニューロンの障害や筋線維の障害を示すと脱神経電位が観察され，その電位には**線維自発電位**（fibrillation potential），**陽性鋭波**（positive sharp wave），**線維束攣縮**（fasciculation potential）があげられる．

③弱収縮時における個々の運動ニューロン発射に伴う電位（**運動単位電位**）

検査筋に弱収縮させたときに出現する個々の運動単位電位（▶図14）の波形を観察する．正常の運動単位では振幅0.5〜2.5 mV，持続5〜10 msec，2〜3相性の波形であるが，長時間・高振幅・多相性になると神経原性疾患，短持続・低振幅になると筋原性疾患が疑われる．

④最大収縮時の電位（**動員，干渉波**）

通常であれば多数の運動単位の増加によって振幅が増大し，個々の活動電位の鑑別は困難となる（干渉波）．弱い収縮でも干渉波が観察されると筋原性疾患が疑われる．また，最大収縮で

疾患　筋電図	正常	神経原性疾患		筋原性疾患		
		下位運動ニューロン疾患	上位運動ニューロン疾患	ミオパシー	ミオトニー疾患	多発性筋炎
1. 刺入時電位	正常	増大	正常	正常	ミオトニー放電	増大
2. 安静時電位（自発電位）	—	線維自発電位／陽性波		（疾患によっては）線維自発電位／陽性波		線維自発電位／陽性波
3. 運動単位電位	0.5〜1.0 mV／5〜10 msec	運動単位電位の増大／不十分な漸増	正常	運動単位電位の縮小／早期漸増	ミオトニー放電	運動単位電位の縮小／早期漸増
4. 干渉波	十分	高頻度発射	低頻度発射	十分／低振幅	十分／低振幅	十分／低振幅

▶図 13　下位・上位運動ニューロン疾患および筋疾患の筋電図所見
〔Kimura, J.: Electrodiagnosis in diseases of nerve and muscle. Principles and practice. 3rd ed., Oxford University Press, New York, 2001 より改変〕

も干渉波がなくなれば単一振幅様の波形となり，神経原性疾患の疑いがある．

(2) 表面筋電図

表面筋電図は体表面上に貼付した電極（表面電極）から記録されるもので，侵襲がなく簡易的に計測可能な方法である．表面電極図は筋全体の活動状態をとらえるうえで，また運動にかかわる多数の筋の活動を検討するうえで有用となる．運動学的病態をとらえるための表面筋電図においては，以下の点を考慮した方法論で使用される．利点をまとめると，①筋の全般的な活動状況の評価，②神経-筋系の評価（誘発筋電図を含む），③筋活動の定量的，経時的，および周波数成分の評価，④自由度の高い動作（ADL など）の記録と評価，などが簡易的に可能である．また，計測に関して量的な評価のみではなく，時間的因子も考慮した評価が可能である．

注意すべき点としては，①皮膚処理をしないと

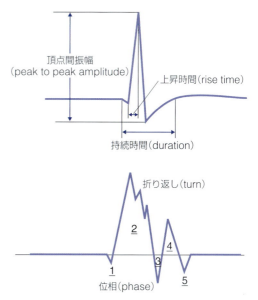

▶図 14　運動単位電位
〔木村 淳ほか：神経伝導検査と筋電図を学ぶ人のために．第 2 版, pp.235–259, 医学書院, 2010 より〕

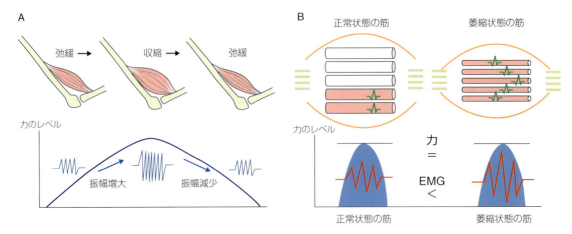

▶図 15 筋電図と力の関係
A：筋電図と力の関係，B：正常筋と萎縮筋の違い
〔下野俊哉（監）：筋電図の解析．酒井医療株式会社ホームページ
（https://www.sakaimed.co.jp/knowledge/surface-electromyogram/measurement/measurement02/）より〕

ノイズが大きい，電位が微弱である，②一度電極を取り除くと同一筋での筋電図の比較が困難である，③小さな筋や体の深部にある筋の活動は記録できない，④動作に伴い皮下で筋が移動すると別の筋組織部位の活動を記録する可能性がある，以上のため，動的運動の計測に注意が必要である．

● 筋積分解析

一定時間の間に発生した筋活動量の総和は，全波整流した整流波の面積から求められ，その期間の整流波と基線との間に囲まれた部分の面積の処理に積分を用い，その値を**積分筋電図**（integrated electromyography; IEMG）という．筋の収縮に伴い，筋活動の振幅は増大する．筋の状態によって同じ力を発揮しても，記録される筋活動は異なる（▶図 15）．

積分筋電値は，同一個体の同一筋，かつ同一姿勢では筋収縮によって発生する張力は比例する（▶図 15）．しかし，異なる個体や筋活動を比較するために，筋電図解析ではその積分値を比較したり正規化するために 100％ の最大随意収縮時の筋積分値からの割合を算出し，％MVC（％maximum voluntary contraction）で比較する．

b 誘発筋電図

運動神経または感覚神経に刺激を加えると，筋活動電位や神経活動電位が誘発される．その活動電位を記録，あるいは誘発される反射を記録して，波形の振幅や潜時などを分析するものを誘発筋電図という．

たとえば，α 運動神経を刺激することによる筋からの直接的反応を M 波，一度求心性線維を通って脊髄由来の後期応答を F 波，H 波として記録できる．この経路の反応は単純な脊髄のループだけでなく，脊髄から上位の中枢のレベルを経由する**長潜時反射**（long-latency reflex; LLR）の影響を受けていることも考えられている（▶図 16）．

(1) M 波

電気刺激にて末梢神経（運動神経線維）が興奮閾値に達すると，その部位から末梢に誘発された興奮が伝達し，当該筋を興奮させる．それを記録した活動電位を M 波という．つまり，刺激時点より最速で現れる波形となる．運動神経線維の活動性を表す指標とされる．また，重症筋無力症などの神経筋伝達ブロックのある患者では，最大上刺激の M 波を連発で記録すると，M 波の電位が次第に漸減する現象（waning）や，生じる電位が異常

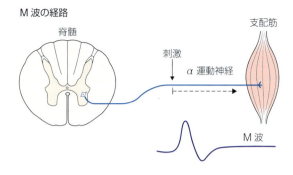
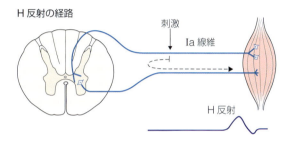
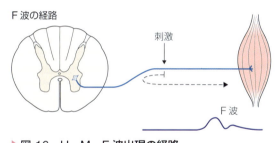

▶図16 H, M, F波出現の経路
〔間瀬教史:誘発筋電図. 内山 靖ほか(編):計測法入門, pp.62-83, 協同医書出版社, 2001より〕

に小さいことがみられる.

(2) H波

M波を刺激するよりも弱い電気刺激によりIa群線維を求心性に興奮を伝達させ, 脊髄前角細胞を興奮させることで, その神経の支配筋に筋活動電位H反射(H波)を発生させる. 通常, H波はヒラメ筋, 橈側手根屈筋から記録され, H波が出現しない場合は, 感覚神経障害もしくは中枢神経機能の興奮性の低下が考えられる. このH波より, 電気刺激されてからH波が記録されるまでの潜時や, 波形の振幅を分析する.

潜時は刺激から波形が出現した時点までの時間であり, 身長・体重と相関を示す. 振幅は波形の大きさであり, 活動電位を発生する脊髄前角細胞の数に左右される. H波振幅は健常者でも値がさまざまであり, H波の振幅を比較するよりも振幅H/M比(H反射とM波の最大振幅の比)を使用することが多い. この振幅H/M比は, 刺激に対する運動神経単位の割合を大まかに示しており, 痙縮であると増加, 末梢神経障害では低下する. その他, M波が現れる閾値が比較的安定していることから, H反射とM波の出現する閾値の比として, H/M閾値比がある正常では0.5～1.4の範囲になり, 痙縮がある場合は著明に低下する.

(3) F波

運動神経に最大上の電気刺激を与えるとすべての運動神経が発火し, そのインパルスは順行性伝導と同時に逆行性にも軸索を伝導する. 不応期にもかかわらず, 一部の脊髄前角細胞では, この逆行性インパルスに対し軸索小丘で再発火することで順行性活動電位を生じ, 筋まで伝導し筋活動電位(F波)が記録される[3]. この計測されたF波もH波と同様に出現頻度, 潜時, 振幅について分析可能である. F波はα運動神経線維のみを介する反応であり, 電気刺激の部位より近位部の伝導速度の測定に有用とされる.

出現頻度は, 全刺激に対して何回F波が記録できたかの割合を示し, 脊髄前角細胞で発火する筋線維数とその発火頻度に影響される. 潜時は, 刺激から最初に揺れの出現した時点の時間を計測し, 最小潜時, 最大潜時, 平均潜時が用いられる. 振幅の計測は, 基線から陰性頂点の電位差, もしくは陰性頂点から次の陽性頂点までの電位差の2通りである. 振幅は脊髄前角細胞で再発火する筋線維数に影響される. 最大M波振幅に対する平均F波振幅の値(振幅F/M比)の正常値はある程度一致し, 痙縮筋では振幅F/M比は5%以上になる[4].

C 末梢神経伝導速度

末梢神経伝導速度(nerve conduction velocity; NCV)は末梢神経障害の程度や障害部位を評価す

▶表4 神経線維の生理学的分類

線維の種類		GASSERの分類			LLOYDの分類※
		直径(μ)	伝導速度(m/秒)	機能	線維の種類
有髄	A α	13〜22	70〜120	運動,筋固有知覚	Gr. IA(環らせん終末) IB(Golgi腱器官)
	β	8〜13	40〜70	触覚,運動覚	Gr. II
	γ	4〜8	15〜40	触覚,筋紡錘への興奮,圧覚	
	δ	1〜4	5〜15	痛覚,温覚,冷覚,圧覚	Gr. III
自律神経	B	1〜3	3〜14	節前自律神経	
無髄	C	0.2〜1.0	0.2〜2	痛覚,温覚(?),冷覚(?),圧覚(?),節後自律神経,嗅覚	Gr. IV

※:知覚生理学でよく用いられる分類
〔Guyton, A.C.: Organ Physiology—Structure and Function of the Nervous System. p.75, W.B. Saunders, 1972 より改変〕

るために用いられる検査方法である.電気刺激後の筋活動電位または神経活動電位の潜時(刺激から波形が出現するまでの時間)が指標として用いられる.

- **運動神経伝導速度**(motor nerve conduction velocity; MCV):筋活動電位の潜時が指標
- **知覚神経伝導速度**(sensory nerve conduction velocity; SCV):神経活動電位の潜時が指標

神経線維の太さや有髄・無髄の種類によって,神経の伝導速度は表4のように異なる.臨床上での伝導速度検査では,主に直径の太いA群α線維およびA群β線維を対象に行われる.

神経伝導検査で着目する変数は,①波形までの伝導速度,潜時と,②波形の振幅・持続時間,波形の形状があげられる.脱髄,伝導速度の速い最大径線維の消失,再生線維が伝導速度の低下および潜時の延長をきたす原因として考えられる.波形の変化や振幅の低下は,軸索の変性と伝導ブロックが原因となることが多い.

(1) 運動神経伝導速度(MCV)

MCVは運動神経の近位部と遠位部の2点で経皮的にそれぞれ刺激し,その神経支配筋の末端で活動電位(M波)を導出する.それぞれ導出した波形の潜時差で,2点間の刺激距離を割った値(m/秒)である(▶図17).なお,この検査法に用いられる刺激強度は,最大の筋活動電位が得られるような最大上刺激を用いる(▶表5).

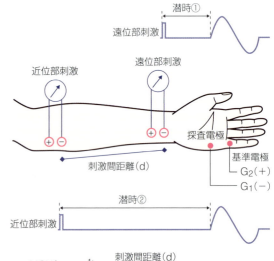

$$MCV(m \cdot s^{-1}) = \frac{刺激間距離(d)}{潜時② - 潜時①}$$

潜時①:遠位部刺激時の潜時
潜時②:近位部刺激時の潜時
刺激間距離(d):近位部と遠位部の刺激電極間の距離

▶図17 運動神経伝導速度(MCV)検査の方法
〔間瀬教史:誘発筋電図.内山靖ほか(編):計測法入門, pp.62-83, 協同医書出版社, 2001より〕

(2) 知覚神経伝導速度(SCV)

SCVは2点間法と1点間法に分けられる.SCVは四肢末梢の知覚神経を刺激して,近位部

▶ 表5　運動神経伝導速度の正常値（成人）

神経	測定部位	伝導速度(m/秒)	終末潜時(msec)	M波振幅(mV)
正中神経	肘—手	58(51～65)	3.5(2.3～4.6)	11.8(4.6～19.0)
尺骨神経	肘—手	60(50～69)	2.6(2.1～3.2)	15.5(9.1～21.9)
後脛骨神経	膝—足	48(41～55)	5.4(4.2～6.5)	13.2(5.0～21.4)
腓骨神経	膝—足	47(43～50)	5.5(4.7～6.8)	4.0(1.4～9.3)

数値は平均値（±2SD）を示す．
〔藤原哲司：筋電図マニュアル．p.53, 金芳堂, 1984 より〕

▶ 表6　知覚神経伝導速度の正常値（成人）

神経	測定部位	伝導速度(m/秒)	神経活動電位(μV) 遠位部	神経活動電位(μV) 近位部
正中神経	手—肘	62.2(53.2～71.2)	手関節部 57.5(28.7～86.3)	肘部 10.8(0.8～19.2)
尺骨神経	手—肘	67.3(59.7～74.9)	手関節部 50.4(11.4～89.4)	肘部 13.1(4.3～21.9)
後脛骨神経	足—肘	53.7(42.7～64.7)	足関節部 5.1(1.5～8.7)	膝窩部 0.5(0.3～0.7)
腓腹神経	外踝—腓腹	51.1(41.3～60.9)		腓腹部 9.1(3.1～15.1)

針電極導出，（　）：正常範囲（2SD）
〔藤原哲司：筋電図マニュアル．p.58, 金芳堂, 1984 より〕

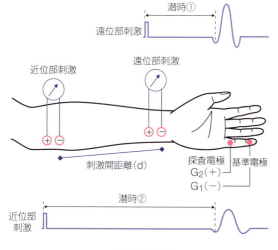

$$SCV(m \cdot s^{-1}) = \frac{刺激間距離(d)}{潜時② - 潜時①}$$

潜時①：遠位部刺激時の潜時
潜時②：近位部刺激時の潜時
刺激間距離(d)：近位部と遠位部の刺激電極間の距離

▶ 図18　知覚神経伝導速度（SCV）：2点間法（逆行性測定法）
〔間瀬教史：誘発筋電図．内山 靖ほか（編）：計測法入門, pp.62-83, 協同医書出版社, 2001 より〕

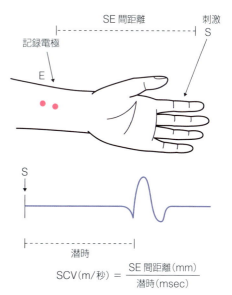

$$SCV(m/秒) = \frac{SE 間距離(mm)}{潜時(msec)}$$

▶ 図19　知覚神経伝導速度（SCV）：1点間法
〔齋藤昭彦：電気診断とバイオフィードバック．奈良 勲（監）：標準理学療法学 専門分野 物理療法学, 第3版, pp.164-181, 医学書院, 2008 より改変〕

の2点でそれぞれ求心性の知覚神経活動電位を導出する（2点間法）．その後，MCVと同様に，2点間の潜時差で距離を割った値（m/秒）を求める．また，MCVのように2点間で記録しなくても感覚神経の活動電位の潜時は神経伝導時間そのものを示すことから，1か所の記録部位のみでの計測も可能である（1点間法）（▶表6，図18，19）．

●**引用文献**

1) 石尾晶代ほか：電気刺激とは何か？．正門由久（編）：リハビリテーションのための臨床神経生理学, pp.45-46, 中外医学社, 2015.
2) 正門由久：神経生理学とリハビリテーション概論. リハ医学, 53:428-433, 2016.
3) 鈴木俊明：後期応答（F波, H波）のリハビリテーションへの応用. リハ医学, 53:434-439, 2016.
4) Eisen, A., et al.: Amplitude of the F wave: A potential means of documenting spasticity. *Neurology*, 29:1306-1309, 1979.

第3章

電気刺激療法の実際①：神経筋電気刺激/治療的電気刺激

学習目標
- 治療的電気刺激(TES)の特徴と効果機序について学ぶ.
- 治療的電気刺激(TES)の適応疾患例・禁忌, 注意を要する事象について学ぶ.
- 治療的電気刺激(TES)の実施手順について学ぶ.
- 治療的電気刺激(TES)のエビデンスと展望について学ぶ.

神経筋電気刺激(neuromuscular electrical stimulation; NMES)は, その名称のとおり, 神経や筋を刺激することにより得られる生理学的な効果を用いた電気刺激治療の総称である. その適用は, 筋力の維持・向上, 運動麻痺や痙縮, 創傷治癒, 鎮痛など多くの治療対象を含んでいる.

他方で, 電気刺激療法の治療目的により大別した**治療的電気刺激**(therapeutic electrical stimulation; TES)や**機能的電気刺激**(functional electrical stimulation; FES), さらに鎮痛を目的とした**経皮的電気神経刺激**(transcutaneous electrical nerve stimulation; TENS)という呼称がある.

TES は, 体表から神経や筋を刺激し, 残存した機能の維持や改善を促すことを目的とした電気刺激治療である. その治療対象は, 中枢神経疾患による麻痺筋の随意運動の促通や痙縮などの異常筋緊張の減弱がある. そのほかに中枢および末梢神経損傷による麻痺筋における筋力の維持・向上, 創傷治癒の促進などを目的に使用される.

一方 FES は, 体表もしくは直接に神経や筋を刺激し, 神経活動を賦活することで, 完全に失われた機能を補う(機能補填)ことを目的としている. しかしながら, FES は TES と同様に, 残存した機能の維持や改善を促すことを目的として使用されることもあり, 用語が統一されていない. この名称の問題については, 国内のみならず海外

においても適切に使用されていないのが現状である. 本書では, 理学療法場面の治療目的による使用を想定し, ①残存した機能の維持や改善を促すことを目的とした TES, ②失われた機能を補うことを目的とした FES(➡ 139 ページ), ③鎮痛を目的とした TENS(➡ 145 ページ)に分けて解説する.

A 特徴

1 TES の効果機序

電気刺激療法は, 対象となる神経や筋の体表に電極を貼り付けて通電することで生体反応を得ることができる(▶図 1). 臨床において電気刺激療法を効果的に用いるためには, 電気刺激による生理学的な反応を理解するとともに, 疾患の病態を理解したうえで選択することが必要となる.

2 TES の生理学的作用

体表に電極を貼り, 電気刺激の強度を徐々に上げると, ピリピリとした感覚が体験される. これは電気刺激によって神経の直径が太い感覚神経(主に Ia 求心性線維)から神経活動が誘導され, 感

125

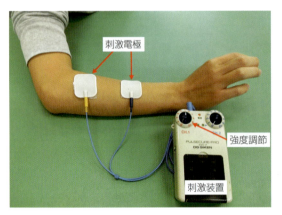

▶図1　前腕と手指の伸展筋群へのTES
多くの装置は刺激装置と2対の刺激電極で構成される．電極を対象部位に貼付し，刺激強度調節のつまみを回すことで電気刺激が通電し，麻痺筋の筋収縮などを得ることができる．

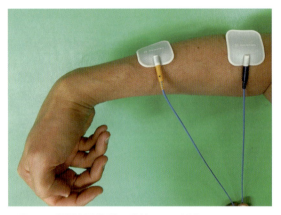

▶図2　手関節屈筋群の痙縮へのTES
痙縮筋（手関節屈筋群）の拮抗筋である橈側手根伸筋や総指伸筋を刺激し，脊髄運動ニューロンを抑制（相反性抑制）することで，痙縮を減弱する．

▶表1　TESにより得られる効果

感覚入力による求心性効果（Ia求心性線維を刺激）
● 随意運動の促通 ● 痙縮の減弱 ● 創傷治癒
筋収縮を促すことによる遠心性効果（α運動線維を刺激）
● 筋萎縮の防止，改善 ● 筋力増強 ● 循環改善（筋ポンプ作用）

覚神経を伝わった神経活動の信号が求心性に脊髄後角に入り，感覚性伝導路を上行して視床，体性感覚野へと到達するために知覚する現象である．

電気刺激の強度をさらに増加した場合には，感覚神経と同時に運動神経（α運動線維）についても刺激することが可能である．この刺激により，筋に向かって遠心性に神経活動の信号が伝わることで，筋収縮を引き起こすことが可能である．

TESで得られる生理的作用として，感覚入力による求心性効果と筋収縮を促すことによる遠心性効果があり，この効果をリハビリテーションへ応用している（▶表1）．

B 中枢神経障害に対するTES

1 特徴

TESの特徴は，FESやTENSと比較した場合，治療対象として中枢神経疾患による痙縮などの異常筋緊張の減弱や麻痺筋の随意運動の促通を目的に用いられることである．脳卒中や脊髄損傷，脳性麻痺，多発性硬化症，脊髄小脳変性症など多くの中枢神経疾患に適用されている．

具体的な治療目的として，麻痺側の上肢では橈側手根伸筋と総指伸筋へのTESによる手関節背屈運動の促通や，拮抗筋である手関節屈筋群の痙縮を減弱するために使用される（▶図2）．また麻痺側の棘上筋や三角筋後部線維にTESを適用することで，随意運動を促通し，亜脱臼の予防改善を目的に用いられる（▶図3）．

下肢においては，麻痺側の前脛骨筋と総腓骨神経へTESを適用することで，足関節背屈運動の促通や拮抗筋であるヒラメ筋の痙縮の減弱を目的に使用される（▶図4）．また麻痺側の大腿四頭筋

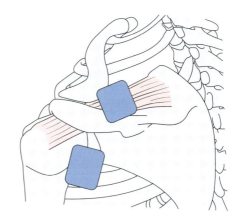

▶図3 肩関節亜脱臼へのTES
棘上筋と三角筋後部線維に電極を貼付し刺激する．棘上筋は僧帽筋上部線維と重なるため，肩関節側に電極を貼付し，注意深く上腕骨頭の動きを観察する必要がある．

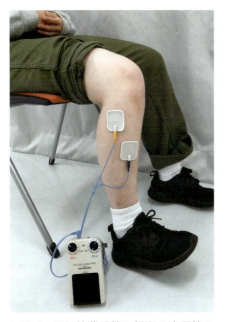

▶図4 足関節背屈筋の促通や底屈筋の痙縮へのTES
足関節背屈運動の促通や拮抗筋であるヒラメ筋の痙縮の減弱を目的に，前脛骨筋と総腓骨神経へ電気刺激を実施する．

に適用することで，膝伸展筋群の随意運動の促通や筋力維持・改善の効果を得る目的で使用されている．

2 効果機序

電気刺激は，神経や筋を刺激することで，体表から麻痺した筋の収縮を引き起こすだけでなく，感覚の入力を付加することもできる．この生理作用は電気刺激治療に特有であり，中枢神経麻痺を呈した疾患において有効な治療法となる可能性がある．

a 求心性効果

(1) 随意運動の促通

中枢神経疾患の運動麻痺に対するTESは，運動に関連した中枢神経系の活動を高める効果が知られており，随意運動を促通することが可能である（▶図5）．効果機序として，脊髄レベルでは，刺激を知覚する強度（運動閾値下）の電気刺激はIa求心性線維の神経活動を賦活し，シナプスを介して，刺激した筋の脊髄運動ニューロンに到達する．この電気刺激による運動ニューロンへの入力が反復されたのちに，興奮性が高まった状態で脳から脊髄への**下行性出力**（descending volley）が同一の運動ニューロンに到達することで，より多くの運動ニューロンを興奮させることが可能となり，随意運動を促通する．

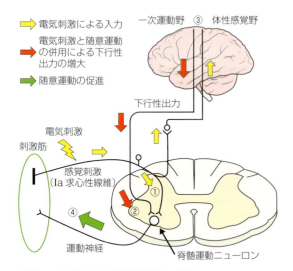

▶図5 TESによる随意運動の促通
電気刺激により感覚神経を賦活することで、求心性に神経活動が伝導し、シナプスを介して刺激筋の脊髄運動ニューロンに到達する（①）．同時に、随意運動によって一次運動野から同一の運動ニューロンへ入力が到達することで、多くの運動ニューロンが興奮する（②）．また、求心性に脊髄を上行した神経活動は、感覚野および運動野を賦活し、一次運動野からの運動ニューロンへの下行性出力を増加させる（③）．これら刺激による入力増加と随意運動による脊髄への下行性入力の増加が組み合わさることで、随意運動を促通する（④）．

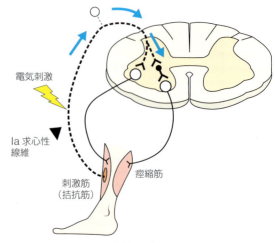

▶図6 TESによる痙縮の減弱
刺激筋（痙縮筋の拮抗筋）への電気刺激はIa求心性線維を賦活し、Ia抑制性介在ニューロンを介して痙縮筋の脊髄運動ニューロンを抑制（相反性抑制）することで痙縮を減弱する．

脳レベルにおいては、Ia求心性線維を刺激することで神経活動が求心性に伝導して脊髄後角に入り、対側脊髄を上行して視床を経由し一次体性感覚野に到達する．一次体性感覚野は隣接する運動野領域との間に機能的な結合を認めており、一次運動野の活動を促通する．そのため、随意的な運動時には一次運動野の活動を高めやすくなり、脳から脊髄への下行性出力を増大することが可能になる．

脳卒中発症後では、損傷した脳周辺領域の神経活動の低下、非損傷半球からの損傷側半球への抑制（半球間抑制）の増加などにより損傷側の一次運動野の活動が低下し、脳から脊髄への下行性出力が減少することで運動麻痺などの運動機能障害を呈し、動作の遂行が困難になるということが一因とされている[1]．したがって、麻痺筋に対するTESにより運動に関連する中枢神経系を賦活することで、目的とした動作が遂行しやすくなると考えられる．

(2) 痙縮の減弱

TESにより痙縮筋の拮抗筋（刺激筋）を刺激することでIa求心性線維が賦活し、その神経活動が2シナプス性抑制性介在ニューロンを介して相反性抑制を増強する（▶図6）．拮抗筋からの相反性抑制の増強は痙縮筋の脊髄運動ニューロンの活動を低下させ、痙縮を減弱する．さらに痙縮が減弱することで、痙縮筋から生じていた拮抗筋への過剰な相反性抑制の増強が弱まり、拮抗筋の随意運動の改善を促すことが可能となる[2]．

他方で、痙縮の病態は反射性要素と非反射性要素によって構成される（▶図7）[3]．反射性要素は、伸張性反射経路の過活動や消失、抑制性反射経路の潜在化や促通性反射経路の顕在化が生じることで、同時収縮などの不随意運動を誘発する．非反射性要素は、運動麻痺や感覚障害などの症状によって生じる不活動による、筋構造レベルの変化が考えられる．具体的には、コラーゲンや腱の変性、筋線維の硬さの増大、サルコメアの減少など

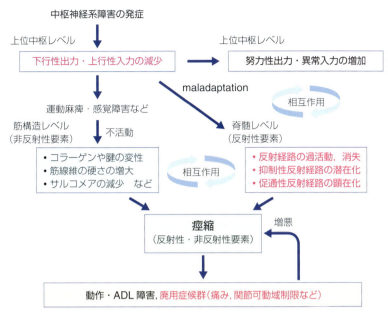

▶図7 痙縮の病態
赤字はTESの適応を示す．
〔山口智史：痙縮に対する物理療法．臨床リハ，26：648-652，2017より〕

である．

これら痙縮の構成を考慮すると，TESの主たる治療対象は脊髄レベル（反射性要素）であると考えられる．しかしながら，痙縮の病態は複雑で，さまざまな要素が相互的に影響しており，TES単独による脊髄レベル（反射性要素）に対する効果は限定的である．

そのため，痙縮に対してTESを実践するには，痙縮の病態を的確に評価し，治療目的を明確にしたうえで，運動療法を主体とする他のリハビリテーション手法の前後，もしくは同時にTESを適用することが有効であると考える．

(3) 持続効果（carry over 効果）

臨床においてTESは，麻痺筋や痙縮筋の拮抗筋に対して10〜30分程度の刺激を与えることが多い[4]．この刺激後には随意運動や痙縮の改善を認め，その効果がある程度の時間持続する．これをcarry over 効果という．

carry over 効果には，前述した電気刺激によって得られる生理的な反応が一定の時間繰り返されることで生じる．一次運動野における皮質内の介在ニューロンや錐体細胞の閾値の低下，錐体細胞の発火動員の変化，さらにはシナプスにおける長期増強などの伝達効率の可塑的な変化が関与していると考えられる．一方で，電気刺激によるcarry over 効果は，あくまで短時間の持続であるため，その効果は消失する．そのため，中枢神経系の活動が高まった状態で随意運動や目的とした動作を反復することが，効果の持続に重要である．

さらに，TESは運動療法（随意運動）と併せて行うことで，それぞれ単独よりもより高い治療効果と効果の持続が得られる可能性がある．その効果機序として，随意運動中に電気刺激を与えることで，電気刺激によるIa求心性線維の神経活動が脊髄運動ニューロンに到達する．これと同時に，脳から脊髄への下行性出力が同一の運動ニューロンに到達することで，より多くの運動ニューロンが興奮する（時間的・空間的加重）ことが可能となり，随意運動を促通する[5]（▶図8）．

また，随意運動やペダリングなどの運動療法によって，一次運動野から脊髄抑制性介在ニューロンへの下行性出力を増加させた状況で電気刺激を

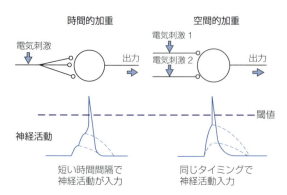

▶図8 時間的加重と空間的加重
時間的加重は、短い時間間隔で神経活動が入力がされるときにおこる。一方、空間的加重は、複数のニューロンから、同じ時間に、同時に、神経活動の入力があるときにおこる。どちらも加重により興奮が閾値を超えれば、活動電位が生じる。

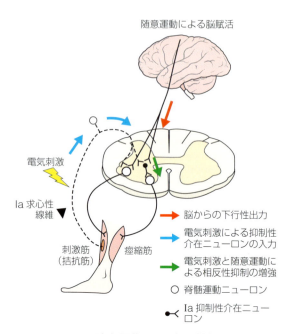

▶図9 TESと随意運動による相反性抑制増強
随意運動やペダリング運動などの運動療法による一次運動野の賦活は、脊髄におけるIa抑制性介在ニューロンへの下行性出力を増加させる。これと同時に、Ia求心性線維に電気刺激を与えることで、それぞれ単独よりも相乗的に相反性抑制を増強し、効果が持続する。

併せることで、それぞれ単独よりも相反性抑制が増強し、その効果が持続することが報告されている[6,7]（▶図9）。これらの知見から、一次運動野から脊髄レベルへの下行性出力が低下した脳卒中患者や脊髄損傷患者において、運動療法と同時に電気刺激療法を行うことで、それぞれ単独で実施するよりも高い治療効果が得られる可能性があると考えられる。

b 遠心性効果

（1）筋力の維持・向上と循環改善

電気刺激の強度を増加した場合には、Ia求心性線維と同時にα運動線維についても刺激することが可能である。刺激によってα運動線維で生じた神経活動は、遠心性に伝導し神経筋接合部に到達して、神経伝達物質（アセチルコリン）を放出する。アセチルコリンは筋肉細胞を脱分極させて活動電位を発生させることで、筋収縮を引き起こす。この筋収縮の繰り返しは、筋萎縮の防止や改善、筋力増強、循環の改善につながる。

たとえば、急性期や重度の運動麻痺を呈した患者では麻痺肢の筋収縮が困難であり、活動度が低下することで筋の廃用が生じやすい。そのため、発症後早期からTESを使用し、下肢筋の廃用を軽減することで、その後のリハビリテーションを有利に進めることができる可能性がある。

3 適応疾患例・禁忌、注意を要する事象

TESの適応疾患例・禁忌、注意を要する事象を表2に示す。TESを適切に使用するためには禁忌や注意事項の知識をもち、カルテ情報を確認するとともに、医師とコミュニケーションをはかり、適切な使用を行っていくことが重要である。

一方で、適切な使用条件下であれば副作用がほとんどないため、幅広い疾患に適応がある。原則的な禁忌項目は存在するが、特に注意すべき点は以下の刺激設定である。これらの条件を適切に管理したうえで、対象者の訴え（疼痛や疲労など）や症状を確認しながら適用していくことが重要である。

▶表2 TESの適応疾患例・禁忌，注意を要する事象

適応例	禁忌*	注意を要する事象
1. 随意性の促通 　●中枢性運動麻痺 　●亜脱臼 　●嚥下障害 2. 痙縮の減弱 　●痙縮筋 　●関節可動域制限 3. 筋萎縮防止，筋力維持・改善 　●麻痺筋・非麻痺筋 　●脱神経筋 4. 血流改善 　●静脈血栓症の予防 　●末梢循環障害 5. 創傷治癒 　●褥瘡 　●創傷部位（術後など）	1. 機器の誤作動の可能性 　●生体制御装置（ペースメーカー，シャントバルブなど）の使用 2. 症状が悪化する可能性 　●てんかん患者への刺激（てんかん誘発の可能性） 　●深部静脈血栓症や血管性静脈炎（血栓解離の可能性） 　●出血部位や未治療の出血性疾患（出血や血流増加の可能性） 　●感染症，骨髄炎，結核（炎症悪化のおそれ） 3. 症状の誘発 　●頸動脈洞（頸動脈反射を誘発する可能性） 　●心臓をまたぐ電極配置（不整脈を誘発する可能性） 4. 胎児への影響の懸念 　●妊婦の腹部や腰背部	1. 皮膚状態 　●創傷部位 　●皮膚疾患 　●その他（乾燥など） 2. 刺激強度 　●感覚障害（低下・脱失・過敏） 　●痛覚過敏 3. 介入時間 　●循環器系疾患 　●内部障害系疾患 4. 実施環境 　●認知機能低下 　●精神系疾患

* 禁忌項目はリスクの可能性が考慮された項目であり，今後に安全性が確認される可能性が十分にある．

a 刺激強度（intensity）

刺激強度が高くなるほど電気量は大きくなるため，生体に及ぼす影響は大きい．特に皮膚の発赤や腫脹，電気刺激による筋収縮に伴う筋疲労や疼痛，そして組織損傷などをおこす可能性が高くなる．

b パルス持続時間（pulse duration）

パルス持続時間（パルス幅）が長くなるほど電気量が大きくなるため，生体に及ぼす影響は大きい．特に強さ-時間曲線（strength-duration curve; S-D 曲線）〔第2章の図11（→115ページ）参照〕で示されているように，低い刺激強度であっても痛みの神経（C線維など）を賦活しやすくなり，疼痛を誘発してしまう．また組織損傷などをおこす可能性が高くなる．

c 刺激周波数（frequency）

周波数が高くなるほど電気量が大きくなるため，生体に及ぼす影響は大きい．低い周波数（たとえば10 Hz 程度）では，筋収縮を得るために高い刺激強度が必要になり，疼痛や組織への影響などに注意が必要になる．逆に高い周波数（100 Hz など）では，低い刺激強度で筋収縮が得られるが，筋疲労などの問題が生じやすい（▶図10）．

d 介入時間（time）

介入時間が長いほど，生体に与える影響は大きくなる．臨床では10～30分程度の介入が実施されることが多いが[4]，近年では日常生活場面を含めた長時間（1日8時間程度）の連続した介入が行われることもある．特に介入時間が長い場合には，皮膚や血管組織への影響に注意する必要がある．

4 TESの実施手順

動画4

a TESの設定条件

電気刺激療法では，刺激強度，パルス持続時間，刺激周波数，介入時間，刺激波形，立ち上がり・立ち下がり時間，刺激-休息時間（duty cycle）などの設定があり，目的に合わせて設定する必要がある．刺激設定については，周波数による脳興奮性増加や脊髄可塑性を促進するような設定，刺激強度による運動機能改善の違いなどさまざまな研究が遂行され，提案されているが，確定した設定はない．また，臨床で使用する装置は変更できる設

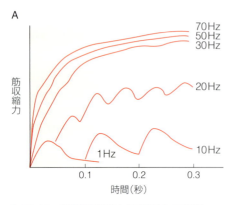
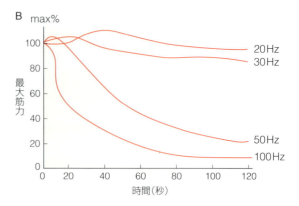

▶図10　刺激周波数と筋収縮力の関係
Aのように低い周波数（10Hz以下）では，十分な筋収縮が得られずに単縮になる．高い周波数（20〜30Hz以上）では完全強縮がおこり，筋収縮が生じる．一方，Bのように高い周波数（50Hz以上）では，筋疲労が生じやすくなる．したがって，十分な刺激-休息時間や刺激強度の設定に配慮が必要である．

定条件が決められていることが多く，実際に使用する装置のなかで適当な範囲を設定し，その効果を確認していくことが実用的である．

(1) 刺激強度

大きく分けて，筋収縮が得られる強度（運動閾値上）もしくは刺激感覚が得られる強度（運動閾値下）の2つがある．

運動閾値上の利点は，筋収縮による運動負荷が得られることや関節運動を引き起こすことなどがある．一方で，刺激中は運動や動作を阻害する可能性や同一運動単位の発火による筋疲労の問題がある．

運動閾値下の利点は，運動や動作を阻害せずに刺激できるため，他の運動療法や動作練習に併せて実施できること，さらには介入時間を長く設定できることが考えられる．一方で，TES単独の運動負荷としては低いことや，介入時間が長くなることで皮膚や組織へ影響があることが考えられる．また，筋疲労の問題はないが，心理的・精神的な疲労に注意が必要である．

(2) パルス持続時間

パルス持続時間は長くなるほど筋収縮を得やすくなるが，痛みの神経（C線維など）の活動を誘発しやすい〔S-D曲線；第2章の図11（→115ページ）参照〕．そのため，臨床では，200〜500μsecが選択されることが多い[4]．また，臨床で使用される多くの機器では，この範囲内で固定されている．一方で，研究および臨床検査では，Ia求心性線維を容易に刺激するために1msec（1,000μsec）程度が使用されることが多い．

(3) 刺激周波数

刺激周波数は，1秒間の刺激（パルス）回数を意味する．単位は，交流でHz，パルス波でpps（pulse per second）を使用するが，便宜的にHzが使用されることが多い．単発の電気刺激（1Hz程度）では筋の単収縮が生じて，その後に弛緩する（▶図10）．連発の刺激（10Hz程度）では単収縮から弛緩する前に収縮が生じるため，筋収縮が単収縮に加重される．さらに高い周波数（20Hz以上）では，加重が増加し完全強縮となることで，関節運動が生じる．したがって，筋収縮を得たい場合には20Hz以上が必要である．一方で，高い周波数では頻回の刺激により筋疲労が生じやすいため，刺激強度や刺激-休息時間に配慮が必要である．

他方で，脳の興奮性や脊髄可塑性を促す目的として，下肢では100Hz，上肢では10Hzなどの周波数が提案されているが，周波数による効果の違いには今後さらなる検討が必要である[8,9]．

第 3 章　電気刺激療法の実際①：神経筋電気刺激/治療的電気刺激 ● 133

(4) 介入時間

臨床場面での実用性から 10〜30 分程度の介入時間が設定されることが多い．一方，TES 装置は操作が簡便であるため，一定管理下であればベッドサイドなどでも使用が可能である．その場合，介入時間は 1 日に 20 分を複数回実施することも可能である．

脳興奮性増加の観点からは，20〜45 分の介入時間で興奮性が増大するとの報告がある[8]．一方で，20 分の介入時間で持続効果が最大となり，60分では持続効果が得られないとの報告もあり，効果と実用性の観点から適当な介入時間を決める必要がある．

近年では，日常生活を含めた 6 時間や 8 時間の介入が行われ，高い治療効果が得られている[10, 11]．しかし介入時間の増加に伴い，上述した皮膚や血管組織のリスク，さらに疲労や対象者のモチベーション低下には配慮を要する．

(5) 刺激波形

臨床で使用される装置では，電極下の化学変化（イオン化）による組織損傷を防ぐ目的で対称性もしくは非対称性の 2 相性波形（矩形波や三角波）で設定が固定されていることが多い．

(6) 立ち上がり・立ち下がり時間

立ち上がり時間は 1 パルスの電流強度がピークになるまでの時間で，立ち下がり時間はピークからゼロになるまでの時間である．矩形波では急激な立ち上がり・立ち下がりになるため，疼痛や不快感を生じやすい．そのため，前後に 0.5〜1 秒程度を設けることが多い．

(7) 刺激−休息時間（duty cycle）

刺激強度や周波数などにも影響を受けるが，筋疲労を考慮して刺激と休息を 1：1 以上とし，休息時間を長くする必要がある．十分な筋収縮を得たい場合には最低でも 5 秒程度の刺激時間が必要であり，休息時間は 5 秒間（1：1）や 10 秒間（1：2）程度が必要である．一方で，運動閾値下レベルであれば，筋疲労への影響が少ないため休息時間を失くすこともできるが，皮膚状態や中枢性疲労に注意が必要である．

b TES の基本的使用

対象者の病態を的確に評価し，重症度や治療目的によって TES を使用していくことが重要である．しかし，前述したとおり，TES 単独の効果は限定的である．したがって，基本的な使用として以下のような他の治療手法との併用が重要になると考える．

①随意筋収縮が困難な対象者は，TES 単独もしくは他の治療介入（例：運動イメージ，ミラーセラピーなど）と併用する．

②随意筋収縮が可能な対象者は，随意運動や運動課題，日常生活動作と併用する．

c 具体的な手順

TES を適切に使用するためには，以下の項目について確認・遂行し，リスク管理を徹底する必要がある．

①インフォームドコンセントを実施し，治療の目的，時間，期間を説明する．

②禁忌や注意の項目を確認する．

③感覚のスクリーニング検査を行う．

④皮膚状態（乾燥状態や擦過傷など）を確認する．

⑤皮膚抵抗を下げるため，アルコール綿で皮脂や汚れを清拭し，電極を貼付する．

⑥電極が剥がれないように，テープやバンドで固定する．

⑦刺激強度を徐々に増加し，刺激中は皮膚状態と痛みに注意する．

⑧実施後に皮膚状態を確認する．

d 具体例：随意運動の促通と痙縮の減弱

(1) 手関節（伸展筋群の促通と屈筋群の痙縮減弱）

①皮膚状態を確認し，電気抵抗を下げるため清潔に保つ．

②肘関節屈曲位，前腕回内位として，リラックスさせる．

③電極を前腕背面の橈骨近位部および前腕中間部に貼付する〔▶図1, 2（➡ 126ページ）〕.

④筋収縮が触知できる強度まで，徐々に刺激強度を上げる*.

⑤電気刺激のタイミングに併せて，手関節背屈および手指伸展を行う.

* 電気刺激により痙縮筋の緊張が高まる場合には，刺激強度を下げて実施する.

* 感覚障害や糖尿病などにより神経病変を呈する場合には，刺激強度に注意が必要である.

(2) 足関節（屈筋群の促通と伸展群の痙縮減弱）

〔▶図4（➡ 127ページ）〕

①皮膚状態を確認し，電気抵抗を下げるため清潔に保つ.

②座位で膝関節屈曲位，足底を接地し，リラックスさせる.

③電極を下腿中間部から近位外側，および腓骨頭下縁から下内側に貼付する（▶図4）.

④筋収縮が触知できる強度まで，徐々に刺激強度を上げていく*.

⑤電気刺激のタイミングに合わせて，足関節背屈および足趾伸展を行う.

* 電気刺激により痙縮筋の緊張が高まる場合には，刺激強度を下げて実施する.

* 感覚障害や糖尿病などにより神経病変を呈する場合の刺激強度には注意が必要である.

(3) TES設定

①刺激強度：痛みがなく筋収縮が得られる強度. 重度感覚障害や筋萎縮を認める場合には，開始後数日は非麻痺側で強度を確認し，その強度を使用する. 皮膚の発赤などの問題がない場合には，強度を徐々に上げて筋収縮が得られる強度まで増加し実施する.

②パルス幅：300 μsec で実施する. 刺激により痛みがないが筋収縮が得られない場合には，パルス幅を 400 μsec 以上へ増加する. 300 μsec で痛みが強い場合には，200 μsec に減少して実施する.

③刺激周波数：25 Hz で実施する. 筋収縮が得ら

れにくい場合には，周波数を 50 Hz 程度までの間で増加する.

④刺激時間：初めて電気刺激治療を実施する場合は，10分程度から開始し，安全性や疲労の程度を確認してから20分まで実施する. 20分以上の介入を実施する場合は，自主トレーニングもしくは運動閾値下の刺激強度とし，日常生活内で長時間使用する.

⑤立ち上がり・立ち下がり時間：それぞれ1秒とする.

⑥刺激−休息時間：それぞれ5秒とする. 刺激強度が運動閾値下の場合は，休息時間を0秒とし持続的に通電する.

C 末梢神経障害に対する TES

1 特徴

TES は，末梢神経損傷により神経伝導が減少もしくは消失した筋（脱神経筋）に対して，体表から筋収縮をおこすことができる唯一の手法である. したがって，神経の再支配が生じるまでに生じる筋萎縮などの廃用を予防する重要な治療法と考えられる. また，動物実験では TES と随意運動を併用することで，神経損傷の回復を促進するという報告もある.

一方で，完全な脱神経筋では，TES により神経線維を活動させることが困難であるため，閾値の高い筋線維自体を刺激することが難しく，筋収縮が得られないことがある.

2 効果機序

前述した TES によって得られる遠心性効果と同様である（➡ 130ページ）.

第3章　電気刺激療法の実際①：神経筋電気刺激/治療的電気刺激　● 135

3 適応疾患例・禁忌, 注意を要する事象

適応疾患例・禁忌, 注意を要する事象について表2(➡ 131 ページ)に示す. 末梢神経障害による脱神経筋は TES の重要な治療対象になると考えられる.

一方で, 動物実験では電気刺激により筋萎縮や筋重量の減少を抑制するなどの効果の報告が多いが, ヒトを対象として効果を実証した報告は少ない. これは, 動物実験では筋収縮を得るのに十分な刺激強度や刺激時間, 介入回数などが得られることが考えられる. すなわち, 臨床場面で治療効果を得るためには, 脱神経筋の病相や病態を評価したうえで介入頻度を増やし, 他の治療手段と併用しながら適用していくことが重要である.

末梢神経障害の評価として, 電気診断学的検査(神経伝導検査や筋電図検査)や S-D 曲線, 超音波検査, CT や MRI 画像検査, 血液検査などがある. これらの評価から回復が期待され, 電気刺激により筋収縮が得られる場合には, TES の適応となる. そのため, 医師とコミュニケーションをとりながら経過を把握したうえで, 随意運動や筋電図バイオフィードバックなど他の治療と併用して実施していくことが重要である.

D その他の障害に対する TES

これまで TES は, 中枢神経障害や末梢神経障害を中心に適用されてきた. 近年では, さまざま病態や障害で, 随意的な筋収縮が不十分なため, 電気刺激によって引き起こされる筋収縮が強い場合や効率的により高い運動負荷を与えたい場合などに, 積極的に TES が適用されてきている. 具体的には, 高齢者や人工関節置換術後, 循環器疾患および呼吸器疾患の下肢の筋力増強, 高齢者の

排尿障害(尿失禁), 循環障害がある. 今後, 研究知見の積み重ねから, 臨床への応用が進むことが期待される.

E エビデンス

国内では, 日本脳卒中学会が作成した脳卒中治療ガイドライン 2021(改訂 2023)[12] において, 電気刺激療法は痙縮に対しては推奨度 A(強い推奨)であり, 上肢機能, 歩行や運動障害・ADL 改善のための治療としても推奨度 B(中等度の推奨)で, 通常のリハビリテーションに加えて行うことが推奨されている.

また, 2016 年に報告された米国心臓協会/米国脳卒中協会によるガイドライン[13] においては, 発症から回復期までの随意運動が不十分な麻痺側上肢(特に手関節と手指を対象とした)に対しての電気刺激治療を改善するために, 有用であるとしている. また, 亜脱臼の予防および改善に有効としている. これらについては治療法として実施を推奨している(Class IIa, evidence A). 下肢においては, 毎日の活動とともに電気刺激療法を行うことで, 活動性や下肢筋力の改善に効果的だが, 歩行速度の改善に関しては不確実としている(IIa, evidence B). これらのことからも, 電気刺激療法は高いエビデンスを有していると考えられ, 通常のリハビリテーションの効果を促進する可能性がある. 一方で, 嚥下障害に関しては効果は不確かで, 現在のところは使用を推奨していない(III, evidence A).

F 展望

前述したとおり, TES を用いて高い効果を得るためには, 随意運動を伴う運動療法と併用していくことが重要である. そこで, 以下に随意運動を活かした電気刺激装置を紹介する.

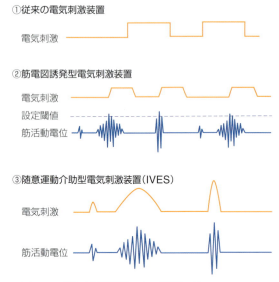

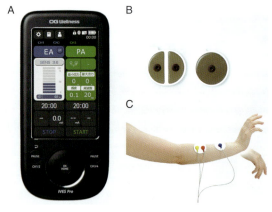

▶図11 電気刺激装置による機能の違い
①従来の電気刺激装置は，筋活動電位とは無関係に，設定された刺激パターン(強度や刺激-休息時間など)を1サイクルとして決めた時間だけ通電する．
②筋電図誘発型電気刺激装置は，設定閾値以上の筋活動電位を検出した場合，設定された刺激パターンを一度だけ行う．その後も，設定閾値以上の筋活動電位を検出した場合のみ通電する．
③随意運動介助型電気刺激装置は，随意筋活動電位に応じて電気刺激強度が変化する．強い筋電を検出するほど，強い刺激パルスを出力する．

▶図12 随意運動介助型電気刺激装置(IVES)
A：IVES用装置本体(IVES Pro)．B：刺激電極(左：刺激と筋電図記録，右：刺激と参照電極)．C：不十分な手関節背屈運動を電気刺激がアシストする．
〔写真提供：オージー技研株式会社〕

1 筋電図誘発型電気刺激装置

対象筋からの筋電図が設定値以上になると電気刺激を開始する装置として，筋電図誘発型電気刺激装置〔electromyogram(EMG)-triggered neuromuscular electrical stimulator〕がある．これは，随意運動による筋活動をスイッチとして電気刺激が通電されることで，随意的な意図に基づいた刺激と視覚および感覚入力がフィードバックされるもので，TES単独と比較して高い効果がメタアナリシスにより報告されている[14]．

しかしながら，この装置では筋活動はあくまで刺激開始のスイッチの役割であり，刺激開始後は事前に固定した設定で，電気刺激がon-offを繰り返し行われるのみである(▶図11)．さらに，刺激中は収縮制御，弛緩運動は不可能であり，動作を阻害するため日常的に使用することは困難である．そのため，臨床の限られた治療時間のなかで，この装置を選択する機会は少ないのが現状である．

2 随意運動介助型電気刺激装置

Muraoka[15]により，国内で開発された随意運動介助型電気刺激装置(integrated volitional control electrical stimulator; IVES)は，随意筋活動量に比例した強度で電気刺激強度が調節される装置である(▶図11, 12)．IVESは従来の電気刺激装置とは異なり，筋活動が検出されない場合には電気刺激が行われないため，日常生活場面も含めた長時間の治療が可能である(▶表3)[10]．IVESは，主動作筋の随意運動の促通，拮抗筋緊張の抑制，随意運動のアシスト，EMGフィードバックなどの複合機能を有している．

随意筋電図が検出されると，随意筋電量に比例した電気刺激を与えることで，安静時と同様に対象筋を促通し続けるとともに，運動麻痺を呈した患者の不十分な随意運動を介助し，自らの運動を認識しやすくする．したがって，従来の電気刺激装置と異なり，日常的に装着し，随意収縮・弛緩

▶表3 従来の電気刺激装置と随意運動介助型電気刺激装置(IVES)の違い

	従来の電気刺激装置	随意運動介助型電気刺激装置(IVES)
刺激のタイミング	設定した間隔でon-offを繰り返す 筋活動と無関係	筋活動に応じて刺激される
刺激強度	初期設定の強度	安静時：筋収縮閾値下の強度 筋収縮時：筋活動量に比例して変化
刺激および記録電極	1対の刺激電極	刺激電極と記録電極が同一
治療時間	初期の設定時間(一般的に10〜20分程度)	長時間の使用が可能
使用場面	治療場面で使用が多い	日常生活場面での使用が可能

の制御や収縮後の脱力の学習が可能である．

IVESの適応は，随意収縮により電気刺激が制御されるため，収縮閾値下の電気刺激が与えられた状態で対象筋の随意筋活動を認められることが必要である．随意収縮がわずかにでも検出できれば，それを促通する効果があるため，麻痺側機能の改善を期待することができると考えられる．禁忌や注意は，従来の電気刺激装置と同様である（▶表2）．

日常生活場面も含めた長時間の使用が可能というIVESの特徴[10]を活かし，われわれは運動麻痺の軽度な慢性期脳卒中片麻痺患者(SIAS-M手指2以上)の橈側手根伸筋(ECR)および総指伸筋(EDC)に対してIVESを適用し，1日6時間で5日間の治療介入を行った[8]．その報告によると，5日間という短期間の介入であったが，1日6時間という長時間のIVES使用によりFugl-Meyer assessment上肢項目，active range of motion，nine-hole peg testなどの上肢機能の改善を認めた．筋電図評価においても，随意性向上や相反抑制促進などが認められており，上肢機能の改善と密接に関与していると考えられた．またIVESは，従来の電気刺激の効果だけではなく，長時間の装着使用による麻痺側上肢への注意を促すと

ともに，IVES適用で随意的な手関節や手指の伸展運動が可能となり，日常における麻痺肢の使用頻度を増大させる効果も期待できる．さらに介入中は，患者と理学療法士が長時間マンツーマンでかかわることなく治療が可能であった．特に患者個々の状態に合わせて装置の設定を行い，患者自身がIVESを装着して自主的に運動を行うことで，集中的な治療が可能であった．

一方で，長時間のIVES使用の注意事項として，皮膚への注意が重要である．特に糖尿病などを合併している患者では，毛細血管などの脆弱性により内出血などがおこる可能性がある．また，長時間の使用は筋疲労や精神的な疲労を伴うことが多く，患者の状態や訴えに注意をはらい，医師の処方のもとで治療を行っていくことが必要である．

IVESはそれ単体での治療だけでなく，他の治療手段と併用することでさらに適応が拡大する可能性がある．Haraら[16]は，慢性期の脳卒中外来患者の麻痺上肢に対し，痙縮の強い手関節屈筋群に神経筋ブロックを行いながら伸筋群にIVESを適用し，上肢機能の改善を示した．さらに，外来患者のホームプログラムとしてIVESを使用することにより，麻痺上肢機能が改善したことを報告している[17]．

Fujiwaraら[11]は，重度な片麻痺患者(SIAS-M手指1b以上)に対し，手関節固定装具とIVESを併用し，日中8時間の治療介入を3週間行い，上肢機能の改善を認めたと報告している．その効果は治療終了3か月後においても持続していた．同時に，電気生理学的評価において麻痺側前腕屈筋群への相反性抑制，短潜時および長潜時シナプス前抑制の改善，損傷半球での皮質内抑制の脱抑制を認めたと報告している．この効果は，IVESの適用で随意的な手指の伸展運動が可能となり，日常における麻痺肢による把持動作などの使用頻度の増大をもたらしたと推察している．

●引用文献

1) Di Pino, G., et al.: Modulation of brain plasticity in stroke: A novel model for neurorehabilitation. *Nat. Rev. Neurol.*, 10:597–608, 2014.

2) 村岡慶裕ほか：治療的電気刺激による脳卒中患者の足関節筋群における2シナプス性 Ia 相反抑制の変化. リハ医学, 37:453–458, 2000.

3) 山口智史：痙縮に対する物理療法. 臨床リハ, 26:648–652, 2017.

4) Schuhfried, O., et al.: Non–invasive neuromuscular electrical stimulation in patients with central nervous system lesions: An educational review. *J. Rehabil. Med.*, 44:99–105, 2012.

5) Yamaguchi, T., et al.: Real-time changes in corticospinal excitability during voluntary contraction with concurrent electrical stimulation. *PLoS One*, 7:e46122, 2012.

6) Yamaguchi, T., et al.: The effect of active pedaling combined with electrical stimulation on spinal reciprocal inhibition. *J. Electromyogr. Kinesiol.*, 23:190–194, 2013.

7) Takahashi, Y., et al.: Voluntary contraction enhances spinal reciprocal inhibition induced by patterned electrical stimulation in patients with stroke. *Restor. Neurol. Neurosci.*, 36:99–105, 2018.

8) Chipchase, L.S., et al.: Peripheral electrical stimulation to induce cortical plasticity: A systematic review of stimulus parameters. *Clin. Neurophysiol.*, 122:456–463, 2011.

9) Perez, M.A., et al.: Patterned sensory stimulation induces plasticity in reciprocal ia inhibition in humans. *J. Neurosci.*, 23:2014–2018, 2003.

10) Yamaguchi, T., et al.: Effects of integrated voli-

tional control electrical stimulation (IVES) on upper extremity function in chronic stroke. *Keio J. Med.*, 60:90–95, 2011.

11) Fujiwara, T., et al.: Motor improvement and corticospinal modulation induced by hybrid assistive neuromuscular dynamic stimulation (HANDS) therapy in patients with chronic stroke. *Neurorehabil. Neural Repair*, 23:125–132, 2009.

12) 日本脳卒中学会脳卒中ガイドライン委員会（編）：脳卒中治療ガイドライン 2021［改訂 2023］. 協和企画, 2023.

13) Winstein, C.J., et al.: Guidelines for Adult Stroke Rehabilitation and Recovery: A Guideline for Healthcare Professionals From the American Heart Association/American Stroke Association. *Stroke*, 47:e98–e169, 2016.

14) Bolton, A.D., et al.: Electromyogram-triggered neuromuscular stimulation and stroke motor recovery of arm/hand functions: A meta-analysis. *J. Neurol. Sci.*, 223:121–127, 2004.

15) Muraoka, Y.: Development of an EMG recording device from stimulation electrodes for functional electrical stimulation. *Front. Med. Biol. Eng.*, 11:323–333, 2002.

16) Hara, Y., et al.: Hybrid power-assisted functional electrical stimulation to improve hemiparetic upper extremity function. *Am. J. Phys. Med. Rehabil.*, 85:977–985, 2006.

17) Hara, Y., et al.: A home-based rehabilitation program for the hemiplegic upper extremity by power-assisted functional electrical stimulation. *Disabil. Rehabil.*, 11:1 9, 2007.

第4章 電気刺激療法の実際②：機能的電気刺激（FES）

学習目標
- 機能的電気刺激（FES）の特徴と効果機序について学ぶ．
- 機能的電気刺激（FES）の適応疾患例・禁忌，注意を要する事象について学ぶ．
- 機能的電気刺激（FES）の実施手順について学ぶ．
- 機能的電気刺激（FES）のエビデンスと展望について学ぶ．

　機能的電気刺激（functional electrical stimulation; FES）は，体表に貼付した電極もしくは体内の埋め込み電極により神経や筋を刺激し，神経活動や筋収縮を促すことで，完全に失われた機能を補う（**機能補填**）ことを目的としている．一方で，FESを使用することで残存した機能が維持・改善する治療効果が得られることがあるため，神経筋電気刺激（NMES）や治療的電気刺激（TES）と混在して用語が使用されることがある．

　過去には，フットスイッチやハンドスイッチをトリガーとして，表面電極や埋込み電極を用いて多数の筋を収縮させる装置が開発されてきたが，手術による侵襲や実用性の面から臨床で使用される頻度は低かった．しかしながら，近年の医工学研究の発展から装置の機能が大幅に改善され，装置の内部に表面電極やバッテリー，センサーが内蔵されるなど，簡単に装着でき，臨床場面や日常生活においても実用性の高い装置が開発されている（▶図1〜3）．

A 特徴と効果機序

　FESの特徴は，他の電気刺激療法と比べ，電気刺激により神経活動を賦活することで機能補填を目的に用いることである．具体的には，FESによ り筋収縮を促すことで日常生活動作や生命維持にかかわる機能を補う．

　効果機序は，電気刺激によりα運動線維を刺激することで得られる筋収縮によるものである．したがって，FESを適用するためには，中枢神経疾患であっても筋収縮を得るために末梢神経やその支配筋では正常な機能を有していることが必要である．

　一方で，FESの効果は筋収縮による機能補填のみならず，残存した機能が維持・改善する治療効果も得られる（▶表1）．この効果の多くは電気刺激による神経活動の賦活によるものであるため，TESと同様の効果機序と考えられる〔第3章 A.1項「TESの効果機序」（➡125ページ）参照〕．

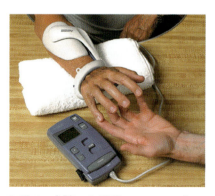

▶図1　上肢へのFES（NESS H200®）
〔写真提供：フランスベッド株式会社〕

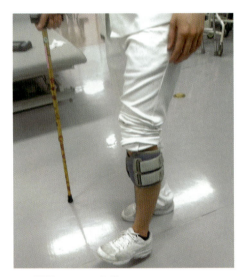

▶図2　下肢へのFES①（NESS L300™）
歩行時に踵が床から離れたことを歩行センサーにより検出して，設定した刺激条件で電気刺激し，足関節背屈を補助する．

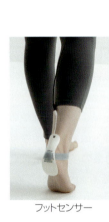
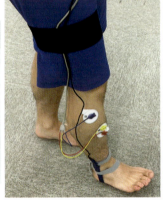

フットセンサー

▶図3　下肢へのFES②（IVES）
歩行時に踵が床から離れたことをフットセンサーから検出して，設定した刺激条件で電気刺激し，足関節背屈を補助する．なお，装置本体の写真は第3章図12A（→136ページ）を参照のこと．
〔写真提供（フットセンサー）：オージー技研株式会社〕

▶表1　機能維持・改善としてのFESの適応

補填される機能	得られる効果
筋機能	●筋萎縮の防止 ●筋力・筋持久力の維持・改善 ●脂肪増加の抑制 ●糖尿病の予防と改善（インスリン抵抗性の改善）
循環機能	●末梢循環の改善 ●浮腫の予防・改善 ●深部静脈血栓症の予防 ●褥瘡の予防・改善
その他の機能	●随意性の改善 ●痙縮の減弱 ●骨粗鬆症の予防 ●抑うつの予防と改善 ●神経傷害に伴う神経可塑性の予防と改善

B 適応疾患例・禁忌，注意を要する事象

FESの適応疾患は，脳卒中，脳外傷，脊髄損傷，脳性麻痺，多発性硬化症などの中枢神経疾患で，上肢・下肢・体幹機能，呼吸機能，排尿・排便機能や性機能などの障害に対して使用される．原則的な禁忌と注意は，TESと同様である〔第3章の表2（→131ページ）参照〕．これに加えて，FESの目的が機能補填であるため症状が重度であることも多く，①神経学的に安定していること，②下位運動ニューロン障害がないこと，③痙縮が動作を阻害しないこと，④著明な関節拘縮がないこと，⑤高い意欲があること，⑥家族の支援が期待できることが必要である．

1 適応疾患例：脳卒中片麻痺

上肢では，麻痺肢の手指・手関節の伸展動作を補うために使用されることが多い．下肢では，前脛骨筋と総腓骨神経を刺激し足関節の背屈筋を収縮させることで，麻痺肢のトゥクリアランス（toe clearance）を確保することを目的に用いられることが多い．一方で，機能維持・改善を期待して使用されることが多く，その効果が多く報告されている．以下に脳卒中後の歩行障害に対するFESの効果と効果機序について説明する．

a 脳卒中の歩行障害に対するFESの効果と効果機序

脳卒中後の麻痺下肢に対するFESでは，電気刺激により得られる筋収縮により，歩行時の遊脚

第 4 章 電気刺激療法の実際②：機能的電気刺激(FES) ● 141

相における麻痺肢の足関節背屈運動を補うことができる．さらに屈曲反射の促通による股関節や膝関節の屈曲角度が増大する．これにより麻痺側下肢の振り出しが容易になり，歩行速度の改善や最適な歩行様式の学習を促すと考えられる．さらに，歩行を反復することで，相乗的に歩行効率の向上や歩行距離の延長などの歩行能力の改善が得られると考えられる．加えて，FES による筋収縮の繰り返しは筋萎縮の防止や改善，筋力増強につながり，FES を外した状態においても背屈運動が行いやすい状態になると考えられる．

また，FES は感覚神経を賦活することで，TES と同様に随意運動の促通が得られる〔第 3 章の図 5 (➡ 128 ページ)参照〕．さらに，総腓骨神経や前脛骨筋への電気刺激は，Ia 抑制介在ニューロンを介してヒラメ筋の脊髄運動ニューロンを抑制する(相反性抑制)ことで，痙縮筋の活動を抑制する．そして，痙縮によって活動が高まっているヒラメ筋から前脛骨筋への相反性抑制〔第 3 章の図 9(➡ 130 ページ)参照〕を抑制(相互抑制)することで，前脛骨筋の随意性が改善する．これらの効果は，脳卒中後の歩行時における足関節背屈運動の低下と底屈筋の異常筋緊張に対して有効であると考えられる．

2 適応疾患例：脊髄損傷

脊髄損傷は，運動機能や感覚機能，自律神経機能などが消失もしくは低下する疾患である．脊髄損傷に対する FES は，損傷レベル下の神経や筋を刺激し，神経活動を賦活することで機能補填と機能維持・改善の目的で使用される[1]．

a 脊髄損傷における機能補填としての FES

損傷レベル下の神経を刺激することにより筋収縮を促すことで，日常生活動作や生命維持にかかわる機能を補う．その適応は，上肢・下肢・体幹機能，呼吸機能，排尿・排便機能や性機能などである[2-4]．

(1) 上肢機能への FES(対象：頸髄損傷)

- C4 レベル以上の頸髄損傷患者の肩関節の安定性や肘関節屈曲や伸展運動を補う．
- C5〜C7 レベルの頸髄損傷患者の把持動作を補う．

◉ 把持動作の具体例

- 電極種類：表面電極，経皮的埋め込み電極，もしくは筋への埋め込み電極を使用する．
- 刺激部位：残存機能レベルに合わせて，手関節背屈筋群，手指伸展筋群，手指屈曲筋群，母指筋群を刺激する．
- 刺激トリガー：随意的な活動とし，筋活動(残存筋や刺激筋)や関節運動(たとえば肩関節や肘関節の動き)，音声などで実施する．

(2) 下肢機能への FES(対象：胸髄損傷)

- Th4〜Th12 レベルの胸髄損傷患者の起立，立位，移乗，ステッピング，歩行を補う．
- 良好な上部体幹機能があり，立位保持や安全性に歩行器が使用可能な者に実施する．
- 心肺機能や筋骨格系が動作を行ううえで問題ない者が対象となる．

(3) 体幹機能への FES(対象：胸髄損傷)

- Th4〜Th12 レベルの胸髄損傷患者の脊柱起立筋を刺激し，姿勢保持を補助する．
- 腹筋群を刺激し，咳嗽を補助する．

(4) 呼吸機能への FES(対象：頸髄損傷)

- C4 もしくはそれ以上の頸髄損傷患者の横隔神経を刺激し，呼吸を補助する．

(5) 排尿・排便機能や性機能への FES

- 脊髄円錐，仙骨神経根，骨盤神経を刺激することで，それぞれの機能を補う．

b 脊髄損傷における機能維持・改善としての FES

下肢に対する FES と座位でも実施可能な背もたれつきの自転車エルゴメータの併用は，効率的に運動が可能であり，安全性や実用性が高いことから，発症後の不活動による廃用症候群の予防や改善を目的として実施される頻度が高い(▶ 図 4)．一方，上位脊髄損傷患者(Th5 以上)では自律神経

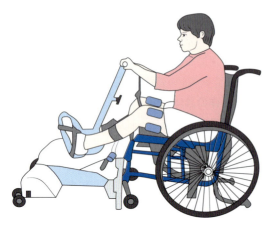

▶図4 FESサイクリング
不活動による廃用症候群の予防や改善を目的とした，FESと自転車エルゴメータを併用した運動

機能障害を有し，心拍数や1回拍出量，心拍出量の増加などにより運動が制限されるため，実施に注意が必要である．

C 実施手順

a FESの設定条件

FESは主に電気刺激により筋収縮を得ることにより機能補填を可能としているため，刺激設定は筋収縮を得ること，さらに筋収縮に伴う筋疲労について考慮した設定が重要である．

(1) 刺激強度

筋収縮が得られる強度（運動閾値上）が用いられ，目的とした運動が遂行できる強度が必要である．電気刺激により関節運動を伴うような筋収縮を得るためには，疾患の有無にかかわらず高い刺激強度が必要なことが多い．したがって，皮膚や組織への影響が大きくなるため，疼痛や刺激前後の皮膚の状態・筋疲労などに十分な注意をはらう必要がある．

(2) パルス持続時間

パルス持続時間（パルス幅）が長くなるほど電気量が大きくなるため，生体に及ぼす影響は大きい

〔第2章の図11（➡ 115ページ）参照〕．筋収縮を得たい場合には，TESと同様に200〜500 μsec が選択されることが多いが，臨床で使用される多くの機器では設定可能な範囲が決められている．

(3) 刺激周波数

筋収縮を得るためには高い周波数（20 Hz以上）が必要である．一方で，高い周波数では筋疲労が生じやすいため，刺激強度や刺激-休息時間に配慮が必要である．

(4) 介入時間

FESは機能補填を目的としているため，目的とした動作や機能に必要な刺激タイミングと介入時間の設定が必要になる．一般的に長時間の刺激を行うことは少ないが，刺激装置は長時間装着することがあるため，電極貼付と装置の装着部位の皮膚状態を確認する必要がある．

(5) 刺激波形

臨床で使用されるFES装置は，電極下の化学変化（イオン化）による組織損傷を防ぐ目的で対称性もしくは非対称性の2相性波形（矩形波や三角波）で設定されていることが多い．

(6) 立ち上がり・立ち下がり時間

立ち上がり時間は1パルスの電流強度がピークになるまでの時間で，立ち下がり時間はピークからゼロになるまでの時間である．TESと同様に，矩形波では急激な立ち上がり・立ち下がりになるため，疼痛や不快感を生じやすい．そのため，前後に0.5〜1秒程度を設けることが多い．

(7) 刺激-休息時間（duty cycle）

目的とした動作や機能に必要な刺激タイミングで通電し，それ以外では電気が流れないため，特別に休息時間を設定する必要はない．

(8) トリガーの設定

刺激のトリガーは，随意的な活動を基本とする．上肢の場合は，残存機能部位の関節運動や筋活動，呼吸，音声などをトリガーとする．例として，手関節や手指の運動であれば肘関節や肩関節の関節運動や筋活動を使用する．

下肢の場合でも，同様のトリガー設定となるが，

動作時であれば体重移動によるセンサーや補装具（杖など）への荷重をトリガーとして使用することがある.

b FES の基本的使用

目的とした動作や機能に必要な刺激強度と刺激タイミングの設定が重要である. 適切な設定が行われていない場合には, 動作を阻害し, 歩行であれば転倒などを引き起こすため, 対象者の状態や動作を確認しながら実施していくことが必要である. 必要に応じて, 理学療法士自身を対象としたデモンストレーションを行うことで安全性や様子を示し, 安心感を与えることも有効である.

c 具体的な手順

FES を適切に使用するためには, 以下の項目について確認し, リスク管理を徹底する必要がある.
①インフォームドコンセントを実施し, 治療の目的, 時間, 期間を説明する.
②禁忌や注意の項目を確認する.
③感覚のスクリーニング検査を行う.
④皮膚状態（乾燥状態や擦過傷など）を確認する.
⑤皮膚抵抗を下げるため, アルコール綿で皮脂や汚れを清拭し, 電極を貼付する.
⑥電極が剥がれないように, テープやバンドで固定する.
⑦刺激強度を徐々に増加し, 刺激中は皮膚状態と痛みに注意する.
⑧目的とした動作や機能が適切に行えているか, 安静状態と活動状態で確認する.
⑨実施後に皮膚状態を確認する.

D エビデンス

反復した FES 治療介入が歩行に与える効果については, いくつかのメタアナリシスやシステマティックレビューが報告されている. Robbins ら[5] による 2006 年のメタアナリシスでは, FES

を適用した場合には, 通常の歩行トレーニングや介入なしと比較して, 歩行速度が 0.18 m/秒（95% 信頼区間 0.08〜0.28）改善するとしている. Pereira ら[6] が 2012 年に発表したシステマティックレビューでは, 歩行距離の延長に対する FES の効果量として, 通常の歩行トレーニングや介入なしと比べ, 標準化した平均値の差（standardized mean differences; SMD）で 0.38（95% 信頼区間 0.08〜0.68）であり, その効果量が小さいと述べている. また, 2015 年の Howlett ら[7] のメタアナリシスでは, FES による歩行速度の改善は 0.08 m/秒であり, 臨床的意義のある最小変化量（minimal clinical important difference; MCID）の 0.10 m/秒には近いが, 十分でないことが報告されている. さらに Dunning ら[8] は, 単チャンネル FES の効果のみ, 日常での FES 使用, 評価時の FES 装着の有無について論文を整理し, より臨床での使用を想定したシステマティックレビューを 2015 年に報告した. この報告では, 日常での FES 使用は, 歩行速度, timed up and go test, modified Emory functional ambulation profile（mEFAP）, physiological cost index（PCI）, QOL を改善するが, 短下肢装具と比較した場合には PCI の改善のみで, 優れていることを報告している.

これらの報告は, FES の有効性を示す強固な証拠とはいいがたいが, FES の使用により一定以上の効果が得られることから, 臨床場面では適応を判断して使用することで, 通常のリハビリテーションを促進できる可能性がある.

E 展望

FES は, 医工学の発展により臨床や日常生活内で十分に使用できるレベルにある. まだ FES の歩行障害に対する効果の検証は十分とはいえないが, 臨床場面において適応疾患を評価し, 適切に使用することで, 十分に効果が得られると考えられる. しかしながら, わが国において FES は普

及しているとはいえない．米国リハビリテーション医学会（American Congress of Rehabilitation Medicine）[9] は，FES が普及しない理由としてセラピストの知識不足や費用の問題をあげており，十分に利用されていない現状に対して，エビデンスの不足や費用の問題もあるが，治療や日常生活における補助具としての選択肢として FES の使用を推奨している．今後わが国においても，対象者の利益を考慮し，適切な評価と治療選択に基づいて FES の適応と普及を促進していく必要がある．

●引用文献

1) 山口智史ほか：電気刺激療法. 鈴木俊明ほか（編）：神経障害理学療法学 I. pp.230–231, メジカルビュー社, 2019.

2) Ragnarsson, K.T.: Functional electrical stimulation after spinal cord injury current use, therapeutic effects and future directions. *Spinal Cord*, 46:255–274, 2008.

3) Ho, C.H., et al.: Functional electrical stimulation and spinal cord injury. *Phys. Med. Rehabil. Clin. N. Am.*, 25:631–654, 2014.

4) Gater, D.R. Jr., et al.: Functional electrical stimulation therapies after spinal cord injury. *NeuroRehabilitation*, 28:231–248, 2011.

5) Robbins, S.M., et al.: The therapeutic effect of functional and transcutaneous electric stimulation on improving gait speed in stroke patients: A meta-analysis. *Arch. Phys. Med. Rehabil.*, 87:853–859, 2006.

6) Pereira, S., et al.: Functional electrical stimulation for improving gait in persons with chronic stroke. *Top. Stroke Rehabil.*, 19:491–498, 2012.

7) Howlett, O., et al.: Functional electrical stimulation improves activity after stroke: A systematic review with meta-analysis. *Arch. Phys. Med. Rehabil.*, 96:934–943, 2015.

8) Dunning, K., et al.: Peroneal stimulation for foot drop after stroke: A systematic review. *Am. J. Phys. Med. Rehabil.*, 94:649–664, 2015.

9) Bosch, P.R., et al.: Review of therapeutic electrical stimulation for dorsiflexion assist and orthotic substitution from the American Congress of Rehabilitation Medicine stroke movement interventions subcommittee. *Arch. Phys. Med. Rehabil.*, 95:390–396, 2014.

第5章

電気刺激療法の実際③：
経皮的電気神経刺激(TENS)

学習目標
- 経皮的電気神経刺激(TENS)の特徴と効果機序について学ぶ.
- 経皮的電気神経刺激(TENS)の適応疾患例・禁忌, 注意を要する事象について学ぶ.
- 経皮的電気神経刺激(TENS)の実施手順について学ぶ.
- 経皮的電気神経刺激(TENS)のエビデンスと展望について学ぶ.

経皮的電気神経刺激(transcutaneous electrical nerve stimulation; TENS)は, 体表から神経や筋を刺激することで, **疼痛を減弱**することを目的とした電気刺激治療である.

その対象疾患は, 中枢神経疾患や整形外科疾患, 術後, 癌, さらには産科領域や歯科領域など幅広く使用されている.

A TENS 使用のための 疼痛の基礎知識

TENS を適切に使用するためには, 疼痛に関する基礎知識をもち, 病態を理解して使用していくことが重要である.

1 疼痛の分類

疼痛は, 大きく時期と原因による分類がある.

a 時期による分類

- 急性痛：原因(組織損傷や炎症)が明確で数日から数週間続く痛み
- 慢性痛：組織損傷や炎症が治癒した時期(およそ3か月以上)を越えても続く痛み

b 原因による分類 (▶表1)

- 侵害受容性(炎症性)疼痛：外力による刺激などにより "侵害受容器" が活動することで生じる痛み
- 神経障害性疼痛：体性感覚神経系の病変や疾患によって生じる痛み
- 非器質的(心因性)疼痛：器質的・機能的病変がない, あっても訴えと一致しない痛み

2 疼痛の知覚プロセス

侵害受容性疼痛は, 皮膚への侵害刺激(機械・熱・冷・化学刺激)により侵害受容器が活動し, その信号が $A\delta$ 有髄線維および C 無髄線維によって後根神経節, 脊髄後角へ伝導される. その後, 脊

▶表1 疼痛の原因による分類

	侵害受容性 (炎症性)疼痛	神経障害性疼痛	非器質的 (心因性)疼痛
性質	明確で局在的な痛み	刺すような痛み, 電気が走る痛み	器質的な異常を認めない痛み
機序	侵害受容器の興奮	末梢・中枢神経の異常興奮など	認知の異常など
例	術後, 変形性関節症など	脳卒中後の痛み, 幻肢痛, 帯状疱疹後神経痛など	慢性頭痛, 慢性腰痛など

145

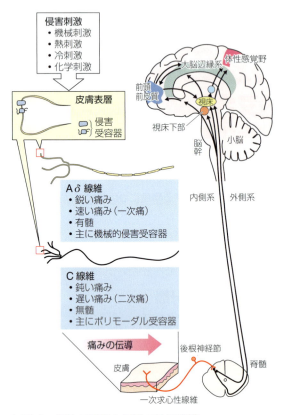

▶図1 痛みの受容と伝達の神経機構

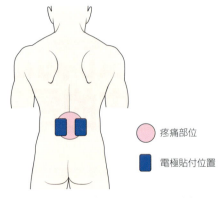

▶図2 腰痛に対するTENSの一例

髄内でシナプスを替えて，対側の主に脊髄視床路を上行し，視床を経由して大脳辺縁系や体性感覚野に伝導されることで痛みを知覚する（▶図1）．侵害性受容器には，自由神経終末（ポリモーダル受容器と機械的侵害受容器）がある．知覚する疼痛では，皮下に多く分布する自由神経終末に存在する機械的侵害受容器およびポリモーダル受容器が活動する．

神経障害性疼痛は，末梢神経から大脳に至るまでの侵害情報を伝導・伝達する経路のいずれかに病因や疾患が存在する際に生じることで，疼痛が知覚される．発生機序として，体性感覚神経系の過敏症と下行性疼痛調節系における抑制機能の減弱などが考えられている．たとえば，痛覚過敏やアロディニア，自発痛は神経応答の過敏性がある．ただし，臨床では侵害受容性疼痛や神経障害性疼痛の病態がオーバーラップすることがある．

B 特徴と効果機序

他の電気刺激療法と比べたTENSの特徴は，疼痛の減弱を目的に用いることである．TENSは，侵害受容性疼痛と神経障害性疼痛のどちらの痛みに対しても使用される〔▶表2（➡148ページ）参照〕．その疼痛減弱の機序として，ゲートコントロール理論，下行性疼痛抑制機構，内因性オピオイドの3つの神経機構の関与が考えられている．

1 TENSの生理学的作用

TENSでは電極を体表の疼痛部位もしくはその周辺，または髄節レベルに貼付する（▶図2）．電気刺激による生理学的反応はTESと同様であり，刺激強度を上げることでピリピリとした感覚を体験する．このとき，TENSは太い神経線維の感覚神経（Aβ線維）を刺激することで，疼痛抑制にかかわる神経機構を賦活させる作用がある．

さらに強度を上げ，α運動神経を含む他の神経活動を賦活することで，疼痛の減弱にかかわる神経機構を働かせることができる．このTENSにより得られる疼痛抑制の作用機序として，痛みの伝導を制御する①ゲートコントロール理論および②下行性疼痛抑制機構がある．さらに血中や脳脊髄液中のオピオイド物質を誘導することで痛みの伝達に作用する③内因性オピオイドがある．

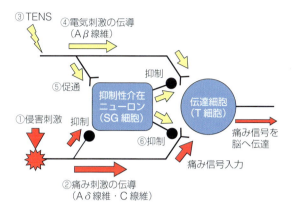

▶図3 ゲートコントロール理論によるTENSの鎮痛機序
①侵害刺激により疼痛が誘発され，②痛みの刺激が細い神経線維であるAδやC線維により伝導される．③体表からのTENSは，④太い感覚神経であるAβ線維を活動させる．⑤Aβ線維の活動は，抑制性介在ニューロン（SG細胞）の活動を促通する．⑥SG細胞は伝達細胞（T細胞）への痛み信号を，シナプス伝達の前（シナプス抑制）で抑制する．これによりT細胞から脳への痛み信号の伝導・伝達を抑制し，疼痛を減弱する．

a ゲートコントロール理論

電気刺激の特性として，神経直径の太い神経線維から神経活動を賦活する．ゲートコントロール理論では，感覚神経のなかでも太い神経線維であるAβ線維を電気刺激により活動させることで，疼痛の伝導を脊髄後角のレベルで抑制しようとするものである（▶図3）．

具体的には，TENSによりAβ線維が活動することでその信号が求心性に伝導し，脊髄後角内で**膠様質細胞**（substantia gelatinosa cell；SG細胞）から痛みを伝導する**伝達細胞**（transmission cell；T細胞）に対してシナプス接合部の前で抑制（**シナプス前抑制**）をかける．これにより，Aδ有髄線維およびC無髄線維からの痛みの伝達が抑制され，疼痛が減弱すると考えられている．

b 下行性疼痛抑制機構

脳幹部から下行性に投射するセロトニン系やノルアドレナリン系神経が，脊髄後角に入力される疼痛の信号を抑制する機構のことである（▶図4）[1]．

TENSによる刺激は，Aβ線維を含む求心性線

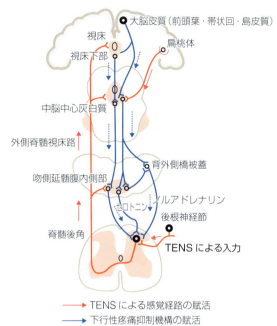

▶図4 下行性疼痛抑制機構によるTENSの効果機序
〔McMahon, S.B., et al. (eds): Wall and Melzack's Textbook of Pain. 5th ed., pp.125–142, Elsevier, Philadelphia, 2005より改変〕

維を賦活する．この信号は脊髄や延髄後角を上行し，中脳や延髄のオピオイド受容体を活性化させる．これにより内因性オピオイドペプチド（エンケファリン，エンドルフィンなど）を伝達物質とする神経を活性化する．この活性化が下行性疼痛抑制機構を賦活化すると考えられている．下行性疼痛抑制では，セロトニンやノルアドレナリンなどの伝達物質の増加が知られている．そのほかにもGABAやドパミンといった伝達物質がある．下行性疼痛抑制機構は，精神的興奮，精神的集中，恐怖などでも賦活する．

c 内因性オピオイド 用語解説

TENSによりAβ線維を含む求心性線維を賦活する．この信号は脊髄や延髄後角を上行し，中脳や延髄のオピオイド受容体を活性化させる．これにより血中および脳脊髄液内のオピオイドの濃度が上昇する．増加したオピオイドが末梢性侵害受

148 ● V. 電気刺激療法

▶表2　TENSの適応疾患例・禁忌，注意を要する事象

適応疾患例	禁忌*	注意を要する事象
1. 侵害受容性疼痛 ● 術後疼痛 ● 整形外科疾患（例：慢性腰痛，変形性膝関節症，関節リウマチ） ● 生理痛 ● 産科領域 ● 歯科領域 2. 神経障害性疼痛 ● ヘルニアなどの神経根性疼痛 ● 脊髄損傷後の慢性痛 ● 切断による幻肢痛 ● 癌性疼痛 ● アロディニア ● 糖尿病性末梢神経障害性疼痛 ● 帯状疱疹後神経痛	1. 機器の誤作動の可能性 ● 生体制御装置（ペースメーカー，シャントバルブなど）の使用 2. 症状が悪化する可能性 ● てんかん患者への刺激（てんかん誘発の可能性） ● 深部静脈血栓症や血管性静脈炎（血栓解離の可能性） ● 出血部位や未治療の出血性疾患（出血や血流増加の可能性） ● 感染症，骨髄炎，結核（炎症悪化のおそれ） 3. 症状の誘発 ● 頸動脈洞（頸動脈反射を誘発する可能性） ● 心臓をまたぐ電極配置（不整脈を誘発する可能性） 4. 胎児への影響の懸念 ● 妊婦の腹部や腰背部	1. 皮膚状態 ● 創傷部位 ● 皮膚疾患 ● その他（乾燥など） 2. 刺激強度 ● 感覚障害（低下・脱失・過敏） ● 痛覚過敏 3. 介入時間 ● 循環器系疾患 ● 内部障害系疾患 4. 実施環境 ● 認知機能低下 ● 精神系疾患

＊禁忌項目はリスクの可能性が考慮された項目であり，今後に安全性が確認される可能性が十分にある．

容器や中枢神経系に存在するオピオイド受容体に作用し，神経終末を過分極させて疼痛のインパルスの発生を抑制することで，疼痛を減弱すると考えられている．

C 適応疾患例・禁忌，注意を要する事象

　TENSの適応疾患例・禁忌，注意を要する事象について**表2**に示す．TENSを適切に使用するためには禁忌や注意事項の知識をもち，カルテ情報を確認するとともに，医師とコミュニケーションをはかり，適切な使用を行っていくことが重要である．

　適切な使用条件下であれば副作用がほとんどないため，幅広い疾患に適応がある．原則的な禁忌項目はTESと同様である．これらの条件を適切に管理したうえで，対象者の訴え（疼痛や疲労な

ど）や症状を確認しながら適用していくことが重要である．

D 実施手順

a TENSの設定条件

　TENSにおいてもTES同様に，目的に合わせて設定する必要がある．臨床で使用する装置は変更できる設定条件が決められていることが多く，実際に使用する装置のなかで適当な範囲を設定し，その効果を確認していくことが実用的である．

（1）刺激強度

　国際疼痛学会（International Association for the Study of Pain; IASP）の定義では，感覚レベルと運動レベルに分けられている[2]．感覚レベルでは刺激感覚が得られ，疼痛と筋収縮を伴わない刺激強度，50〜100 Hz前後の高周波，パルス幅50〜200 μsecが使用される．運動レベルでは不快感がなく筋収縮がおこる最大刺激強度で，2〜4 Hz前後の低周波，パルス幅100〜400 μsecが使用される．

　強度は病態により選択されるべきだが，電流強度が高いほど多数の神経線維を賦活できることか

用語解説

　内因性オピオイド　中枢神経や末梢神経に残存する特異的受容体（オピオイド受容体）への結合を介して，モルヒネに類似した作用を示す物質の総称で，体内で生成される．例として，エンドルフィン，エンケファリン，ダイノルフィン，エンドモルフィンなどがある．

ら，疼痛減弱の効果が高いと考えられている．したがって，高い効果を得るためには対象者が疼痛を感じない範囲で強度を設定する必要がある．他方で，刺激中に電流強度を変調したほうが強度が一定の刺激よりも効果が高いことも報告されており[3]，電流強度を変調できるタイプの刺激装置が増えている．

（2） パルス持続時間

パルス持続時間（パルス幅）が長くなるほど電気量が大きくなるため，生体に及ぼす影響は大きい〔第2章の図11（➡ 115ページ）参照〕．筋収縮を得たい場合には，TESと同様に200～500μsecが選択されることが多い．一方で，刺激自体や刺激による筋収縮が疼痛を誘発してしまう場合など，目的に応じて100μsec程度を選択することも必要である．

（3） 刺激周波数

低周波（1～4Hz）ではベータエンドルフィンやエンケファリン，高周波（40～200Hz）ではダイノルフィンの脳脊髄液内の濃度が上昇することが知られている[4]．

一方で，刺激周波数を変調（1～200Hz）させることで，内因性オピオイドによる疼痛減弱が得られやすいとの報告がある[3,5]．変調可能な機器がない場合には，複数のチャンネルを低い周波数と高い周波数などの異なる周波数に設定し代用することも可能である．また，複数の機器を同時に使用することを考慮してもよい．

（4） 介入時間

治療の時間は30分間～数時間までの報告があるが，時間を長くしたほうが比較的高い効果が得られると考えられている．長時間の介入を行う際には，刺激強度による疲労に配慮する必要がある．特に筋収縮を伴う運動閾値レベルの刺激強度では，筋疲労に配慮する必要がある．その場合，介入時間は1日に30分間を複数回実施するなど，休憩を入れながら実施する．また感覚閾値レベルであっても，介入時間の増加に伴い，皮膚や血管組織のリスク，さらに疲労や対象者のモチベーション低下に配慮をしながら実施することが必要である．

（5） 刺激波形

臨床で使用される装置では，電極下の化学変化（イオン化）による組織損傷を防ぐ目的で対称性もしくは非対称性の2相性波形（矩形波や三角波）で設定が固定されていることが多い．

（6） 電極配置

TENSの効果機序が痛みの伝導と伝達の抑制であることを考慮すると，痛み刺激が入力されている髄節レベルに電極を配置することが重要である．その指標として，デルマトームとスクレロトームがある．

デルマトーム（皮節）は，1つの脊髄根の感覚神経線維が体の皮膚のどの領域の感覚を支配しているかを示したものである（▶図5）[6]．**スクレロトーム**（硬節）は，骨膜，関節包，滑膜，靱帯などにおける感覚神経線維の支配領域を示している（▶図6）[7]．

TENSの電極配置は，疼痛部位と同レベルのデルマトーム上，もしくは疼痛部位のスクレロトームを配慮して，そのデルマトーム上に配置することになる．一方で，切断後の幻肢痛や疼痛部位に裂傷などがあり電極貼付が困難な場合には，疼痛部位と反対側の同レベルのデルマトーム上に電極を配置する方法がある．その他，疼痛部位にかかわる感覚神経上に対して電極を配置することがある．

TENSの基本的使用

治療対象者は疼痛を有していることから，痛みに対する恐怖心が強い．また，過去の経験などから電気刺激に対して漠然とした不安や恐怖心をもっていることが多い．したがって，電気刺激による疼痛の誘発や身体症状の変化に対して，十分に配慮して実施していくことが重要である．必要に応じて，理学療法士自身を対象としたデモンストレーションを行うことで安全性や様子を示し，安心感を与えることも有効である．

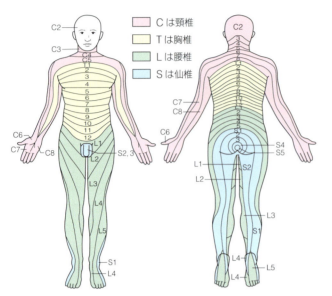

▶図5 Keeganらのデルマトーム
〔Keegan, J.J., et al.: The segmental distribution of the cutaneous nerves in the limbs of man. Anat. Rec., 102:409–437, 1948 より改変〕

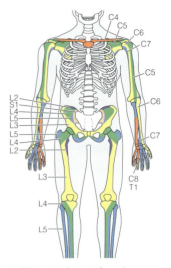

▶図6 スクレロトーム
〔Inman, V.T., et al.: Referred pain from skeletal structures. J. Nerv. Ment. Dis., 99:660–667, 1944 より改変〕

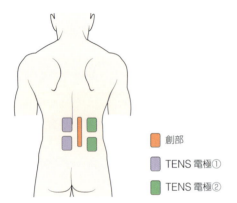

▶図7 創部に対するTENSの電極配置
創部をまたがない電極配置で，同一のデルマトーム上に電極を配置するために1対の刺激電極を縦に配置し，もう1対の電極を対側に配置する．

■具体的な手順

TENSを適切に使用するためには以下の項目について確認し，リスク管理を徹底する必要がある．

① インフォームドコンセントを実施し，治療の目的，時間，期間を説明する．
② 禁忌や注意の項目を確認する．
③ 感覚のスクリーニング検査を行う．
④ 皮膚状態（乾燥状態や擦過傷など）を確認する．
⑤ 皮膚抵抗を下げるため，アルコール綿で皮脂や汚れを清拭し，電極を貼付する．
⑥ 電極が剥がれないように，テープやバンドで固定する．
⑦ 刺激強度を徐々に増加し，刺激中は皮膚状態と痛みに注意する．
⑧ 実施後に皮膚状態を確認する．

■具体例：侵害受容性疼痛に対するTENS

(1) 術後疼痛に対するTENS

術後の侵襲による痛みに対するTENSでは，創部をまたがない電極配置で，同一のデルマトーム上に電極を配置する（▶図7）．一方で，感染や電極を外す際の創離開を予防するために，電極と創部との距離を一定以上にする必要がある．創部周辺に電極貼付が困難な場合には，同一デルマトーム内の他部位や対側の同レベルのデルマトーム上への電極配置を考慮する．

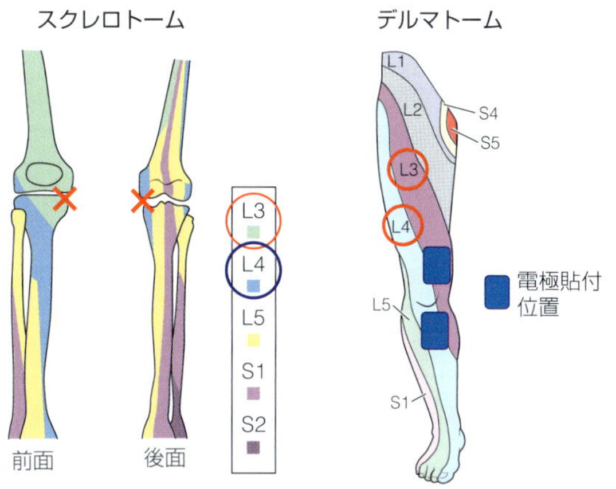

▶図8 変形性膝関節症による疼痛部位を考慮した電極配置
滑膜などの炎症による膝内側部における疼痛では，スクレロトームではL3/4領域が対象となる．一方で，TENSは体表から実施するため，スクレロトームを考慮したうえでデルマトームの皮膚領域のL3/4に電極を貼付する．
〔Hertling, D., et al.: Management of Common Musculoskeletal Disorders. 4th ed., pp.27–59, Williams & Wilkins, Pennsylvania, 2006／東洋療法学校協会（編）：生理学．第2版, p.175, 医歯薬出版, 2004を参考に作成〕

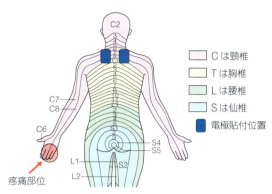

▶図9 神経根症状による疼痛に対するTENS
頸椎や腰椎の椎間板ヘルニアに起因する上下肢の神経根痛に対して，神経根部に近い脊椎の棘突起の両側に電極を貼付する．

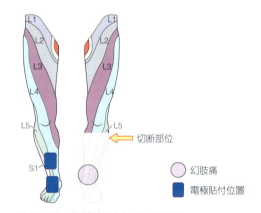

▶図10 幻肢痛に対するTENS
幻肢痛では，疼痛部位と反対側の同レベルのデルマトーム上に電極を配置する．

(2) 変形性関節症に対するTENS

　変形性関節症のように，経過のなかで痛みが生じた場合には痛みの原因や症状を的確に評価し，TENSを使用することが重要である．変形性膝関節症（膝OA）において，滑膜などの炎症による膝内側部における疼痛の場合には，スクレロトームではL3/4領域が対象となる（▶図8）．一方で，TENSは体表から実施するため，スクレロトームを考慮したうえでデルマトームの皮膚領域のL3/4に電極を貼付する[8,9]．

e 具体例：神経障害性疼痛に対するTENS

(1) ヘルニアなどの神経根性疼痛

　頸椎や腰椎の椎間板ヘルニアに起因する上下肢の神経根痛に対しては，疼痛部位と同じに支配されているデルマトーム上，あるいは神経根部に近い脊椎の棘突起の両側に電極を貼付する（▶図9）．また，手根管症候群，糖尿病性ニューロパシーなどの末梢神経性疼痛に対しては，末梢神経の走行に沿って電極を配置する．

(2) 癌性疼痛

　骨転移性癌性疼痛においては，スクレロトームでの疼痛部位を評価し，デルマトームの皮膚領域を確認したうえで電極を貼付する．他方，術後の創部に関する痛みに対しては前述のとおりである．

(3) 切断による幻肢痛

　切断後の幻肢痛では，疼痛部位への電極貼付が困難である．この場合は，疼痛部位と反対側の同レベルのデルマトーム上に電極を配置する方法がある（▶図10）．その他，疼痛部位にかかわる感覚神経上に対して電極を配置することがある．

E エビデンス

　TENS は急性痛に対する効果が高く，慢性痛に対する効果が低いとされている[10, 11]．術後の侵害受容性疼痛に関しては，TENS は開胸術後の疼痛に対して疼痛軽減や鎮痛薬の使用量減少などの効果が報告されている[12]．

　変形性関節症治療の国内外のガイドラインでは，膝 OA 患者の一部において短期的な疼痛コントロールの一助になりうると考えられており，行うことを考慮してもよい（推奨度 C）とされている[13]．一方で理学療法ガイドラインにおいては，変形性膝関節の疼痛に対して TENS 使用を強く推奨している[14]．

　神経因性疼痛に関しては，多発性硬化症の疼痛に対しては中等度の効果があることが報告されている[15]．一方で，脊髄損傷後の慢性痛に対しては TENS の効果を認めないとされている[16]．また，癌性疼痛や幻肢痛に関しては研究報告が少ないため，効果が不明である．

F 展望

　TENS の効果の検証は十分ではない．一方で，薬物の使用過多による副作用や医療費増加の問題などから，非侵害的で副作用の少ない鎮痛手段として TENS に対する期待が高まっている．近年では，安価で利便性の高い装置が開発され，動作時においても使用が可能となっており，動作時の疼痛の減弱に対する効果が報告されている[17]．今後，運動療法など他の治療法との併用を含めて，さらなる効果検証と実践が必要である．

●引用文献

1) McMahon, S.B., et al. (eds): Wall and Melzack's Textbook of Pain. 5th ed., pp.125–142, Elsevier, Philadelphia, 2005.
2) 徳田光紀：経皮的末梢神経電気刺激（TENS）とは．庄本康治（編）：エビデンスから身につける物理療法. p.191, 羊土社, 2017.
3) Desantana, J.M., et al.: Modulation between high- and low-frequency transcutaneous electric nerve stimulation delays the development of analgesic tolerance in arthritic rats. *Arch. Phys. Med. Rehabil.*, 89:754–760, 2008.
4) Han, J.S., et al.: Effect of low- and high-frequency TENS on Met-enkephalin-Arg-Phe and dynorphin A immunoreactivity in human lumbar CSF. *Pain*, 47:295–298, 1991.
5) Hamza, M.A., et al.: Effect of the frequency of transcutaneous electrical nerve stimulation on the postoperative opioid analgesic requirement and recovery. *Anesthesiology*, 91:1232–1238, 1999.
6) Keegan, J.J., et al.: The segmental distribution of the cutaneous nerves in the limbs of man. *Anat. Rec.*, 102:409–437, 1948.
7) Inman, V.T., et al.: Referred pain from skeletal structures. *J. Nerv. Ment. Dis.*, 99:660–667, 1944.
8) Hertling, D., et al.: Management of Common Musculoskeletal Disorders. 4th ed., pp.27–59, Williams & Wilkins, Pennsylvania, 2006.
9) 東洋療法学校協会（編）：生理学. 第 2 版, p.175, 医歯薬出版, 2004.
10) Johnson, M., et al.: Transcutaneous electrical nerve stimulation for acute pain. *Cochrane Database Syst. Rev.*, 6:CD006142, 2015.
11) Gibson, W., et al.: Transcutaneous electrical nerve stimulation (TENS) for chronic pain—An overview of Cochrane Reviews. *Cochrane Database Syst. Rev.*, 4:CD011890, 2019.
12) Sbruzzi, G., et al.: Transcutaneous electrical nerve stimulation after thoracic surgery: Systematic review and meta-analysis of 11 randomized trials. *Rev. Bras. Cir. Cardiovasc.*, 27:75–87, 2012.
13) 川口　浩：変形性関節症治療の国内外のガイドライン. 日本関節病学会誌, 35:1–9, 2016.
14) 理学療法診療ガイドライン部会（編）：理学療法診療ガイドライン. 第 1 版, 日本理学療法士協会, 2011.
15) Sawant, A., et al.: Systematic review of efficacy of TENS for management of central pain in people with multiple sclerosis. *Mult. Scler. Relat. Disord.*, 4:219–227, 2015.
16) Boldt, I., et al.: Non-pharmacological interventions for chronic pain in people with spinal cord injury. *Cochrane Database Syst. Rev.*, 11:CD009177, 2014.
17) Shimoura, K., et al.: Immediate effects of transcutaneous electrical nerve stimulation on pain and physical performance in individuals with preradiographic knee osteoarthritis: A randomized controlled trial. *Arch. Phys. Med. Rehabil.*, 100:300–306, 2019.

第6章 電気刺激療法の実際④：中周波，干渉波

学習目標
- 中周波，干渉波の特徴と効果について学ぶ．
- 中周波，干渉波の適応疾患例・禁忌，注意を要する事象について学ぶ．
- 中周波，干渉波の実施手順について学ぶ．
- 中周波，干渉波の課題と展望について学ぶ．

A 特徴と効果

干渉波電流療法は，オーストラリアのNemecにより導入され，2種類の中周波（1,001～10,000 Hz）を互いに直角の方向から流すことで電流の干渉作用を生じさせ，筋収縮や疼痛軽減の目的で使用される．このように周波数の異なる2種類の電流を組み合わせて通電すると，伝導体内で**干渉**〔用語解説〕による新たに合成された電流が発生する（▶図1）．これを**干渉電流**という．中周波電流のメリットとしては皮膚抵抗を著しく小さくできる〔5,000 Hz（32 Ω）では50 Hz（3,200 Ω）の1/100の抵抗値〕ため，深部組織への通電が可能である[1]．2種類の中周波電流を互いに直角に流すと斜めの方向に新たな電流が生じる（干渉波電流）（▶図2）．干渉波電流療法には周波数差を利用した方法（▶図2A）と

> **用語解説**
> **干渉** 2つ以上の波が同一点で合わさったときの合成波の変位は，個々の波の強さによるものでなく，振動数や位相の差によって異なる．2つの波が重なるときに，山と山，谷と谷が常に重なる点はその波形の振幅は大きくなり，反対に山と谷が常に重なる点では振幅が小さくなる．2つの波源で同じタイミング（同位相）と逆のタイミング（逆位相）によって，干渉してできる合成波の条件が正反対になる．

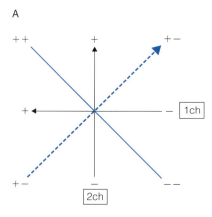 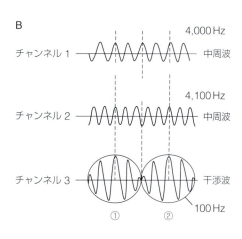

▶図1 干渉波療法の原理
A：干渉電極の向き（太い破線）．1ch，2chは中周波電流．電子は－から＋に移動する．
B：2組の中周波による干渉作用．①では増幅，②では抑制される．
〔柳澤 健：痛みと物理療法—超音波療法と電気刺激療法. 理学療法科学, 15:105-110, 2000 より〕

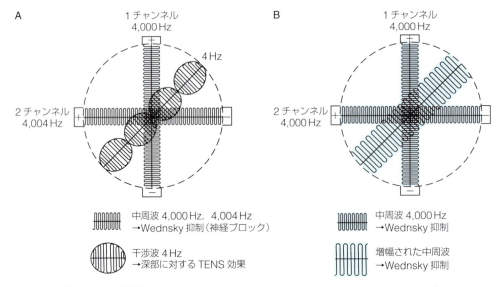

▶図2 干渉波療法の種類
A：周波数差を利用した干渉波療法，B：振幅加重を利用した干渉波療法
〔柳澤 健：痛みと物理療法―超音波療法と電気刺激療法．理学療法科学，15：105-110，2000 より〕

振幅加重を利用した方法（全電解法）（▶図2B）がある．たとえば，皮膚抵抗の低い 4,000 Hz 程度の高い周波数の交流電流 2 種類を搬送周波数として通電（例：4,000 Hz と 4,004 Hz）し，その周波数の差によって生体内で 1～100 Hz の干渉波を発生させて治療に応用したのが**干渉波療法**という（▶図2）．図2の例では，その合成電流＝干渉電流（4 Hz）で神経・筋組織の刺激を行う．電極は通常 2 組が用いられ，これを直交するように配置した場合，それぞれを結ぶ線から 45°回転した方向で変調度が 100％ となり，電流強度が最大となる．

1 筋パフォーマンスや疼痛に関する効果

低周波治療器の場合，痛みを伝達する太い神経に作用して痛みの信号が脳に行く前に抑制する原理なのに対し，干渉波治療器は筋を収縮させ，そのポンピングにより血流を促進させて痛みの物質を取り除く作用を用いている．

筋力強化トレーニングを含む複合的運動療法と中周波電気刺激の併用は，大腿四頭筋の発揮張力が高く，特に筋力が低下した例で大腿四頭筋に対する高い効果を示した[2]．また，ペダリング運動を効果指標として低周波電気刺激と比較した結果，中周波電気刺激の有効性が高かった[3]．このように，筋力増強効果でも低周波電気刺激よりも有効であると指摘されている．

2 排尿障害に関する効果

「過活動膀胱診療ガイドライン 第 2 版」によると，**神経変調法**（neuromodulation，ニューロモデュレーション）とは，膀胱・尿道機能を支配する末梢神経を種々の方法で刺激し，神経機能変調により膀胱・尿道機能の調整をはかる治療法である（▶図3）[4,5]．電気刺激療法のメカニズムとしては，腹圧性尿失禁に対しては骨盤底筋群の収縮性の増強，切迫性尿失禁に対しては主に仙髄領域の求心路刺激による排尿の抑制が考えられる．そのほかに腹圧性尿失禁に対する有効性として，骨盤

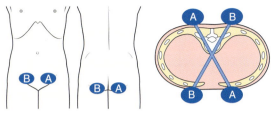

▶図3 干渉低周波刺激装置の電極の配置と原理
特徴：皮膚や腟，肛門の刺激がなく，深部を刺激できる．電極は，A–A，B–B のように前後，左右をクロスさせるように 4 つの皮膚電極を装着し，目的とする骨盤底を中心とするように電流を流す．
診療報酬：処置（泌尿器科的処置）J070-2 干渉低周波による膀胱等刺激法．6 回/3 週を限度，その後は 1 回/2 週を限度とする．
原理：皮膚電気抵抗の低い 2 種の中周波電流（約 4,000 Hz）を通じ，これら中周波電流が体内で交差することによって，うなり様に発生する干渉波（低周波）により，体内深部にある対象器官を刺激する．
〔山西友典ほか：下部尿路機能障害に対する電気刺激療法．Jpn J Rehabil Med, 54:596–600, 2017 より改変〕

▶表1 泌尿器領域における各刺激装置の特徴

	利点	欠点
骨盤底電気刺激法	ポータブルのため家庭で毎日使用可	皮膚や腟，肛門の刺激や痛み（わが国で保険適用の機種はない）
干渉低周波法（保険適用）	皮膚や腟，肛門の刺激がなく，深部を刺激	機械は比較的小さいが通院が必要（週1〜2回）
磁気刺激法（保険適用）	非侵襲的（刺激痛がない），刺激強度が強くできる，着衣のまま刺激可能	機械が大がかり，通院が必要（週2回）
仙髄神経電気刺激法（保険適用）	常時刺激，効果は確立	埋め込み手術（侵襲的）が必要

〔山西友典ほか：下部尿路機能障害に対する電気刺激療法．Jpn J Rehabil Med, 54:596–600, 2017 より改変〕

血流量の増加や温度上昇，骨盤底筋群や外尿道括約筋の刺激による交感神経を介した尿道抵抗の上昇が知られている．各刺激の特徴を表1に示す．

B 適応疾患例・禁忌，注意を要する事象

1 適応疾患例

　干渉波刺激療法は腰背部の痛み，頸椎捻挫，筋スパズムなど広範囲の部位の痛みが対象となる．①鎮痛，②筋スパズム軽減，③血行障害の改善，④関節水腫・浮腫の軽減である．
　単独の中周波刺激療法の効果として，筋力増強効果，筋パフォーマンスの改善効果があげられる．
　排尿障害の干渉低周波療法はわが国で保険適用されている．適応症は，神経因性膀胱，不安定膀胱，神経性頻尿，ならびに腹圧性尿失禁に伴う頻尿・尿意切迫症の改善である．

2 禁忌，注意を要する事象

　本刺激の禁忌は，①心臓ペースメーカーを使用している患者，②頸動脈洞上の粘膜，③頭部に対して，④血栓性静脈炎，⑤感染症，⑥妊婦，⑦開放創がある場合，である．
　低周波刺激療法と比較して，中周波刺激の痛覚刺激は少ないとされているが，それに反する意見もある．重度の有害事象に関する報告はないが，不快感度が強い報告[6]はみられる．有害事象に関しては年齢・性別の基本属性，皮下脂肪厚や電気刺激条件によって異なるため，疼痛の有無を確認する必要がある．

C 実施手順

1 手順

①対象者に治療の目的を説明し，同意を得る．
②対象の治療部位の確認，刺激条件を検討する．
③本体，電極コード，電極などをセットする．ス

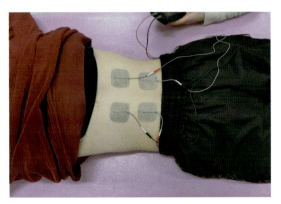

▶図4　腰部に対する干渉波電流の貼付部位

ポンジ電極を用いる場合は，スポンジを十分に濡らしておく．
④2極の電極を交差するように貼付する（▶図4）．
⑤搬送電流と周波数をセットする．
⑥刺激強度を上げて，疼痛の有無と筋収縮の程度を確認する．

2 治療時間と治療期間

一般に20～50 Hzの条件が最も有効な収縮が得られる．通常，筋疲労の予防のためにon-offのduty cycleを用いる．おおよその治療周波数を20 Hz，1回の治療時間を30分間とする．治療期間は疼痛や筋スパズムの状況を確認して設定する．

D 課題と展望

現在，嚥下障害に対しても干渉波療法の効果に関する研究が進んでいる．経皮的電気感覚刺激療法（transcutaneous electrical sensory stimulation; TESS）による干渉波刺激によって嚥下潜時を短縮させる効果[7]がある．2015年にda Silvaら[8]は，中周波電気刺激と低周波電気刺激の効果を比較した7編の結果についてメタアナリシスを行った結果，筋パフォーマンスや有害事象といった点において中周波電気刺激は低周波電気刺激よりも優れているというエビデンスはないと結論している．今後，この点を含めて十分に検討していく必要がある．また，排尿障害に対する電気刺激の持越し効果と長期持続効果が報告されている．

●引用文献

1) 柳澤 健：痛みと物理療法—超音波療法と電気刺激療法．理学療法科学, 15:105-110, 2000.
2) Stevens, J.E., et al.: Neuromuscular electrical stimulation for quadriceps muscle strengthening after bilateral total knee arthroplasty: A case series. J. Orthop. Sports Phys. Ther., 34:21-29, 2004.
3) 飯島弘貴ほか：中周波電気刺激が神経骨格筋系疾患患者の筋パフォーマンスに与える影響と有害事象の調査—システマティックレビューによる検討．リハ医学, 55:784-790, 2018.
4) 日本排尿機能学会, 過活動膀胱診療ガイドライン作成委員会(編)：過活動膀胱診療ガイドライン．第2版, リッチヒルメディカル, 2015.
5) 山西友典ほか：下部尿路機能障害に対する電気刺激療法．リハ医学, 54:596-600, 2017.
6) Szecsi, J., et al.: Low-frequency rectangular pulse is superior to middle frequency alternating current stimulation in cycling of people with spinal cord injury. Arch. Phys. Med. Rehabil., 88:338-345, 2007.
7) Oku, Y., et al.: Effects of short term interferential current stimulation on swallowing reflex in dysphagic patients. Int. J. Speech Lang. Pathol. Audiol., 3:1-8, 2015.
8) da Silva, V.Z., et al.: Current evidence demonstrates similar effects of kilohertz-frequency and low-frequency current on quadriceps evoked torque and discomfort in healthy individuals: A systematic review with meta-analysis. Physiother. Theory Pract., 31:533-539, 2015.

第7章

電気刺激療法の実際⑤：経頭蓋磁気刺激および特殊刺激療法

学習目標

- 経頭蓋磁気刺激の基礎を学ぶ.
- 経頭蓋磁気刺激のエネルギー作用機序を学ぶ.
- 経頭蓋磁気刺激の刺激法の種類とその特徴を学ぶ.
- 経頭蓋磁気刺激の安全性と可能性について学ぶ.
- 中枢, 末梢を含む磁気刺激・電気刺激を用いた臨床応用について学ぶ.
- 経頭蓋直流電気刺激(tDCS)の基礎について学ぶ.

A 経頭蓋磁気刺激(TMS)の基礎

1 経頭蓋磁気刺激とは

大脳の機能を知ることは多くの先人の努力を経て, 現在さまざまな機器を駆使し飛躍的な進歩を遂げている. このなかには脳の活動によって生じる血流動態を見るものから, 積極的に脳を刺激してその反応を見るものまで, 幅広い指標が開発されている. ここでは, 主に脳を外部から非侵襲的に刺激する方法である経頭蓋磁気刺激の臨床応用について述べる.

歴史上, 大脳皮質機能の研究にかかわる手法は主に侵襲的な方法論が用いられてきた. 1980年にMertonとMortonが高電圧低インピーダンス電気刺激装置を発表し, 経頭蓋電気刺激による皮質機能の研究が精力的に行われた. しかし, 電気刺激による皮膚への疼痛や刺すような不快感が顕著であるという欠点があった. その後1985年にBarkerらが磁気刺激装置を開発したことによって, 疼痛を伴わない非侵襲的な応用が確立されて

いった. 現在では, その簡便性と非侵襲性から, 主に運動機能系の電気生理学的な基礎的研究(医学, スポーツなど)と臨床における運動障害の診断・評価, さらには疾患の治療へと幅広く用いられている[1].

2 経頭蓋磁気刺激による神経活動機序

経頭蓋磁気刺激(transcranial magnetic stimulation; TMS)は, 頭皮上に置いたコイルから強力な磁場を瞬時に発生させて, 脳や神経を刺激するものである. コイルの形状は図1に示すように, 円形, 8の字, 2重円錐型など形が異なるものが数種類存在する. 実施にあたっては, 刺激部位や刺激範囲などの相違に応じて適切なコイルを選択して行う(▶図2). これらのコイルから発生した磁場は電磁誘導 用語解説 により生体内に渦電流を誘導し, 神経や筋の細胞膜に脱分極を生じさせる. 経頭蓋磁気刺激装置が発生するエネルギーは直径10cmの円形コイルに大容量蓄電器(電圧4,000V)を接続し, 大電流(5,000A)を瞬時に流す. するとコイル周囲に最大2テスラ(Tesla) 用語解説 程度の変動磁場が発生する. この磁場変

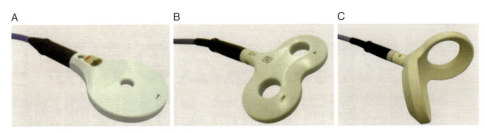

▶図1　刺激コイルの形状と刺激用途(Magstim 社製)
A：円形コイル(90 mm)：広範囲刺激
B：8 の字コイル(70 mm コイル)：限局刺激
C：2 重円錐型コイル(ダブルコーンコイル)：下肢刺激

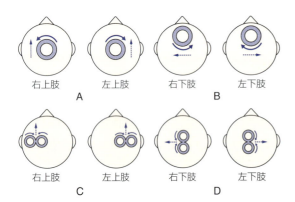

▶図2　刺激部位とコイルの位置
実線の矢印はコイル内に流れる電流の方向，点線は脳表面に流れる電流の方向を示す．コイル内の電流と脳内に流れる渦電流は逆向となる．
〔木村 淳ほか：磁気刺激に関する委員会報告―磁気刺激のスタンダードな方法．脳波と筋電図，22:218-219, 1994 より〕

動が導体である脳に二次的に渦電流を引き起こし刺激する[1]．なお，渦電流の向きはコイルに流れる電流と反対方向になる．

この1回の刺激によって**錐体路細胞**の軸索の近位端または軸索丘に生じる直接的な興奮と，皮質介在ニューロン群などからの間接的な興奮とともに，錐体路内を下行する一連のインパルス群(descending volleys)を形成する．この descending volleys は α 運動ニューロンに興奮性シナプス後電位(EPSP)の時間的，空間的加重を生じ，これによって閾値を超えた α 運動ニューロンに活動電位が生じ筋収縮を惹起する．単発の TMS を行うことによって，このような経路を経て1回の筋収縮がみられる．この筋収縮を筋電図でとらえたものを**運動誘発電位**(motor evoked potential; MEP)という．

なお，TMS によって導出される MEP は錐体路細胞自体を直接興奮させたことによる変化ではなく[2]，いくつかのシナプス(皮質介在ニューロン群)を介して錐体路細胞が興奮した結果をより多く反映している．したがって，TMS による MEP は，その時点の皮質の興奮性変化をよく反映する指標といえる．

3 磁気刺激装置

a 単発刺激

単発刺激(single-pulse TMS)(▶図3)は，主に臨床における検査・診断または随意運動解析にか

用語解説

電磁誘導　電磁誘導は 1831 年に英国のファラデーによって発見された現象である．磁場変動させると磁場内におかれた導体に電流(渦電流)を生じる現象である．ファラデーは閉じた経路に発生する起電力が，その経路によって囲われた任意の面を通過する磁束の変化率に比例することを発見した．これは，導体によって囲われた面を通過する磁束が変化したとき，すべての閉回路には電流が流れるということである．磁束の強さが変化した場合であっても，導体が移動した場合であっても，適用される．

テスラ(Tesla)　磁束密度(magnetic flux density)とは，文字どおり磁束の単位面積あたりの面密度のことであるが，単に磁場ともいう．記号 B で表され，透磁率 μ と磁場の強さ H の積である．磁場はベクトルであるので，磁束密度もまたベクトル量である．単位は，テスラ(T)もしくはウェーバ毎平方メートル(Wb/m^2)．1 テスラは 1 ウェーバ毎平方メートルで，1 万ガウスに等しい．

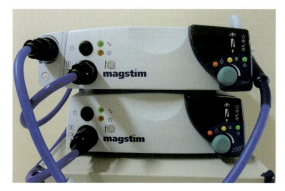

▶図3 磁気刺激装置(Magstim 社製)
Magstim 200², バイスティムタイプ

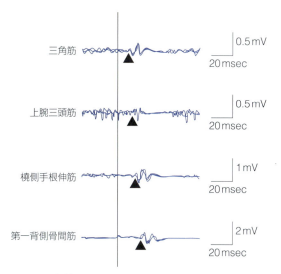

▶図4 各筋のMEP
円形コイルで左皮質運動野上を刺激することで同時に記録された各筋のMEPを示す．太い縦線はTMSの刺激点，三角(黒)はMEPの潜時を示す．中枢筋から末梢筋にいくに従ってMEPが延長していく状態がわかる．

かかわる基礎研究に用いられている．検査としてはTMSによってある筋のMEPを導出し，その波形から**中枢神経伝導時間**，**錐体路障害**の検索などを行う．波形の指標は**振幅**(mV)，**潜時**(msec)などを基本として解析が行われる(▶図4)．さらに，この各指標は随意運動解析にかかわる電気生理学的研究として運動によって生じる促通，抑制機構の分析，または運動学習にかかわる運動野の可塑性の研究など，広範囲に及ぶ検討に用いられている．

b 2連発刺激

2連発磁気刺激法(paired-pulse TMS method)は2台の磁気刺激装置を連結装置(bistim module)で結合し，1つの刺激コイルから連続した2発の刺激を行うものである．この2つの刺激は，**刺激時間間隔**(interstimulus interval; ISI)を変化させることで，運動制御にかかわる皮質運動野の抑制機構や促通機構を評価することが可能となる．具体的には，1発目の刺激ではMEPが生じないような弱い刺激(閾値下強度：**条件刺激**)とし，2発目の刺激でMEPが生じる強度(閾値上強度：**試験刺激**)で刺激を行う．さらに，さまざまなISIで条件刺激が試験刺激にどのような影響を与えるかをみるものである(▶図5)．

c 反復経頭蓋磁気刺激法

近年，一定周波数のTMSを連続して行うことで，難治性疾患に対する治療の試みがなされている．**反復経頭蓋磁気刺激法**(repetitive transcranial magnetic stimulation; rTMS)は高頻度と低頻度の2種類がある．この境界は1Hzとされている．すなわち，1Hzより高い頻度の刺激を**高頻度rTMS**(high-frequency rTMS; HF-rTMS)と定義する．また，1Hz以下は**低頻度rTMS**(low-frequency rTMS; LF-rTMS)と定義されている．とりわけ5Hz以上の高頻度では，大脳皮質の興奮性を増加させる．

一方，低頻度rTMSでは大脳皮質の興奮性を低下させるという逆の効果を生じる．rTMSの臨床治療応用として，うつ，統合失調症，Parkinson病，脊髄小脳変性症，ジストニア，てんかん，難治性疼痛，脳卒中など，多彩な疾患に応用されている．しかし，現在のところ安全性が確認されていないことから，国内ではその安全性に関するガイドライン[3,4]が作成されつつある．なお，副作用としてはさまざまなものがあり，当然のことな

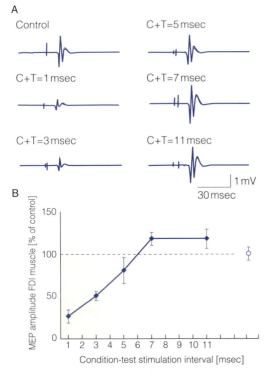

▶図5 2連発刺激による抑制と促通回路の検討
A：実際の波形．Control は試験刺激(test; T)のみを行ったときの MEP を示す．それ以外は条件刺激(condition; C)と試験刺激の両方をそれぞれに示す間隔で与えたときのMEP の変化を示す．
B：条件刺激と試験刺激の時間間隔(ISI)が 1～6 msec までの短い時間間隔では，試験刺激のみで得られる MEP と比較し抑制を示す．一方，ISI が 8 msec 以降の長い時間間隔では促通が観察される．この手法によって，運動野内の複数の介在細胞を経由して現れる錐体路細胞の興奮性と抑制性の動態を個別に調べることができる．
〔矢部京之助ほか（編）：入門運動神経生理学．p.345, 市村出版, 2003 より〕

がら医師以外は磁気刺激による治療はできないこととなっている．

4 経頭蓋磁気刺激の安全性

TMS は，前述したように刺激方法によって生体への影響が異なる．そのため，各刺激条件の安全性を個別に理解していく必要がある．
まず，TMS 全般に該当することを示す．動物実験による知見として，3.4 Tesla, 8 Hz の刺激強度および頻度で 1 万回の刺激を行ったあとに脳の各部位で病理変化はないとする見解が得られている[5]．一方，閾値の 3.4 倍の刺激強度(2.8 Tesla)で 100～5,000 回行ったあと，大脳皮質第Ⅱ～Ⅵ層の細胞に微小空胞を認めたとする報告もある[5]．しかしこれらは動物実験で，ヒトに用いる装置より相対的にかなり強力なものであり，極端な高強度，高頻度刺激を長時間行っているもので，ヒトに使用している刺激条件とは異なるものである．

a 単発刺激や2連発刺激に関する安全性

現在，通常用いられる 0.2 Hz 以下の単一刺激では健常者に痙攣が生じることはない[6]．また TMSがヒトに対して行われるようになって 20 年以上経過しているなかで，TMS の単発刺激による機能的副作用の報告は認められない．以上のことから単発刺激や 2 連発刺激による方法論は安全と考えられる．さらに，わが国では日本臨床神経生理学会のガイドラインで「単発，2 連発磁気刺激法の安全性について現在のところ問題ないが，この場合も inter-train intervals は 2 秒以上とする」[3]．また，「安静時閾値以下の強度で 1 Hz 以下の頻度の刺激に関しては，1 週間に 1,500 回を上限として施行する」[4] とされている．さらに，研究で使用される場合もてんかん患者，ペースメーカー装着患者などは禁忌となる．てんかん患者では単発刺激でも痙攣を引き起こすことがあり，慎重に行う必要がある．ペースメーカー装着の場合，TMSにより不具合を生じる可能性があるため，既往歴をしっかりと把握する必要がある．さらに，刺激する際に刺激強度が大きくなるにつれてコイルからのクリック音が大きくなり難聴の原因となるため，耳栓を使用することが推奨されている．

以上のことを遵守したうえで，単発刺激，2 連発刺激が施行されるのであれば，その安全性は確保できる．また，基礎研究分野でも健常被験者のインフォームドコンセントをとることで施行可能である．

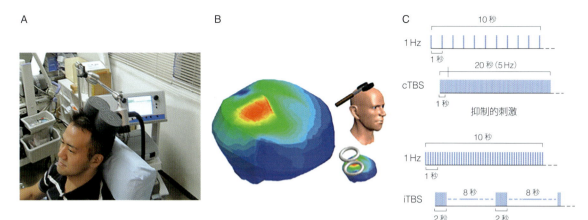

▶図6　rTMSの刺激方法
A：rTMS実施場面．使用機器はMagpro(MagVenture社製)．8の字コイルを使用．MEP検査によって運動野を同定後，アームで固定し，刺激を実施する．
B：rTMS実施時の脳活動．rTMSの刺激は局所的(hot spot)であり，8の字コイルの交点で刺激が入力される．
C：rTMS実施の方法
〔A：万治淳史：脳機能回復とトップダウンアプローチ．PTジャーナル，49：795-802，2015より〕

5 経頭蓋磁気刺激の可能性

　理学療法場面におけるTMSの利用に関しては，MEPを用いた運動制御動態の検証[7,8]，または各種理学療法手技が中枢神経系に及ぼす効果の検討など，特に電気生理学的な手技として基礎分野での発展が期待できる．現在，臨床場面で患者を対象とした刺激は医師以外は行えない．しかし今後，TMSの安全な刺激条件が確認されることにより医師と協同して理学療法上でも治療効果判定に応用することができれば，運動療法の改善に伴う治療の妥当性および運動学習過程を検討することが可能となる．このように理学療法の臨床場面で将来TMSを使用することは，その効果判定を行ううえで有用性が高いと考えられる．

B 磁気刺激を用いた臨床応用

　磁気刺激療法のメリットは，衣服，皮膚，骨などを貫通するため電極の貼付がなく，衣服を着用したまま刺激することが可能なことである．また，電気刺激は強度によって刺激痛のリスクがあるが，皮膚・粘膜などの刺激痛を伴わずに神経・筋を刺激することができる．

1 中枢神経に対する磁気刺激療法

a 反復経頭蓋磁気刺激法(rTMS)（▶図6）

　刺激強度，刺激頻度，刺激回数を変化させ反復して行うことによって大脳皮質の興奮性を変化させる方法である．rTMSのメカニズムとして，頭蓋上に置いたコイルに高電流・高電圧をパルスで流し，それによって生じる磁束が頭蓋骨に平行な大脳の良導体部分に渦電流を引き起こすことによって効果が得られる．

　rTMSは高頻度と低頻度の2種類が主に使用され，特殊な方法としてシータバースト刺激(theta burst stimulation; TBS)があり，間欠的TBS (intermittent TBS; iTBS)と連続的TBS (continuous TBS; cTBS)に分けられる．1Hzより高い頻度の刺激を高頻度rTMS (HF-rTMS)，また1Hz以下は低頻度rTMS (LF-rTMS)と定義されている．とりわけ5Hz以上の高頻度rTMSが使用されている．

V. 電気刺激療法

▶表1 磁気刺激法の安全性に関するガイドライン（2019年版）の要約

1. 単発刺激，2連発刺激などの磁気刺激検査

- 重篤な副作用はなく，安全であり，保険適用も認められている
- 医師の指示のもと，臨床検査技師が行うことも可能である
- 不測の事態に備えて，生体情報モニター・救急カートを準備するなど，救急処理ができる体制を整える

2. 反復経頭蓋磁気刺激（rTMS）

- rTMSを実施する際に，不測の事態に対処できる1名以上の医師が常勤または非常勤として勤務している
- rTMS禁忌事項の事前評価を適切に行う
- rTMS治療によって誘発された痙攣発作やその併発症（嘔吐物誤嚥，口腔内咬傷，転倒・転落による外傷など）への迅速な対応ができる院内連携体制あるいは連携医療機関を有すること
- 実施者はrTMSに関する知識・技術に習熟しており，実施中は対象者を常にモニタリングし，必要に応じて，中断・中止を判断する
- Conventional rTMSでは，刺激頻度は10Hzまで，刺激強度が運動野安静時閾値の1.2倍までであれば，1週間あたり15,000発までの刺激では安全と設定している
- iTBS，cTBSは1週間あたり3,000発までの刺激は安全と考えている

3. 禁忌

- 刺激部位に近接する金属（人工内耳，磁性体クリップ，深部脳刺激・迷走神経刺激などの刺激装置），心臓ペースメーカーを有する患者（絶対禁忌）
- 刺激部位に近接しない金属，頭蓋内のチタン製品，あるいは磁力装着した患者（相対禁忌）
- てんかん・痙攣発作の既往，リスクのある患者，妊娠中，重篤な身体疾患を合併する場合（相対禁忌）

4. 注意事項

- 当該施設での倫理委員会の承認を得る必要がある
- 対象者に研究の説明を十分に行い，インフォームドコンセントを書面で得る

2022年の追加されたガイドラインにおいて
- 日本臨床神経生理学会の「磁気療法の安全性に関するガイドライン（2019年版）」を最も優先すべきガイドラインとして位置づける．
- ガイドラインを遵守する限り，磁気刺激は重篤な作用はきわめて少なく安全である．
- 追加された内容の一部に，実施者はガイドラインに準じたトレーニングを受講することを推奨する．

「磁気刺激法の安全性に関するガイドライン（2011年版）」〔松本英之ほか：磁気刺激法の安全性に関するガイドライン．臨床神経生理学，39:34–45, 2011〕および「磁気刺激法の安全性に関するガイドライン（2019年版）」〔臨床神経生理学会脳刺激法に関する小委員会（編）：磁気刺激法の安全性に関するガイドライン（2019年版）．臨床神経生理学，47:126–130, 2019〕の原本を必ず確認すること．

TBSとは50Hz，3発の高頻度rTMSを5Hz，2秒間行うことで，このTBSの間隔を開けずに20回連続して行うcTBSと，8秒間の間隔を開けて20回繰り返すiTBSに分けられる（どちらも1セッションが計600発刺激）．cTBSは低頻度rTMSと同様の効果があり抑制性，iTBSは高頻度rTMSと同様で促通性の効果がみられる（▶図6）．これらの刺激はMEPの振幅の増強変化が20～30分以上と長期にわたり持続する．

反復磁気刺激は医師が行うように指示されており，国内での安全性基準は2012年，2019年に臨床神経生理学磁気刺激法に関する委員会報告の提言，2022年に「反復経頭蓋磁気刺激の安全性に関する提言（IFCNからのガイドラインを踏まえて）」[9]で示されている（▶表1）．なお，副作用としてさまざまなものがあり，脳刺激後のリハビリテーション時にも注意をする必要がある．

（1）運動麻痺

脳卒中片麻痺患者の場合，損傷半球は非損傷半球と比較して活動性が低下している．過剰に非麻痺側の運動を繰り返すことで，脳梁を介して病巣側半球皮質に対し，非損傷側から損傷半球を抑制する機構が知られている（半球間抑制）．このような半球間抑制のインバランスを改善するためにrTMSが使用され，損傷側に対する促通性の高頻度rTMS・iTBS，非損傷側に対する抑制性の低頻度rTMS・cTBSを用いる．抑制性のrTMSによって非損傷側活動性を抑制するか，または促通性のrTMSによって病巣側の活動性を促す．このように，大脳半球間の興奮性のアンバランスを改善し，脳の可塑的変化を促通する（▶図7）．

（2）失語症・半側空間無視などの高次脳機能障害

失語症は左半球損傷の代表的な障害の1つである．失語症の回復過程における脳内部位のかか

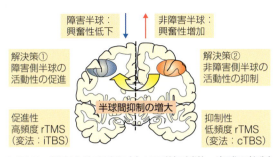

▶図7 脳卒中片麻痺に対する磁気刺激，半球間抑制理論
①障害後は非障害側から障害側に向けての抑制が増大する．
②低下した障害側の活動性の促進を高頻度rTMS（変法iTBS）によってはかる．
③過活動となっている非障害側の活動性の抑制を低頻度rTMS（変法cTBS）によってはかる．
〔Fregni, F., et al.: Technology insight: Noninvasive brain stimulation in neurology-perspectives on the therapeutic potential of rTMS and tDCS. *Nat. Clin. Pract. Neurol.*, 3: 383–393, 2007 より改変〕

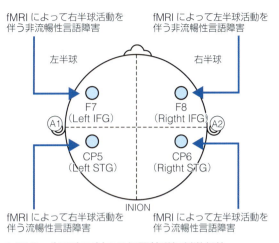

▶図8 失語症に対する経頭蓋磁気刺激部位
IFG：下前頭回，STG：上側頭回
〔Abo, M., et al.: Effectiveness of low-frequency rTMS and intensive speech therapy in poststroke patients with aphasia: a pilot study based on evaluation by fMRI in relation to type of aphasia. *Eur. Neurol.*, 68: 199–208, 2012 より〕

わりは，①損傷された左半球言語領域の回復，②損傷部位周囲の残存領域における機能代償，③右半球の対応部位による代償機能あるいは右半球皮質の賦活，の3つが重要であるとされる．安保ら[10]は，fMRI（機能的MRI）で脳活動を計測し，低頻度rTMS（1 Hz）または高頻度rTMS（10 Hz）を図8のように選択して実施している．その結果，失語症の代表的な検査法であるSLTA（標準失語症検査）が有意に改善していることを報告している．

その他の高次脳機能障害では半側空間無視（unilateral spatial neglect; USN）などでも，Kimら[11]は低頻度rTMSと高頻度rTMSの効果について急性期脳卒中患者を対象に比較した．その結果，刺激群で対照群と比較して机上検査の結果，ADLの改善が大きく，高頻度rTMS群において線分二等分試験の改善度が大きかった．このように運動麻痺と同様の原理で刺激し，リハビリテーションと併用することで効果が増大する[12]．

（3）疼痛・抑うつ症状

神経障害性疼痛（脳卒中後，脊髄損傷後，引き抜き損傷後，末梢神経損傷後）において，運動野に対する高頻度rTMS（5 Hzや10 Hz）によって，疼痛側の低下した皮質内抑制（intracortical inhibition; ICI）（大脳皮質内で生じる抑制機構）を増強することや，皮質内促通（intracortical facilitation; ICF）（大脳皮質内で生じる促通機構）の減弱を増大することが考えられている．運動野内の皮質興奮性を修飾して除痛効果が得られる可能性が考えられる．

抑うつ症状にも効果的とされ，米国のFDAでも2008年に薬物治療抵抗性の重度のうつ病に限定してrTMSの治療が認可されている．刺激部位は，高頻度刺激では左DLPFC（dorsolateral prefrontal cortex；前頭前野背外側部），低頻度刺激では右DLPFCとされ，非精神病性うつ病のほうが有効であり，刺激強度は安静時運動閾値の100％前後，1日あたりの刺激の総パルスは1,200以上がより有効であると考えられている[13]．わが国でも，rTMSが既存の薬物療法に反応しないDSM-5の大うつ病性障害の治療として，2017年9月に薬事承認された．

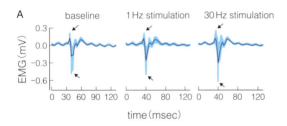
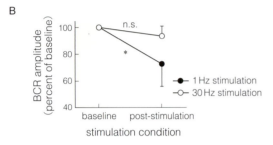

▶図9　経皮的脊髄刺激療法の筋活動に及ぼす影響
A：球海綿体筋反射(BCR)による筋活動の計測．低頻度と高頻度の刺激時の振幅
B：球海綿体筋反射(BCR)による筋活動の計測．1Hzの刺激後に有意差あり
〔Niu, T., et al.: A proof-of-concept study of transcutaneous magnetic spinal cord stimulation for neurogenic bladder. *Sci. Rep.*, 8:12549, 2018 より〕

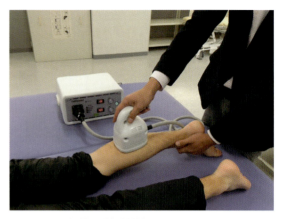

▶図10　末梢神経磁気刺激(下腿三頭筋に対するrPMS)
〔Matsuda, T., et al.: Influence of peripheral magnetic stimulation of soleus muscle on H and M waves. *J. Phys. Ther. Sci.*, 30:716–718, 2018 より〕

b 硬膜外刺激療法・経皮的脊髄刺激法の電気刺激と経皮的磁気刺激療法

　硬膜外刺激療法とは，脊髄硬膜外腔に電極を留置し脊髄を刺激する方法で，以前は疼痛緩和目的で使用されてきた電気刺激療法である．近年は機能回復を促進させるための手段として再び注目されている．本手法には手術を必要とするため，非侵襲的に脊髄を刺激可能な経皮的脊髄刺激法が考案されている．

　経皮的脊髄刺激法は2007年より研究報告がみられ，陽極を上前腸骨棘または腹部，陰極を第11胸椎から第12胸椎棘突起間に貼付し，脊髄に電気刺激(1〜2msec幅・矩形波)を加えることによって，短潜時の反応が誘発された．コンピュータモデリングの研究において，経皮的脊髄神経刺激は，感覚神経の束である脊髄後根を刺激していることが推定されている．この方法で脊髄中枢パターン発生器(central pattern generator; CPG)を使って脊髄後根を持続的に刺激することで，活動の惹起が可能である[14, 15]．

　電気刺激による報告は多いものの，まだ脊髄に対する磁気刺激に関する研究は少ない．1Hzの経皮的磁気刺激を下部脊髄に15分／週1回，4か月実施すると膀胱機能の改善がみられた(▶図9)[16]．電気刺激と同様の効果も期待できるかもしれない．

2 末梢神経に対する磁気刺激療法

a 反復末梢神経磁気刺激：筋に対する方法

　パルス磁場による誘導電流で刺激する方法(**パルス磁気刺激**)は，衣服の上からでも無痛的に十分な筋収縮を生じさせることが可能である[17]．パルス磁気刺激は，痛覚神経を興奮させることなくIa求心性ニューロンならびにα運動ニューロンを興奮させることができ，反復末梢神経磁気刺激(repetitive peripheral magnetic stimulation; rPMS)の疼痛あるいは運動麻痺に対する効果が報告されている[18]．小型の高頻度rPMS機器が2015年に医療機器の認証を受けている(▶図10)．急性期の弛緩性麻痺の時期から廃用症候群を予防し，筋力の維持・増強のために使用でき，電気刺激と異なり痛みがなく，強い筋収縮を促せる．また，

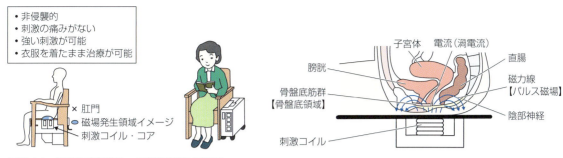

▶図11 下部尿路障害への磁気刺激の原理
〔山西友典ほか:下部尿路機能障害に対する電気刺激療法. Jpn J Rehabil Med, 54:596–600, 2017 より〕

強い筋収縮を促せることから,収縮後の筋弛緩によるリラックス効果や,拮抗筋の痙縮の抑制(相反神経に対する抑制)にも効果が期待できる.そのため,今後使用の幅が広がることが予測される.

b 下部尿路障害

刺激する標的としては,仙髄根神経か陰部神経である.体表面に置いたコイルにパルス電流を流すことで変動磁場が発生し,その磁場の変動速度によって電場が生体内に誘導される.この誘導電場により変動電場を打ち消す方向に生体内に電流が生じ,この電流が神経・筋を刺激する.この作用は電気刺激と同様であり,磁気刺激による利点と方法を図11に示す.動物実験での成果で,排尿筋過活動の抑制および尿道括約筋の収縮,正常成人での尿道内圧の上昇,尿流動態検査を用いての過活動膀胱への有効性が証明されている[19, 20].ヒトでも偽刺激(sham刺激)よりも排尿機能の評価で優越性が証明されている[21].

C 経頭蓋直流電気刺激(tDCS)

頭蓋の外から大脳や小脳に対して微弱な直流電流を与える経頭蓋直流電気刺激(transcranial direct current stimulation; tDCS)は,非侵襲的に脳活動を修飾(neuromodulation, ニューロモデュレーション)できる装置である.その他,交流刺激などもあるが,最も臨床研究が盛んな直流刺激であるtDCSを中心に紹介する.tDCSはrTMSと比べ機器の簡便さ以外に,刺激ノイズ音がなく,刺激中のピリピリ感も軽度でしばしば知覚されにくい.

tDCSの生理的な機序については以下に概説するが,先にその他の刺激方法について述べる.2008年にAntal[22]により交流刺激〔経頭蓋交流電気刺激(transcranial alternating current stimulation; tACS)〕での効果が報告された.tACSでは電流の時間変化は平均するとゼロになるため,tDCSでいわれている膜電位の変化は別機序が考えられ,脳周期活動とtACSを同期することで周期活動が高まり,皮質の興奮性が修飾されるメカニズムである.その他,ランダムなノイズ信号を通電する経頭蓋ランダムノイズ刺激(transcranial random noise stimulation; tRNS)や,短時間のパルス波の時間,刺激間隔と強度をランダムに提示する経頭蓋パルス電流刺激(transcranial pulsed current stimulation; tPCS)の方法も開発されている.

ターゲットとなる脳部位の直上と他の領域の2つに電極を置き,1〜2 mA程度の直流電流を10〜30分程度通電する.電極は陽極(anode:赤色)と陰極(cathode:青色)であり,電極パッドの大きさはさまざまである.電極は,電導性ゴム電極を生理食塩水を含んだ布またはスポンジで覆うようにして使用し,頭部にベルトやキャップを使用して固定する〔▶図12,14A(→167ページ)〕.

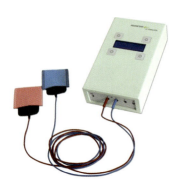

▶図 12 経頭蓋直流電気刺激(tDCS)装置
使用機器：DC-Stimulator® (neuroConn 社製)，
電極：5×7 cm (35 cm²)

皮膚抵抗が下がらず電流が流れない場合には生理食塩水で頭髪を濡らし，場合によっては心電図などに使用する導電ジェルをスポンジに塗布する．

1 作用機序

明確な作用機序はまだ明らかになっていない．極性により運動皮質興奮性への影響，すなわち陽極刺激は電極直下の運動皮質興奮性を一時的に促進し，逆に陰極刺激は電極直下の運動皮質興奮性を一時的に抑制するものである．tDCS は陽極から陰極に電流が流れるため，電極直下の皮質に垂直の電流が流れ，錐体細胞に直接作用する（▶図 13）．tDCS の作用機序としては，直流電流による効果は膜電位に作用することが推測され，陽極下では細胞膜が脱分極して皮質興奮性が増加し，陰極下では過分極が生じて皮質興奮性が低下する．tDCS は主に刺激の極性に依存して膜電位を変化させることに作用するが，シナプスには作用しない．一方で，10～13 分間の陽極 tDCS により一次運動野の興奮性上昇が約 40 分間持続する．この効果は NMDA 受容体ブロックにより消失することから，tDCS の刺激効果の持続にはシナプス長期増強または抑制が関与することが考えられている．

2 禁忌

一過性の頭痛，痒み，発赤などあるが，重篤な有害事象の報告はない．ある報告では痛痒感，痒みだけではなく頭痛や灼熱感などの不快感の訴えもあり，これらの感覚は電流密度や刺激部位よりも，電極のサイズと刺激強度に影響を受けるとされる．日本臨床生理学会の安全基準に関する暫定ガイドライン（下記論文）および松本ら[23] の報告を参考にするとよい．ただし，tDCS の安全な刺激パラメータの範囲はまだ十分確立しておらず，使用に関しては十分な注意が必要とし，研究で使用する場合には倫理審査承認を得る必要がある．また，tDCS は医療機器としての認可を受けていないため，特定臨床研究に位置づけられる可能性がある[24]．

3 刺激方法

電極のパッドはさまざまであるが，一般的に 5×7 cm 程度の電極が使用される．電極サイズを 12，24，35 cm² で比較した結果，小さな電極で刺激電極に用いたときに最も皮質運動野の興奮性変化が大きかった．電流密度は同等になるように電流量が調整されているが，刺激範囲が広くなると周囲の皮質への影響が増大するためと考えられる．

単一の脳部位を刺激する single tDCS と，陽極による促通刺激と陰極による抑制刺激を同時に実施する bilateral tDCS に分けられる（▶図 14）．single tDCS による方法だと基準電極を置く場所が問題となる．基準電極は初期には対側前額部上に置くと最も有効性が高いと指摘されてきたが，直下の皮質へ影響することも考えられる．そのため，基準電極を頭部外（肩など）に置く配置もみられる．

刺激時間は，一般的に tDCS の効果は刺激時間が長いほど刺激後の持続が長くなると考えられて

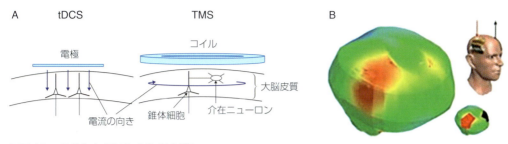

▶図13 tDCSとTMSの作用の違い
A：tDCS（左）は電極からほぼ垂直に電流が流れるため直下の皮質錐体細胞の軸索方向に電流が流れる．一方TMS（右）はコイルと平行な電流が流れるため，皮質に平行に電流が流れ，錐体細胞に入力する介在ニューロンへの作用が大きいと考えられる．
B：tDCSの刺激入力の範囲
〔A：緒方勝也ほか：経頭蓋直流電気刺激（tDCS）の基礎と臨床応用．計測と制御，54:106–113, 2015．B：Parazzini, M., et al.: Transcranial direct current stimulation: Estimation of the electric field and of the current density in an anatomical human head model. IEEE Trans. Biomed. Eng., 58:1773–1780, 2011 より〕

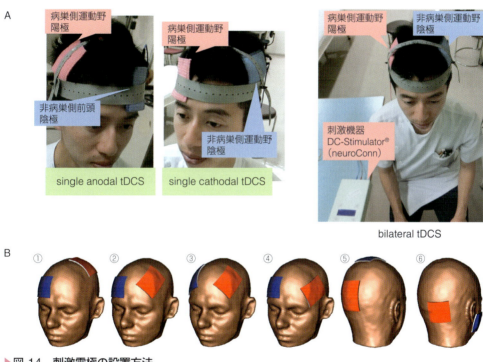

▶図14 刺激電極の設置方法
A：tDCS実施場面．直流電気刺激を行う．右半球の陽極（促通）刺激と左半球の陰極（抑制）刺激を同時に行っている（bilateral tDCS）．
B：さまざまな脳部位のtDCS実施場面．陽極（赤），陰極（青）．ターゲットと貼付部位：①一次運動野，②背外側前頭前野，③両背外側前頭前野，④下前頭回，⑤後頭葉，⑥小脳
〔A：万治淳史：脳機能回復とトップダウンアプローチ．PTジャーナル，49:795–802, 2015．B：松田雅弘ほか：バランス障害に対するニューロモジュレーション．PTジャーナル，52:801–808, 2018より〕

いる．1 mA，5分刺激ではMEP振幅の50%増加が数分みられたのに対して，13分の刺激ではMEP増加が90分程度持続した[25]．刺激時間は主に20分程度とする研究が多い[26]．

刺激強度は1 mAが標準的に使用される強度であり，電流量を上げると効果が強まるとされてい

る．日本臨床神経生理学会の委員会では $35\,\mathrm{cm}^2$ $(5\times 7\,\mathrm{cm})$ で $3\,\mathrm{mA}$，30 分までの刺激は安全であろうとされている．

対象者の応答性に関してもばらつきが大きいことが報告されており，個人の tDCS への応答性が皮質介在ニューロンの特性と関連している可能性がある．

4 主な効果

a 運動麻痺，運動機能に対する効果

運動麻痺には磁気刺激でも紹介した半球間抑制の理論を用いて，損傷側一次運動野に陽極，非損傷側一次運動野に陰極を置いた bilateral tDCS の方法が一般的に用いられる．rTMS と異なり，tDCS では 2 か所同時に，また興奮・抑制の刺激がペアで実施可能である．さらに，rTMS では頭部を固定して実施するため動きに制限が加えられるが，tDCS では刺激中に上肢の運動，歩行が可能である．運動学習に対する tDCS の有意な効果が認められ，tDCS 介入を運動学習の前，もしくは運動学習の最中に行う場合のいずれも有意な効果がみられている[27]．

運動障害がなくても，一次運動野に $1.5\,\mathrm{mA}$ の刺激を 10 分間行うことで最大随意収縮（MVC）時の筋力は変わりないが，$35\%\mathrm{MVC}$ の筋力保持課題では持続時間が延長した[28]．その他，運動パフォーマンスに関して向上する報告と低下する報告もある．

b バランス・歩行能力に及ぼす影響

歩行・バランス機能のシステマティックレビューでは tDCS の歩行に関する論文数はとても少ないため，十分なエビデンスがなかった．しかし，歩行のケイデンスと速度，機能的バランスは rTMS 後に有意に改善した[29]．また，Parkinson 病患者に対する tDCS 単独または併用したリハビリテーションは歩行とバランス能力の改善に有意に関連していた[30]．しかしながら，報告数は少な

いことから，効果には疾患別，発症時期や刺激部位，刺激パラメータなどが影響する可能性があるため，まだ十分なサンプル数でないため今後研究の継続が求められているが，バランス障害に対する効果は意見が分かれる．

c 高次脳機能障害

非侵襲的脳刺激による USN 治療に一定の効果がみられる[31, 32]が，まだ適切なデザインは存在しない．Ko ら[33]は 15 名の亜急性期脳卒中後患者の頭頂葉（病巣側陽極，非病巣側陰極）に $2.0\,\mathrm{mA}$ で 20 分間の刺激を行った．その結果，sham 刺激に比べて，線分抹消試験および線分二等分試験で改善がみられた．そのほかにも同様の報告[34]はあるが，効果の持続性や ADL への効果については不十分である．

失語症に関しても 3 週間，45 分間を 15 セッション，陽極を左側頭葉に実施しながら言語練習をすると，言語機能の改善がみられた[35]．

このように，高次脳機能障害に対しても rTMS 同様に tDCS でも機能が改善する報告は多いものの，まだ十分な症例数の研究がなく，今後の研究の発展が望まれる．

d うつ病，Alzheimer 病

うつ病では運動系以外にも左背外側前頭前野（DLPFC）の機能低下と右 DLPFC の機能亢進がみられ，左 DLPFC の陽極刺激による促通が用いられる．左前頭部 F3（10–20 法）上からの陽極刺激を行ったところ，5 日間実施したことでうつ症状の改善がみられた[36]．

tDCS を併用した認知練習は，Sham（偽）刺激を併用した認知練習と比較して，認知障害患者のパフォーマンス向上はなかった．しかし，3 週間の介入を受けた患者では，ワーキングメモリの効果が観察された．複合介入の即時的な有益性はないが，認知障害患者におけるワーキングメモリへの伝達効果に関する探索的な証拠につながった[37]．メタアナリシスでは，グローバル機能，記

憶，持続的注意，実行機能など，軽度認知障害（mild cognitive impairment; MCI）患者の認知機能に対する tDCS の有意な効果は認められなかった[38]．

5 電気刺激と併用療法の方法例

a tDCS と末梢電気刺激療法

tDCS と随意運動介助型電気刺激（IVES）に合わせた CI 療法（constraint induced movement therapy）の検討もなされている[39]．中枢性の神経活動を修飾し，末梢からの電気刺激を用いた随意運動を誘導することで，神経可塑性にかかわる相乗効果が期待されている．有効的に tDCS で中枢部の活動にかかわる conditioning を実施することで，そのあとのリハビリテーションの実施を援助していくことにつながる．

b tDCS とロボットの併用療法

脳卒中後の上肢回復に対して，ロボットと tDCS の併用は，上肢運動機能，痙縮，手指巧緻性を改善しない．患者に積極的な役割を与えるロボットを併用したプロトコルの使用，強度と投与量に焦点を当てて検討する必要がある[40]．下肢に対するロボットを併用した tDCS では，歩行能力，timed up and go test（TUG），functional reach test（FRT），Berg balance scale（BBS），dynamic gait index，Fugl-Meyer assessment において，介入前と比較して介入直後および介入 1 か月後に有意な改善がみられた[41]．

●引用文献

1) 宇川義一：大脳皮質磁気刺激法．伊藤正男ほか（編）：神経科学レビュー 6. pp.116–132, 医学書院, 1992.
2) 笠井達哉：ヒトの経頭蓋的大脳皮質刺激法．J.J. SPORTS Sa, 12:54–70, 1993.
3) 磁気刺激法に関する委員会（委員長 木村 淳）：「経頭蓋的高頻度磁気刺激法の安全性と臨床応用」に関する提言．脳波と筋電図, 27:306, 1999.
4) 磁気刺激法に関する委員会（委員長 眞野行生）：磁気刺激法に関する委員会報告．臨床神経生理学, 31:69, 2003.

5) 出江紳一：経頭蓋磁気刺激─計測値の意義と問題点およびリハビリテーションへの臨床応用．総合リハ, 24:109–121, 1996.
6) Rossini, P.M., et al.: Non-invasive electrical and magnetic stimulation of the brain, spinal cord and roots: Basic principles and procedures for routine clinical application. Report of an IFCN committee. *Electroencephalogr. Clin. Neurophysiol.*, 91:79–92, 1994.
7) Sugawara, K., et al.: Facilitation of motor evoked potentials and H-reflexes of flexor carpi radialis muscle induced by voluntary teeth clenching. *Human Movement Science*, 21:203–212, 2002.
8) Sugawara, K., et al.: Remote effects of voluntary teeth clenching on excitability changes of the human hand motor area. *Neuroscience Letters*, 377:25–30, 2005.
9) 日本臨床神経生理学会脳刺激法に関する小委員会：反復経頭蓋磁気刺激の安全性に関する提言（IFCN からのガイドラインを踏まえて）．日本臨床神経生理学, 50(1):39–43, 2022.
10) 安保雅博：失語症に対する経頭蓋磁気刺激療法─自験例から．高次脳研究, 37:157–163, 2017.
11) Kim, B.R., et al.: Effect of high- and low-frequency repetitive transcranial magnetic stimulation on visuospatial neglect in patients with acute stroke: A double-blind, sham-controlled trial. *Arch. Phys. Med. Rehabil.*, 94:803–807, 2013.
12) 万治淳史ほか：半側空間無視に対する脳刺激アプローチ．PT ジャーナル, 51:875–882, 2017.
13) 行正 徹：経頭蓋磁気刺激の原理とそのうつ病治療への応用．日本生物学的精神医学会誌, 22:191–198, 2011.
14) Gorodnichev, R.M., et al.: Transcutaneous electrical stimulation of the spinal cord: noninvasive tool for the activation of stepping pattern generators in human. *Human Physiology*, 38:158–167, 2012.
15) Gerasimenko, Y.P., et al.: Noninvasive reactivation of motor descending control after paralysis. *J. Neurotrauma*, 32:1968–1980, 2015.
16) Niu, T., et al.: A proof-of-concept study of transcutaneous magnetic spinal cord stimulation for neurogenic bladder. *Sci. Rep.*, 8:12549, 2018.
17) 八島建樹ほか：磁気刺激による手関節背屈運動に関する研究．バイオメカニクス学会誌, 40:103–108, 2016.
18) Beaulieu, L.D., et al.: Effects of repetitive peripheral magnetic stimulation on normal or impaired motor control. A review. *Neurophysiol. Clin.*, 43:251–260, 2013.
19) Yamanishi, T., et al.: Neuromodulation for the treatment of urinary incontinence. *Int. J. Urol.*, 15:665–672, 2008.
20) Yamanishi, T., et al.: Neuromodulation for the treatment of lower urinary tract symptoms. *Low.*

Urin. Tract Symptoms, 7:121–132, 2015.

21) Yamanishi, T., et al.: Multicenter, randomized, sham-controlled study on the efficacy of magnetic stimulation for women with urgency urinary incontinence. *Int. J. Urol.*, 21:395–400, 2014.

22) Antal, A., et al.: Comparatively weak after-effects of transcranial alternating current stimulation (tACS) on cortical excitability in humans. *Brain Stimul.*, 1:91–105, 2008.

23) 松本英之ほか：実践講座 経頭蓋直流電気刺激の臨床安全基準. 総合リハ, 43:135–138, 2015.

24) 日本臨床神経生理学会脳刺激法に関する小委員会：低強度経頭蓋電気刺激の安全性に関するガイドライン（2019年度作成版）. 日本臨床神経生理学, 49(2):109–113, 2021.

25) Nitsche, M.A., et al.: Sustained excitability elevations induced by transcranial DC motor cortex stimulation in humans. *Neurology*, 57:1899–1901, 2001.

26) Manji, A., et al.: Effects of transcranial direct current stimulation over the supplementary motor area body weight-supported treadmill gait training in hemiparetic patients after stroke. *Neurosci. Lett.*, 662:302–305, 2018.

27) Kang, N., et al.: Transcranial direct current stimulation facilitates motor learning post-stroke: A systematic review and meta-analysis. *J. Neurol. Neurosurg. Psychiatry*, 87:345–355, 2016.

28) Cogiamanian, F., et al.: Improved isometric force endurance after transcranial direct current stimulation over the human motor cortical areas. *Eur. J. Neurosci.*, 26:242–249, 2007.

29) Tangjade, A., et al.: Non-invasive neuromodulation combined with rehabilitation therapy improves balance and gait speed in patients with stroke: A Systematic Review and Network Meta-analysis. *Am. J. Phys. Med. Rehabil.*, 2024. doi:10.1097/PHM.0000000000002439.

30) Nguyen, T.X.D., et al.: Effects of transcranial direct current stimulation alone and in combination with rehabilitation therapies on gait and balance among individuals with Parkinson's disease: A systematic review and meta-analysis. *J. Neuroeng. Rehabil.*, 21:27, 2024.

31) Corbetta, M., et al.: Neural basis and recovery of spatial attention deficits in spatial neglect. *Nat. Neurosci.*, 8:1603–1610, 2005.

32) Cappon, D., et al.: Value and efficacy of transcranial direct current stimulation in the cognitive re-

habilitation: A critical review since 2000. *Front. Neurosci.*, 10:157, 2016.

33) Ko, M.H., et al.: Improvement of visual scanning after DC brain polarization of parietal cortex in stroke patients with spatial neglect. *Neurosci. Lett.*, 448:171–174, 2008.

34) Sparing, R., et al.: Bidirectional alterations of interhemispheric parietal balance by non-invasive cortical stimulation. *Brain*, 132:3011–3020, 2009.

35) Fridriksson, J., et al.: Transcranial direct current stimulation vs sham stimulation to treat aphasia after stroke: A randomized clinical trial. *JAMA Neurol.*, 75:1470–1476, 2018.

36) Fregni, F., et al.: Treatment of major depression with transcranial direct current stimulation. *Bipolar. Disord.*, 8:203–204, 2006.

37) Antonenko, D., et al.: Cognitive training and brain stimulation in patients with cognitive impairment: A randomized controlled trial. *Alzheimers Res. Ther.*, 16:6, 2024.

38) Li, S., et al.: The effects of transcranial direct current stimulation on cognitive function for mild cognitive impairment: A systematic review and meta-analysis of randomized controlled trials. *Gerontology*, 2024. doi:10.1159/000537848.

39) 竹林 崇ほか：脳卒中後上肢麻痺を呈した患者に対する複数のニューロモデュレーション（経頭蓋直流電気刺激, 末梢神経筋電気刺激）とCI療法の併用訓練. OTジャーナル, 49:1063–1067, 2015.

40) Bernal-Jiménez, J.J., et al.: Is the combination of robot-assisted therapy and transcranial direct current stimulation useful for upper limb motor recovery? A systematic review with meta-analysis. *Healthcare*, 12:337, 2024.

41) Kim, E., et al.: Simultaneous high-definition transcranial direct current stimulation and robot-assisted gait training in stroke patients. *Sci. Rep.*, 14:4483, 2024.

●参考文献

1) 一寸木洋平ほか：脊髄刺激を用いたニューロリハビリテーション. *BIO Clinica*, 32:73–76, 2017.

2) Matsuda, T., et al.: Influence of peripheral magnetic stimulation of soleus muscle on H and M waves. *J. Phys. Ther. Sci.*, 30:716–718, 2018.

3) 松田雅弘ほか：バランス障害に対するニューロモジュレーション. PTジャーナル, 52:801–808, 2018.

4) 山西友典ほか：下部尿路機能障害に対する電気刺激療法. リハ医学, 54:596–600, 2017.

電気刺激療法の実習

> **学習目標**
> - 電気刺激療法の刺激パラメータの相違による生体反応を確認する.

A 刺激パラメータの相違による刺激特性の主観的分析

1 実習目的

治療的電気刺激（TES）による刺激パラメータ（刺激周波数，刺激強度）の相違による生体反応を観察することで，パラメータ設定の重要性を理解する．

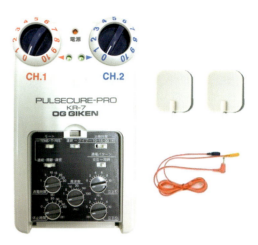

▶図1 電気刺激装置・刺激電極・接続コード
（オージー技研株式会社製，PULSECURE-MATE KR-7）

2 実習方法

ⓐ 使用機器
PULSECURE-MATE KR-7（オージー技研株式会社，生産終了品）（▶図1）

ⓑ 被験者
グループ（2名〜4名）

ⓒ 実習内容
被験者は安楽な座位もしくは臥位として，前腕部にTESを実施する．TESの刺激パラメータについて各課題を遂行し，刺激特性を主観的に分析し，その生体反応を考察する．

(1) 基本設定
- 刺激対象筋：橈側手根伸筋（extensor carpi radialis muscle; ECR）および総指伸筋（extensor digitorum communis muscle; EDC）（▶図2）

◉ 課題1

異なる刺激周波数による筋収縮の違いを観察し考察する．
- モード：TES
- 通電時間（on）：5秒
- 休止時間（off）：5秒
- 立ち上がり時間：1秒
- 立ち下がり時間：1秒
- 刺激強度：痛みがなく筋収縮が得られる強度

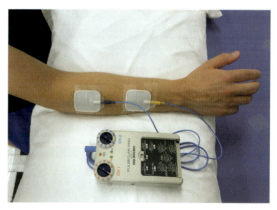

▶図2 電極貼付位置
橈側手根伸筋（近位）と総指伸筋（遠位）の運動点（モーターポイント）に貼付する．

- 刺激周波数：以下の条件で実施
  - 周波数1 Hz, 10 Hz, 20 Hz, 30 Hz, 50 Hz, 100 Hzにおいて，それぞれの周波数による筋収縮を観察する．
  - 30 Hz, 50 Hz, 100 Hzそれぞれで，刺激強度を設定した状態から，周波数を増減して電気刺激による筋収縮の反応を確認する．具体例：30 Hzで痛みがなく筋収縮が得られる強度に設定後，刺激した状態で周波数を50 Hzや100 Hzに変更する．

◉ 課題2

異なる刺激周波数による筋収縮の経時的変化と筋

疲労を観察および問診で評価し，考察する．

- モード：TES
- 通電時間（on）：60 秒（連続した通電）
- 休止時間（off）：0 秒（便宜的に 0 秒に設定）
- 立ち上がり時間：1 秒
- 立ち下がり時間：1 秒
- 刺激強度：痛みがなく関節運動が得られる最大強度
- 刺激周波数：以下の条件で実施
  - 30 Hz と 100 Hz のそれぞれにおいて，電気刺激により関節運動を保持した状態から，休止時間なしに電気刺激を続けた場合に，筋収縮がどのように変化するかを確認する．

ⓓ 実施時の注意点

①対象者が安楽な姿勢になるように配慮する．
②禁忌と注意事項について確認する．
③基本的な実施手順を確認し，実施する〔第 3 章 B.4 項「TES の実施手順」（➡ 131 ページ）参照〕．
④対象者の反応に十分に注意する．対象者は自己の知覚経験について適切に表現する．
⑤観察はグループ内（被験者は除く）で，専門的な用語を用いて記述する．

3 実習結果

課題 1 の結果について**表 1** に，課題 2 の結果について**表 2** に示す．

4 考察

課題 1 は，低い周波数（10 Hz 以下）では十分な筋収縮が得られずに単収縮になる．高い周波数（20 Hz 以上）では完全強縮となり，持続的な筋収縮が生じる．したがって，TES により筋収縮が得たい場合には，20 Hz 以上の刺激周波数が必要であると考えられる．また 20 Hz と比べて，50 Hz や 100 Hz のほうが強い筋収縮が得られるため，筋収縮や関節運動を目的とした場合には，より高い周波数が適しているかもしれない．

一方課題 2 では，30 Hz・100 Hz ともに，時間の経過により関節運動の保持が困難であった．電気刺激では，随意収縮と比べて速筋を刺激しやすく，同一の

▶表 1　異なる刺激周波数による筋収縮の違い

周波数	観察結果
1 Hz	1 Hz 間隔の単収縮が生じる．
10 Hz	筋収縮がおこるが，不完全強縮となる．
20 Hz	筋収縮がおこり，ほぼ完全強縮となる．
30 Hz	筋収縮がおこり，完全強縮となる．50 Hz や 100 Hz と比べて，同じ刺激強度であっても筋収縮が弱い．
50 Hz	筋収縮がおこり，完全強縮となる．30 Hz と比べて，同じ刺激強度であっても強い筋収縮が生じる．100 Hz と比べて，同じ刺激強度では収縮が弱い．
100 Hz	筋収縮がおこり，完全強縮となる．30 Hz や 50 Hz と比べて，同じ刺激強度であっても強い筋収縮が生じる．

▶表 2　異なる刺激周波数による筋収縮の経時的変化と筋疲労

周波数	観察結果
30 Hz	刺激後から関節運動が保持されるが，徐々に困難になる．100 Hz と比べて関節運動が保持できる時間が長い．前腕部に疲労感を感じる．
100 Hz	刺激後から関節運動が保持されるが，徐々に困難になる．30 Hz と比べて関節運動が保持できる時間が短い．疲労感は 30 Hz よりも強く感じる．

リクルートメントを活動しやすいと考えられている．したがって，TES の刺激設定を行うためには刺激–休息時間などの配慮が必要である．また，100 Hz と比べて 30 Hz では関節運動が保持される時間が長く，筋疲労が生じにくかった．この結果を課題 1 の結果と合わせて解釈すると，目的とした筋収縮や関節運動を十分に引き出し，筋疲労などの影響を考慮した場合には，30 Hz 程度の周波数が適していると考えられる．

B TENS の痛みに対する効果の検証

1 実習目的

経皮的神経電気刺激（TENS）が疼痛閾値に与える効果を検証する．

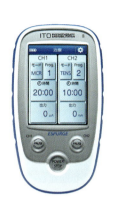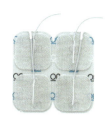

▶図3 電気刺激装置・刺激電極・接続コード
(伊藤超短波株式会社製,イトー ESPURGE)

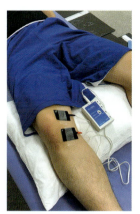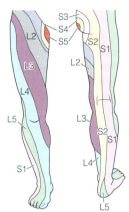

▶図4 電極貼付位置とデルマトーム
膝の疼痛部位のデルマトーム(L3)上に電極を貼付する.

2 実習方法

ⓐ 使用機器
- イトー ESPURGE(伊藤超短波株式会社製)(▶図3)
- 圧痛計もしくは爪楊枝などで圧痛を誘発できるもの

ⓑ 被験者
グループ(2名～4名)

ⓒ 実習内容
被験者は安楽な臥位として,膝関節内側部に TENS を30分間実施.刺激前,刺激中,刺激後の圧痛閾値の変化を計測し,TENS の疼痛閾値に与える効果を考察する.また,可能であれば感覚レベルおよび運動レベルそれぞれの強度で実施し,効果の違いを経験する.

(1) TENS 設定
●感覚レベル
- 出力モード:コンスタント
- 刺激周波数:100 Hz
- パルス幅:200 μsec
- 刺激時間:30分間
- 刺激強度:電気を知覚でき,筋収縮がおこらない最大強度

●運動レベル
- 出力モード:コンスタント
- 刺激周波数:3 Hz
- パルス幅:200 μsec
- 刺激時間:30分間
- 刺激強度:筋収縮があり関節運動を生じない最大強度

(2) 実施手順
①被験者を安静臥位とする.
②膝関節内側部(L3)領域に電極を貼付する(▶図4).
③電極間で圧痛を誘発し,疼痛の程度を numerical rating scale(NRS)もしくは visual analogue scale(VAS)で評価する*.
④TENS を実施する.
⑤TENS 実施後10分ごとに30分まで疼痛の程度を評価する.
⑥TENS 終了直後および5分後に疼痛の程度を評価する.

＊評価ではペンや爪楊枝を使用し,皮膚に垂直に一定の強さで圧迫し,疼痛を誘発する.TENS 前後で一定の強さにする.また TENS 前後で,刺激していない部位では痛みに変化がないことを確認する.

ⓓ 実施時の注意点
①対象者が安楽な姿勢になるように配慮する.
②禁忌と注意事項について確認する.
③基本的な実施手順を確認し,実施する〔第5章 D 項「実施手順」(→148ページ)参照〕.
④対象者の反応に十分に注意する.対象者は自己の知覚経験について適切に表現する.
⑤観察はグループ内(被験者は除く)で,専門的な用語

表3 NRSの結果

	実施前	開始後10分	開始後20分	開始後30分	終了直後	終了5分後
電気刺激が知覚できる強度（感覚閾値上）TENS	5	5	4	4	4	5
筋収縮が得られる強度（運動閾値上）TENS	5	5	4	3	4	5

を用いて記述する.

3 実習結果

表3にNRSの結果を示す.

4 考察

電気刺激が知覚できる強度（感覚閾値上）TENSおよび筋収縮が得られる強度（運動閾値上）TENSの両者で，刺激開始後20分程度からNRSの値が低下し，圧痛閾値の上昇を認めた. また，その効果は終了直後において認めたが，終了後5分の時点では実施前に戻っていた. これらのことから，TENS実施中はゲートコントロール理論や下行性疼痛抑制機構に基づく疼痛伝達の抑制が関与することで，圧痛閾値の上昇が得られたと考えられる. 一方で，その効果が開始後20分以降に認めたことから，TENS刺激により内因性オピオイドによる鎮痛効果の関与も考えられた. TENSの刺激強度の違いについては，運動レベルの開始後30分で鎮痛が強まる傾向を認めた. これは，運動レベルでは感覚レベルと比べ，多くの神経線維を活動させることで鎮痛の効果が高く得られた可能性がある.

C 運動療法との併用における筋出力発揮効果の検討

電気刺激によって，運動神経を通じて筋を収縮させることができる. 電気刺激による筋収縮は，すべての運動単位を発火させる. 筋力増強トレーニングの初期は筋肥大よりも運動単位の増加であるため，運動単位の動員が同期化され，トレーニングの初期に電気刺激を利用することは効果的である. 電気刺激による筋収縮は，太いタイプⅡ線維が先に収縮しやすく，生理的収縮よりもさらに強い収縮をおこすことができる. タイプⅡ線維は持続性に乏しく，筋疲労に注意を要する.

1 実習目的

①通常の筋力増強練習の条件と，電気刺激のみの条件，電気刺激を併用した電気刺激療法の条件において，各条件前後の筋の収縮に関する相違を検討する.

2 実習方法

ⓐ 使用機器
● 神経筋電気刺激（NMES）装置

ⓑ 被験者
2名

ⓒ 実習内容

（1） NMESによる実習（▶図5）

①被験者は背臥位となり，2つの電極を腸骨稜の2cm上の腹側と背側の左右ともに貼付する.

②NMES装置をパルス幅50～100μsec，周波数50～100Hz，刺激間隔を2秒オン，2秒オフ程度とする.

③ドローインを実施する筋力増強条件，電気のみの電気刺激条件，電気刺激のタイミングと同時に筋収縮とbride動作を実施する併用条件とする.

④刺激前後に超音波診断装置（エコー）で筋厚を測定し変化を観察する.

＊腹横筋や内腹斜筋などの深層筋に対して，電気刺激を用いると随意収縮が行いやすくなる.

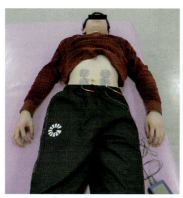
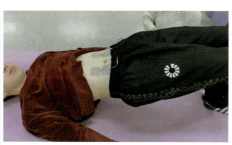

▶図5 NMESによる電気刺激

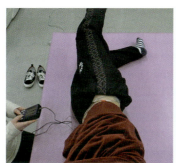
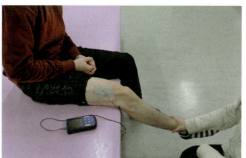

▶図6 中殿筋，大腿四頭筋に対する電気刺激と運動療法

⑤その他，中殿筋，大腿四頭筋に対する電気刺激と運動療法を行う（▶図6）．

d 実施時の注意点

電極が皮膚に全面接触しているか確認する．電気刺激の強度を上げたときに疼痛の有無を確認する．

3 実習結果

NMESによる実習結果を表4に示す．

4 考察

随意収縮の感覚が得られにくい筋に電気刺激を実施しながら動作を誘導することで，腹部の筋厚が増大

▶表4 実習結果

	安静時	ドローイン	電気刺激	電気刺激＋随意収縮
外腹斜筋(mm)	6.0	6.1	6.4	6.5
内腹斜筋(mm)	11.0	11.5	11.5	12.0
腹横筋(mm)	4.0	4.6	4.8	6.2

しやすいことが推察される．単純に電気刺激を実施するよりも，それに伴って筋収縮を行わせることで筋収縮の感覚を得られやすく，筋力増強にもつながると考えられる．しかし，今回は即時効果の検討なので，長期的には筋力増強の効果をみるために筋力評価を行うとよい．

電気刺激療法の臨床応用

A 末梢神経麻痺への TES 使用の実際

1 症例提示

31 歳，男性
身長 165 cm，体重 60 kg

自転車での転倒後に脛骨骨折でギプス固定を実施．ギプス除去後に下垂足を認めた．Tinel（チネル）徴候陽性，神経伝導検査で伝導速度の低下を認めた．さらに，強さ−時間（S-D）曲線の計測から時値（クロナキシー）が増加していたため，腓骨神経麻痺と診断された．足関節背屈の MMT 1，腓骨神経領域に中等度の感覚（触覚）低下を認めた．

2 物理療法の選択（選択の理由を含む）

ⓐ 考えられる物理療法
治療的電気刺激療法（TES）

ⓑ 使用機器
電気刺激装置（▶図 1）

ⓒ 選択した理由
TES により末梢神経の再生を促進する可能性が動物およびヒトにおいて報告されている[1]．本症例は腓骨神経麻痺で脱神経筋ではあるが，MMT が 1 であることからも，完全な脱神経筋ではなく，回復の可能性がある．したがって，TES により筋収縮を促すことで，筋萎縮の改善や神経再生の促進が見込まれる．

3 物理療法の方法論

治療は安楽な端座位や背臥位とし，表 1 の刺激条件で実施する．脱神経筋は正常な筋と異なり，刺激設定に配慮が必要である．介入中はできるだけ随意運動を併用する．介入期間は 4 週間を設定するが，MMT が 4 以上（随意運動が十分可能）となった時点で終了とする．

ⓐ 配慮する点
①長いパルス持続時間は強い痛みを伴うため，刺激設定に配慮が必要である．
②TES の長時間刺激による疲労や過用に注意が必要である．

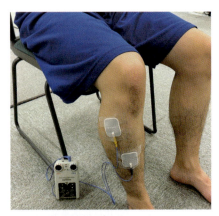

▶図 1　電気刺激療法の実施風景

▶表 1　TES 設定

刺激条件	
刺激部位	総腓骨神経および前脛骨筋
刺激強度	痛みが生じない最大刺激強度
刺激周波数	パルス幅の設定による（通常 20 Hz 以上）
パルス持続時間	100〜2,000 msec
介入時間	10〜60 分を 1 日に数回実施
介入頻度	毎日，4 週間

4 治療効果の評価

MMT および感覚機能の評価を実施する．本症例では，介入後 4 週間の時点で MMT が 4 となり，感覚障害は軽度低下となった．

5 効果検証（考察）

末梢神経麻痺では，電気診断学的な評価により回復の可能性を見極める必要がある．本症例においては，初期評価において脱神経筋であることが診断されていたが，随意収縮を認めていたことからも回復の可能性があり，TES の適応だと考えられた．介入によ

り MMT の改善と感覚障害の改善を認めたことから，TES による筋萎縮の改善を促すとともに，神経再生の促進に寄与した可能性がある．

B 変形性膝関節症の痛みへの TENS 使用の実際

1 症例提示

63 歳，女性
身長 147 cm，体重 60 kg
立ち座りや階段昇降時に左膝の内側に疼痛があり，左変形性膝関節症（膝 OA）と診断された〔Kellgren-Lawrence（K-L）分類グレード 2〕．左膝関節内側部に圧痛および熱感を認めた．

2 物理療法の選択（選択の理由を含む）

ⓐ 考えられる物理療法
ホットパック，超音波療法，極超短波療法，超短波療法，経皮的電気神経刺激療法（TENS），干渉低周波療法，レーザー療法，赤外線療法

ⓑ 使用機器
TENS

ⓒ 選択した理由
症例は K-L 分類でグレード 2（骨変化なし）であり，膝内側部において圧痛と熱感を認めることから，侵害受容性疼痛と考えられた．したがって，温熱療法ではなく TENS が適応であると考えた．

3 物理療法の方法論

治療は，**表 2** の条件で安静臥位もしくは動作時において TENS を実施した．介入期間は 4 週間とし，1 週間ごとに評価を実施した．

ⓐ 配慮する点
①電気刺激による疼痛の誘発や身体症状の変化に対して，十分に配慮して実施する．
②電気刺激療法の禁忌と注意事項について確認する

▶表 2　TENS 設定

刺激条件	
刺激部位	左膝関節内側部（デルマトーム L3 領域）
刺激強度	電気を知覚でき筋収縮がおこらない最大強度
刺激周波数	100 Hz（50〜100 Hz）
パルス持続時間	200 μsec（50〜200 μsec）
介入時間	30 分以上もしくは動作時も含む長時間
介入頻度	毎日，4 週間

▶表 3　痛みの評価

痛み	NRS，VAS
歩行能力	10 m 歩行，timed up and go（TUG）test
日常生活活動度	pain disability assessment scale（PDAS）
精神機能	hospital anxiety and depression scale（HADS）
QOL	SF-36

〔第 5 章 C 項「適応疾患例・禁忌，注意を要する事象」（➡ 148 ページ）参照〕．
③基本的な実施手順を確認し実施する〔第 5 章 D 項「実施手順」（➡ 148 ページ）参照〕．

4 治療効果の評価

安静時および動作時の疼痛の程度を numerical rating scale（NRS）もしくは visual analogue scale（VAS）で評価する．また痛みに対する効果だけでなく，運動機能や日常生活機能，精神機能，生活の質（QOL）などを包括的に評価することも重要である（▶**表 3**）．本症例において，TENS 介入直後から安静時の NRS が低下した．数日の介入により動作時 NRS が低下し，疼痛の減弱を認めた．さらに 4 週間の介入前後において，疼痛以外の評価項目にも改善を認めた．

5 効果検証（考察）

本症例は侵害受容性疼痛を有しており，TENS により鎮痛効果が得られたと考えられた．疼痛を有している患者は痛みにより動作が制限され，日常生活における活動度が低下することが多い．また，痛みや活動度の低下は不安やうつ傾向を引き起こし，QOL を低下させると考えられる．今回，TENS により安静時および動作時の疼痛が減少したことで活動度が上がり，精神機能や QOL の向上にも寄与した可能性が考えられた．

C 脳卒中片麻痺患者の歩行障害への電気刺激療法

1 症例提示

63 歳，男性
身長 167 cm，体重 65 kg
脳出血（被殻出血）発症後 2 か月が経過．歩行レベルは，T 字杖と短下肢装具を使用して近位監視レベル〔functional ambulation categories（FAC）で 2〕．平行棒内において装具非装着下で麻痺側片脚立位が数秒可能．運動機能は Stroke Impairment Assessment Set（SIAS）で Hip-flexion test 3, Knee-extension test 3, Foot-pat test 1．足関節背屈可動域 10°．座位で足関節背屈運動がわずかに可能．歩行能力の向上を目的とした物理療法の適応を検討中である．

2 物理療法の選択（選択の理由を含む）

ⓐ 考えられる物理療法
治療的電気刺激療法（TES），機能的電気刺激療法（FES）
ⓑ 使用機器
FES
ⓒ 選択した理由
FES の効果として，随意性向上や足関節背屈角度

▶表 4　FES 設定

刺激条件	
刺激部位	総腓骨神経および前脛骨筋
刺激強度	遊脚相で足関節背屈運動が得られる強度
刺激周波数	50 Hz（20〜50 Hz）
パルス持続時間	300 μsec（200〜500 μsec）
介入時間	適宜
介入頻度	毎日，4 週間

の増加が報告されている〔第 4 章 B.1.a 項（➡ 140 ページ）参照〕．本症例は足関節背屈の随意運動が不十分であるが，下肢運動機能は股関節と膝関節で SIAS が 3 で片脚立位が可能であり，膝関節の運動制御が可能と考えられる．また足関節背屈角度が 0° 以上あることからも，FES の適応と考えられたため選択した．

3 物理療法の方法論

治療にかかわる刺激は，表 4 の条件で歩行中に FES を実施した．電気刺激強度の設定は，座位で筋収縮が得られる程度に設定後に，平行棒内での歩行において決定した．介入期間は 4 週間とし，毎日の介入前後および 1 週間ごとに評価を実施した．

ⓐ 配慮する点
① FES が歩行を阻害しないように，刺激強度の調整を実施する．
② FES 開始時は，FES に慣れるために段階的に歩行の難易度を調整する．
③ 回復の経過に合わせて短下肢装具や T 字杖使用の有無を判断し，歩行の難易度を調整する．

4 治療効果の評価

10 m 歩行速度および 6 分間歩行の計測や視覚的な歩行分析を，FES 使用の有無や装具使用の有無で実施した．介入前後で，10 m 歩行速度の増加および 6 分間歩行距離の延長を認めた．また，FES や装具の非使用時においても歩行遊脚相における足関節背屈運動が十分に確認され，トゥクリアランスが確保されて

いた.

5 効果検証（考察）

FES 使用により，足関節背屈運動の促通や歩行動作の再学習が促進されたため，歩行能力の改善が得られたと考えられた.

D 脳卒中片麻痺患者への運動療法との併用による筋力増強効果

随意運動介助型電気刺激装置（integrated volitional control electrical stimulator; IVES）の特徴は，①筋肉がスイッチを兼ねている自律型の制御の一種であり，緻密な制御と運動学習が可能であること，②装着・操作が容易で毎日長時間使用が可能であること，③同一筋肉部位にて筋活動電位測定と電気刺激を行うので誤操作がないこと，があげられ，運動とともに電気刺激を実施することができる.

1 症例提示

75 歳，男性

脳梗塞後の左片麻痺により，Brunnstrom（ブルンストローム）stage で上肢 II，手指 III，下肢 III であった. 随意運動はみられるものの現在左上肢は廃用手であり，能力向上を目指した上肢操作練習を積極的に実施している.

2 物理療法の選択（選択の理由を含む）

ⓐ 考えられる物理療法

電気刺激療法，磁気刺激療法

ⓑ 使用機器

IVES

ⓒ 選択した理由

磁気刺激はまだ治療機器としては認可されておらず，電気刺激療法のエビデンスは数多く報告されているので，電気刺激療法を選択した.「脳卒中治療ガ

▶表 5　脳卒中片麻痺患者に対する IVES の刺激条件

実施方法	
周波数	20 Hz
強度	随意運動時に伸展運動が認められる強さ
モード	パワーアシストモード
介入時間	30 分

〔Wilson, R.D., et al.: Upper-limb recovery after stroke: A randomized controlled trial comparing EMG-triggered, cyclic, and sensory electrical stimulation. *Neurorehabil. Neural Repair*, 30:978–987, 2016 より〕

イドライン 2021（改訂 2023）」では，中等度の麻痺筋（手関節背屈筋，手指伸筋）には電気刺激の使用がすすめられる（グレード B）とされている.

3 物理療法の方法論

麻痺の著しい筋肉を選択して，標的筋として重点的に筋収縮を促通できる. 今回は手指伸展しながら上肢操作練習を実施する（▶表 5）. IVES ではなく，筋電図をトリガーとして電気刺激を行う 1 日 30 分の NMES を週 5 回 3 週間実施したランダム化比較対照試験（RCT）では，NMES 実施群で有意に上肢機能は改善したことから，今回は 30 分，週 5 回を 3 週間実施した.

①手指伸展を促通（▶図 2）：手指伸筋（2 極貼付），固有示指伸筋（単極貼付）

②肩挙上動作を促通：三角筋前部線維（2 極貼付），上腕三頭筋長頭（単極貼付）

ⓐ 配慮する点

①実施する前に関節可動域（ROM）練習を実施して，電気刺激による随意運動を実施しやすくする.

②随意運動とともに実施しやすい刺激強度は，随意運動なしだと少し強い刺激となる.

4 治療効果の評価

運動機能の評価は，Fugl-Meyer assessment や簡易上肢機能検査（STEF）を使用して実施する. 運動機能以外にも，痙縮の評価として MAS（modified

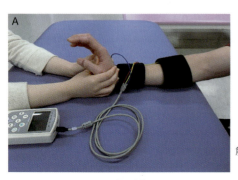

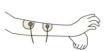

▶図2　IVESによる電気刺激
A：手関節背屈を誘導する．B：筋活動電位に比例した電気刺激が加わる．

▶表6　評価結果

	介入前	介入後
Fugl-Meyer assessment（上肢項目）（点）	38	46
MAS（手掌屈）	2	1+
ROM（手背屈）（°）	25	30
active ROM（手背屈）（°）	15	25
BBT（個）	10	20

電気刺激療法単独の効果は小さく，量的な練習が必要である．
〔Wilson, R.D., et al.: Upper-limb recovery after stroke: A randomized controlled trial comparing EMG-triggered, cyclic, and sensory electrical stimulation. *Neurorehabil. Neural Repair*, 30:978–987, 2016 より〕

Ashworth scale）や，パフォーマンスのテストとして box and block test（BBT）を実施する（▶表6）．

5　効果検証（考察）

　随意運動だけでは上肢麻痺の影響で上肢操作が困難であり，電気刺激と併用で実施することで運動を行いやすくなり，運動の反復回数も増大する．ガイドラインでも推奨度もグレードBであり，積極的に実施することで，上肢運動機能の改善に有効であったことが考えられる．

●引用文献

1) Willand, M.P., et al.: Electrical stimulation to promote peripheral nerve regeneration. *Neurorehabil. Neural Repair*, 30:490–496, 2016.

TOPIC 2 褥瘡および糖尿病性足潰瘍における電気刺激療法の効果 ● 181

TOPIC 2 褥瘡および糖尿病性足潰瘍における電気刺激療法の効果

褥瘡および糖尿病性足潰瘍に対する電気刺激療法の効果は治癒促進だけでなく、予防においても注目されている。このトピックスでは創傷治癒促進と創傷予防の電気刺激療法について解説する。

褥瘡については、「褥瘡予防・管理ガイドライン第5版」[1]の創の縮小において1A（強い推奨、エビデンスレベル高）である。また、ヨーロッパ褥瘡諮問委員会・米国褥瘡諮問委員会・環太平洋褥瘡対策連合の合同で作成された「Prevention and treatment of pressure ulcers/injuries」[2]でも推奨グレードAであるため、臨床で積極的に実施していく必要のある物理療法である。褥瘡予防については、殿筋やハムストリングスに神経筋電気刺激を実施することで、集中治療室（ICU）などの急性期において褥瘡予防効果があり、仙骨部や坐骨部の圧分散が示されている[3-5]。

糖尿病性足潰瘍の創傷治癒についてはガイドラインなどでは示されていないが、システマティックレビュー・メタアナリシスで有効性が示されている[6]。糖尿病性足潰瘍の予防についても、潰瘍形成の危険因子である歩行時の足圧上昇が、下腿三頭筋のストレッチングに加えて前脛骨筋への電気刺激を実施することで軽減することが報告されている[7]。

このように創傷治癒促進および創傷予防においても電気刺激療法の有効性が示されている。

1 物理療法の選択

a 褥瘡および糖尿病性足潰瘍治癒促進のための物理療法

褥瘡など創傷治癒を促進するために用いられる電気刺激療法は単相性パルス微弱電流刺激療法（monophasic pulsed microcurrent stimulation; MPMC）、高電圧パルス刺激療法（high voltage pulsed current; HVPC）、直流微弱電流刺激療法（low intensity direct current; LIDC）、2相性パルス電流刺激療法（biphasic pulsed current; BPC）などが報告されている[1,2,6]。上記の電気刺激療法のすべてにおいて治癒促進が報告されているため、使用可能なものを選択することをおすすめする。

褥瘡においてはMPMC、LIDCおよびHPVCが多く用いられている[1,2]。いずれも創部を陰極とした刺激においての報告が多い。電極の貼付位置としては関電極を創部の直上に配置し不関電極を健常皮膚部位に貼付する方法や、関電極を創部の近くに不関電極を創部を挟んだ反対側に貼付し、創部を挟むようにする方法がある。刺激強度はMPMC、LIDCで$50\,\mu A \sim 30\,mA$、HPVCで$50 \sim 200\,mV$と幅広い。一方、糖尿病性足潰瘍においては、LIDCおよびBPCが多く用いられている[6]。電極貼付位置は褥瘡と同様である。刺激強度は感覚閾値程度の低強度（$1.48 \sim 3.36\,mA$）で実施した際に治癒率が高かったことが報告されている[8]。

なお、創傷治癒における電気刺激療法には適応時期がある。図1に示すように、黄色期から赤色期に移行し、創面環境調整が行われ、創が縮小する際の補完療法であることを把握しておく必要がある[8]。

b 褥瘡および糖尿病性足潰瘍予防のための物理療法

電気刺激療法は創傷予防においても効果が報告されている。褥瘡予防においては、脊髄損傷患者に対して大殿筋とハムストリングスに電気刺激（2相性パルス、周波数$50\,Hz$、筋収縮閾値強度）を加えることで坐骨部の局所圧が減少したと報告されている[3]。また、ICUの褥瘡リスクが高い患者の大殿筋に対して電気刺激療法を実施すること

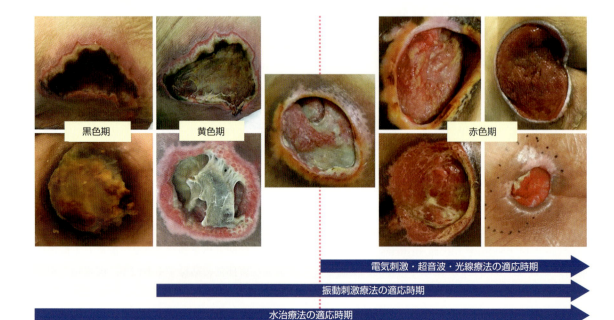

▶図1 創傷治癒における電気刺激療法の適応時期
〔吉川義之ほか：創傷予防・管理における物理療法. 物理療法科学, 30:14–18, 2023 より〕

で褥瘡予防が可能であったことも報告されている[4,5]．筆者らも大殿筋に筋収縮閾値で神経筋電気刺激（周波数：50 Hz, パルス幅：300 μsec, オン時間・ランプアップ・ランプダウン：1秒, オフ時間：4秒）を実施することで臀部圧が減少することを確認している．今後，これらが褥瘡予防において有用な治療方法になることが期待される．

糖尿病性足潰瘍予防の電気刺激療法としては，下腿三頭筋のストレッチングに加えて前脛骨筋に電気刺激（周波数 50 Hz, パルス幅 300 μsec）を実施することで，相反神経抑制によりストレッチング効果が高まり，歩行時における足底部内側部圧が有意に減少することが報告されている[7]．糖尿病性足潰瘍は糖尿病患者の切断リスクとなる．切断患者は ADL が低下するのみならず，生存率も著しく低下することが知られているため，物理療法を用いて創傷予防をすることは今後重要になってくると考えられる．

2 物理療法の方法論

a 褥瘡および糖尿病性足潰瘍治癒促進のための物理療法

(1) 実施方法（▶図2）

①関電極を創部の直上に配置し不関電極を健常皮膚部位に貼付する方法

- 創部および創周囲を洗浄し，外用薬や不要な壊死組織を除去する．
- 生理食塩水に浸したガーゼに棒状電極を包み，創部に置きサージカルテープなどで固定する（関電極）．
- 創部から近い健常皮膚部分に電極を貼付する（不感電極）．
- 電気刺激条件は刺激強度 200 μA, 周波数 2 Hz, パルス幅 250 msec の条件で 60 分実施する[9]．
- 刺激終了後は電極を外し，看護師による創部の処置を行う．

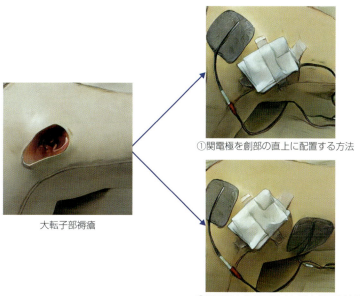

▶図2　創傷に対する電気刺激療法の実施方法

② 関電極を創部の近くに貼付し，不関電極を創部の反対側に貼付し，創部を挟むようにする方法
- 創部近くの健常皮膚部位に関電極を貼付する．
- 創部を挟むように不関電極を貼付する．
- 電気刺激条件は関電極を創部の直上に配置し不関電極を健常皮膚部位に貼付する方法と同条件である．
- 刺激終了後は電極を外す．

(2) 注意点

電気刺激療法実施後に創部および創周囲の皮膚観察が必要である．特に創周辺の皮膚は脆弱であるため，稀に電極により皮膚がかぶれたり，炎症を伴う場合がある．また，電極は創部および創周囲部に貼付しているため，減菌作業が必要になる．

3 治療効果の評価と検証

a 褥瘡および糖尿病性足潰瘍治癒促進のための物理療法

創傷治癒の効果判定に多く用いられているのは創面積の計測であるため，定期的に創面積を計測する必要がある．また，褥瘡においては褥瘡重症度評価のDESIGN-R®2020で評価することで創の状態を把握しやすくなる[10]．

b 褥瘡および糖尿病性足潰瘍予防のための物理療法

褥瘡および創傷予防の評価には体圧および足底圧の評価が重要である[10]．これらは測定機器により，センサーピッチの違いや耐久性，シートの種類などに特徴があるため，それらが測定結果に影響を及ぼす可能性があることも知っておく必要がある．

本項では褥瘡および糖尿病性足潰瘍における電気刺激療法の効果について解説した．創傷領域の電気刺激療法が当たり前に実施されるようになってほしいと考えているため，ぜひ活用していただきたい．

●引用文献

1) 日本褥瘡学会ガイドライン委員会：褥瘡予防・管理ガイドライン（第5版）. 褥瘡会誌, 24:29–85, 2022.
2) European Pressure Ulcer Advisory Panel, National Pressure Injury Advisory Panel, and Pan Pacific Pressure Injury Alliance. Prevention and treatment of pressure ulcers/injuries: Quick reference guide 2019. PU guideline—EPUAP.
   https://epuap.org/pu-guideline/
3) Smit, C.A.J., et al.: Effects of electrical stimulation-induced gluteal versus gluteal and hamstring muscles activation on sitting pressure distribution in persons with a spinal cord injury. *Spinal Cord*, 50:590–594, 2012.
4) Reenalda, J., et al.: Clinical use of interface pressure to predict pressure ulcer development: A systematic review. *Assist. Technol.*, 21:76–85, 2009.
5) Baron, M.V., et al.: Efficacy and safety of neuromuscular electrical stimulation in the prevention of pressure injuries in critically ill patients: A randomized controlled trial. *Ann. Intensive Care*,

12:53, 2022.
6) Melotto, G., et al.: The effects of electrical stimulation on diabetic ulcers of foot and lower limb: A systematic review. *Int. Wound J.*, 19:1911–1933, 2022.
7) Maeshige, N., et al.: Acute effects of combination therapy by triceps surae stretching and electrical stimulation to the tibialis anterior on medial forefoot plantar pressure during gait in patients with diabetes mellitus. *Int. J. Low. Extrem. Wounds*, 3:15347346221148456, 2023.
8) 吉川義之ほか：創傷予防・管理における物理療法. 物理療法科学, 30:14–18, 2023.
9) Yoshikawa, Y., et al.: Efficacy of Low-frequency Monophasic Pulsed Microcurrent Stimulation Therapy in Undermining Pressure Injury: A Double-blind Crossover-controlled Study. *Prog. Reha. Med.*, 7:20220045, 2022.
10) 前重伯壮ほか：慢性創傷評価の最前線. 物理療法科学, 30:8–13, 2023.

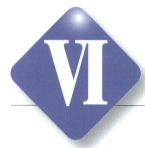

バイオフィードバック療法

第1章

バイオフィードバック療法の定義・分類

学習目標
- バイオフィードバック療法の定義について学ぶ.
- バイオフィードハック療法の分類について学ぶ.
- 物理療法におけるバイオフィードバック療法の位置づけについて学ぶ.

A バイオフィードバックの定義

バイオフィードバック（biofeedback; BF）とは，生体内の通常では知覚できない情報（内部信号）を視覚，聴覚などで知覚できる形に変換し，生体に返す（feedback する）ものである. バイオフィードバックは理学療法の分野で比較的かかわりの深い筋肉の収縮，弛緩や関節角度にとどまらず，血圧，心拍数，体温，脳活動，自律神経活動などの生体内のすべての情報が対象となる.

理学療法における「バイオフィードバック療法」は，生体内の知覚できない情報をバイオフィードバックを用いて知覚できる情報とすることによって，随意的に生体情報をコントロールすることを補助する手段（治療法），という意味になる.

B バイオフィードバック療法の分類

1 変換された情報による分類

a 視覚フィードバック

生体内の情報を数字や映像に変換して，モニターに映し出すことによって視覚的にとらえるこ

とができるようにする方法である. 筋電図や関節角度，荷重量，神経活動などの多くの生体内の情報を変換する方法として用いられている.

b 聴覚フィードバック

生体内の情報を音に変換して，スピーカーから聴覚的にとらえるようにできる方法である. 生体内での対象となる情報の活動が大きいほど，大きな音に変換することによって情報を知覚させる. 筋電図の振幅の大きさや荷重量などを音に変換する方法として用いられている.

c 複合感覚のフィードバック

近年ではバーチャルリアリティによって，あたかも仮想現実内に対象者が存在するような知覚情報を与える方法がある. ヘッドマウントディスプレイやモーションキャプチャーシステム，専用のグローブなどを用いて，視覚，聴覚だけでなく，手指からの表在覚にもフィードバックを行える.

2 バイオフィードバック療法の種類

ここでは変換する生体内での情報の種類によって分類を行う. 大きくは表1に示すような情報の種類がある.

▶表1　バイオフィードバック療法の種類と適応される病態

種類	適応
筋電図バイオフィードバック	● 四肢・体幹筋の麻痺，筋力低下，筋緊張亢進 ● 協調運動障害 ● 筋緊張が原因の疼痛 ● 不随意運動 ● 呼吸筋，呼吸補助筋の筋緊張亢進，筋力低下 ● 摂食嚥下機能障害 ● 排尿，排便機能障害
関節角度フィードバック	● 歩行能力低下 ● 深部感覚障害
圧フィードバック	● 平衡機能障害 ● 下肢に対する治療的な荷重制限 ● 褥瘡
バーチャルリアリティ	● 筋の麻痺，筋力低下 ● 関節可動域制限 ● 平衡機能障害 ● 歩行能力低下 ● 高次脳機能障害（半側空間無視）

a 筋電図バイオフィードバック

　筋の活動を筋電図によって視覚的，聴覚的に呈示する方法である．筋力低下や麻痺，協調運動障害によって対象筋の活動量が低下している場合には，活動量を上昇させることを補助するために用いる．反対に筋緊張亢進や不随意運動がある場合には，対象筋の活動量を抑えることを補助するために用いる．

b 関節角度フィードバック

　ビデオカメラや関節に取り付けた自動角度計，歪ゲージなどを用いて関節角度を呈示する方法である．具体的には，歩行時に知覚しにくい下肢の各関節の角度を視覚的に呈示して，反張膝や各関節の屈曲・伸展角度低下を改善する方法として用いられている．関節可動域制限のある患者の目標角度の設定や，深部感覚障害患者に対する治療手段としても用いられる．

c 圧フィードバック

　重心動揺計，体重計，床反力計，圧センサー付きのマットを用いて，下肢の荷重量や重心の位置，身体に外部からかかる圧力を数値，映像で呈示する方法である．下肢の荷重を促進したり，部分荷重での立位，歩行能力を獲得させる方法として用いられる．さらに，平衡機能障害患者の重心移動の制御・促進を目的として行われたりもする．

d バーチャルリアリティ

　仮想現実内で重心移動，関節運動などの目標位置を呈示して，それらの改善をはかったり，理学療法にゲームの要素を取り入れて意欲の向上を目指す方法である．そのほかにも，仮想現実内で画面の動揺や障害物を呈示することによってバランス能力向上に役立てたり，半側空間無視などの高次脳機能障害の治療にも用いられている．

C 物理療法におけるバイオフィードバック療法の位置づけ

　バイオフィードバック療法は他の物理療法とは異なり，身体に直接的に作用を与えるものではない．アウトプットした情報によって対象者がなんらかの運動，心的な変化（運動イメージの想起，リラクセーション，意欲の増進）をおこす必要がある．したがって，バイオフィードバックの方法を選択する際には，対象者自身が呈示した情報を知覚できる認知機能，身体知覚機能があるか，そこから運動，心的な変化をおこす能力があるのかを見極めて方法を呈示する必要がある．

● 参考文献
1) 西村千秋：バイオフィードバック．*BME*, 2:618–625, 1988.
2) 廣田昭久：バイオフィードバック療法のための基礎知識．バイオフィードバック研究, 43:27–32, 2016.

第2章 バイオフィードバック療法の基礎と生理学的作用

学習目標
- バイオフィードバック療法の基礎について学ぶ.
- バイオフィードバック療法の生理学的作用について学ぶ.
- バイオフィードバック療法による運動学習の効果について学ぶ.

A バイオフィードバック療法の基礎

1 バイオフィードバック療法の適応

バイオフィードバック(biofeedback; BF)機器を用いたリハビリテーション治療は，①通常の理学療法では目的とする事象の制御が困難な場合，②練習目標を患者に明確に提示したい場合に適応される[1]. バイオフィードバック療法を行うためには，バイオフィードバック機器を用いて取り出した情報を患者が視覚，聴覚などの感覚器で認識可能なこと，情報を理解できる認知機能が正常であることが必要条件となる.

2 バイオフィードバック療法の進め方

バイオフィードバック療法では，ある特定の事象を取り出して患者にそれを意識させることで，目的としているパフォーマンスを全体として改善させるという手続き，すなわち，①制御対象の選定，②効果的な指標の提示，③汎化(generalization)を行う必要がある[1].

a 制御対象の選定

筋活動，関節運動，重心移動能力など，身体のどの活動を制御対象とするのかを選定する必要がある. 筋活動に関しては，筋電図バイオフィードバック療法によって制御できるのは多くて2つまでである[2]. 麻痺筋の筋活動の促通や筋緊張の抑制に関しては対象とする筋を選定することは容易であるが，協調運動能力の改善や動作の改善を目的とする場合には，対象とする筋を動作分析，筋収縮の触診などによって分析し，決定する必要がある.

b 効果的な指標の提示

指標とは，制御対象の活動をバイオフィードバック機器を用いて取り出した情報のことである. たとえば，筋活動であれば筋電図の振幅や音の大きさが指標となる.

指標の提示は運動学習の見地から，以下の点に配慮して行う[1].
①指標が制御対象の難易度の程度を反映していることを確認する.
②成功体験を与えることが大切であり，指標の目標値は少なくても6~7割は達成可能な難度に設定する.
③連続的な運動が制御対象である場合には，その変化を患者に提示するほうが効果的であるのに

対し，バリスティックな（反動を用いるような）運動の制御には，指標提示のタイミングが重要となる．

④必要に応じて複数の指標を提示し，効果を上げることを検討する．たとえば，立位での重心移動能力を改善しようとする場合には，床面に投影した重心位置を提示するだけでなく，重心移動時の体幹の傾斜角や股関節の関節角度を指標として提示することによって，重心移動距離を大きくできる可能性がある．この方法をマルチフィードバックというが，指標が複数になると対象者が多くの情報を理解しないといけなくなるので，認知機能や注意機能が高い対象者にしか実施できない．

ⓒ汎化

バイオフィードバック療法では，機器によるフィードバック機構を用いて制御可能になった機能，能力を，機器がない状態においても経験に基づく予測的な身体制御（**フィードフォワード機構**）用語解説 によって制御できるように学習させることが最終目標となる．そのためには，バイオフィードバック療法のなかでも機器によるフィードバックがなくても制御が可能であることを確認する必要がある．また，動作の要素練習をバイオフィードバックで行っている場合には，要素練習のあとに全体を通した動作を必ず行わせて，バイオフィードバックによって制御された能力がどのような形で目的とする動作に関与するのかを患者にフィードバックすることが必要である[3]．

Ⓑ バイオフィードバック療法の生理学的作用

バイオフィードバック療法は取り出した情報自体が直接的に身体に影響を与えるわけではなく，情報をもとに目的となる活動や関節運動，筋収縮などの事象の制御をいかに学習していくかが大事

となる．そのため，運動制御・学習に関する脳機能を理解しておく必要がある．

運動制御・学習には，随意運動をつかさどる大脳の運動皮質（**一次運動野，運動前野，補足運動野，帯状運動野**）が重要な役割を担っている．さらに，2つの大脳皮質−皮質下回路が機能している[4]．1つは，運動を遂行するうえでの順序や運動の組み合わせを制御する**基底核回路**であり，もう1つは，大脳皮質からの情報と運動に関する末梢からの感覚情報を統合し，運動を適正化する**小脳回路**である[4]．

1 基底核回路

大脳基底核は，大脳皮質の全域ならびに視床，辺縁系，扁桃体から興奮性入力を受ける線条体（尾状核と被殻），視床や脚橋被蓋核，上丘に抑制性出力を送る淡蒼球内節/黒質網様部，および線条体にドパミン出力を送る黒質緻密部と間接経路を形成する淡蒼球，視床下核で構成される[5]．大脳基底核には直接の感覚入力はなく，大脳皮質に入力された情報が大脳基底核に伝わることになる．大脳基底核の役割は大脳皮質で計画された運動プログラムに基づいて，望ましい運動を促通し，不必要な運動を抑制することである[6]．

大脳基底核は大脳皮質と複数のループ回路を形成し，それらが運動関連情報を並列的に処理することで**運動学習**に関与している[5]．たとえば，バイオフィードバック療法を用いた歩行時の関節運動のフィードバックにおいては，視覚的にフィー

用語解説

フィードフォワード機構　比較的速い運動の場合は，感覚情報のフィードバックを受け取ってから運動の出力を行うのでは間に合わなくなる．**フィードフォワード機構**とは，これまでの経験に基づいてあらかじめ目的とする運動に必要な運動指令を脳内で計算しておき，フィードバック情報に頼ることなく運動を遂行する機構である．そのためには小脳に筋骨格系をどのように動かすことができるという運動方法に関する情報が前もって存在しておかなければならず，これを「内部モデル」という．

ドバックされた関節角度をもとに大脳皮質で望ましい関節運動がプログラミングされ，さらに大脳基底核で望ましい運動の促通と不必要な運動の抑制が行われたうえで，連合領野を介するループ回路によって運動が出力される．

2 小脳回路

ある運動指令によって実行された運動の軌道や結果に関するさまざまな感覚情報(sensory consequences; SC)は，脊髄オリーブ路，登上線維を通じて小脳にフィードバックされる[4]．そのため，バイオフィードバック療法によってフィードバックされた感覚情報はSCということができる．また，大脳の運動関連領野からの信号は運動出力とともに皮質小脳路を介して小脳半球にコピーされて運動モデルが形成される．この運動モデルをフォワードモデルという．フォワードモデルによって意図する感覚情報(predicted SC)が小脳で形成されるが，実際の運動によって脊髄オリーブ路より得られたSCとpredicted SCとが異なる場合には，小脳は誤差を修正して運動指令を書き換えるシステムとして機能する(▶図1)．そのシステムとして，小脳皮質の平行線維とPurkinje(プルキンエ)細胞間のシナプスの伝達効率が長期的に低下する現象である**長期抑圧**(long term depression; LTD) 用語解説 がある．課題によって得られたSCとpredicted SCとから誤差を検出し，LTDによって誤差を減少させるシステムを**誤差学習**という．

用語解説
長期抑圧 大脳皮質，脊髄，小脳核からの運動に関連する感覚情報は下オリーブ核を経由して小脳皮質全域の帯状に伸びた領域に投射される．この下オリーブ核からの登上線維によるPurkinje細胞への入力は強力であり，さまざまな感覚信号をPurkinje細胞に供給している平行線維のシナプス伝達効率を持続的に抑制するのが**長期抑圧**である．小脳は，課題を繰り返す間に感覚情報における誤差を検出して，**長期抑圧**に基づいてその誤差を減少させる「**誤差学習**」を行っている[4]．

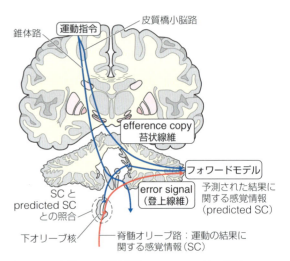

▶図1 小脳での運動学習—フォワードモデル
〔長谷公隆：運動学習を支える神経機構. 長谷公隆(編)：運動学習理論に基づくリハビリテーションの実践, 第2版, pp.13–31, 医歯薬出版, 2016より〕

C バイオフィードバック療法と運動学習

運動学習は，認知学習とともに治療的学習の大きな部分を占める手続き記憶を中心としたスキル獲得の学習であるとされる[7]．運動学習におけるスキルとは身体に備わっている起居動作，歩行能力といった基本的なものから，ボールを投げる，自転車に乗るといった複雑で一定の練習のもとに行うことが可能になる能力まで，広い意味をもつ．

練習によってスキルを獲得するためには，①動機づけ，②行動の変化，③転移が必要となる[7]．

1 動機づけ

動機づけとは，心理学では「人に行動をおこさせ，目標に向かわせる心理的な過程」と定義される．理学療法においては患者の意欲が治療効果を大きく左右する．応用行動分析学においては，ある動機，指示における行動の結果(後発刺激)がどのようなものかで，その行動が強化されるかどうかが決定される．たとえば，慢性閉塞性肺疾患

者が理学療法で四肢の筋力強化練習を行った結果として，息切れの軽減や歩行可能距離の延長が得られた場合には，筋力強化練習を継続する意欲につながっていく．また，実際の筋力が客観的な評価の結果として向上していることを示すことも意欲に大きく関与する．これらは患者の内的な強化因子といえる．

バイオフィードバック療法においては，フィードバックされた情報による客観的な指標や自覚的な身体能力の変化による治療効果の実感が内的強化因子として働く．外的な強化因子としては，医療関係者，家族による賞賛・関心，報酬があげられる．

2 行動の変化

行動の変化は不適切な行動を消去し，適切な行動をとれるようにする "**行動変容**" の意味を含む．これはバイオフィードバック療法を実施している際の行動に変化をおこすということだけではなく，ふるまいや習慣といった行動が長期的に修正・変化していくことを意味する．また，運動学習においては実際のパフォーマンス能力という意味を含む．学習は，獲得されたものが比較的長期にわたって定着・保持された能力状態を示し，一時的に獲得され，すぐに忘却される変化は学習とは呼ばない[6]．

理学療法により行動に変化をおこすためには，課題の難易度，フィードバックが特に重要である．

課題の難易度に関しては，成功率7割程度がよいといわれている[7]．患者にとって難易度が高すぎると，課題を達成することができず，やる気を失ってしまう "**学習性無気力**"（learned helplessness）に陥ってしまう．反対に難易度が低すぎると，課題を努力なく達成できてしまうので，治療効果が低くなってしまう．難易度は患者の能力，心理的要因によって調整されるべきである．バイオフィードバック療法における難易度の設定は，フィードバックされた情報に基づいて身体機能の調整を学習できるだけの能力があるかで判断する．たとえば，麻痺筋の収縮練習を目的とした筋電図フィードバックにおいては，現実的に可能かつ容易すぎない筋電図の目標振幅を設定していくということである．

フィードバックには外在的フィードバックと内在的フィードバックがある．**外在的フィードバック**とは，バイオフィードバック機器を用いて取り出した情報の提示や理学療法士からの評価結果の提示である．ここでは，提示した課題が成功しているかどうかの情報である "**結果の知識**"（knowledge of results; KR）が重要となる．**内在的フィードバック**とは，患者自身の感覚情報から課題の結果を判断するものである．内在的フィードバックは外在的フィードバックと合致していると動機づけになる．しかし，外在的フィードバックは与えすぎると依存してしまい，学習を阻害してしまう．学習が進むに従って外在的フィードバックの量は漸減していく必要があり，バイオフィードバック療法の最終的な目標はバイオフィードバック療法を行わなくても運動制御が可能になることである．

3 転移

バイオフィードバック療法において可能になった運動制御を，基本・応用動作や日常生活動作でも使用できるようにしていく "転移" が必要である．転移は練習した課題と類似した課題でおこりやすい．目標とする筋の収縮形態，時間，関節運動の方向，範囲，環境要因が，バイオフィードバック療法を行ったときの練習方法と類似していることが必要である．

●引用文献

1) 長谷公隆：バイオフィードバック療法. 臨床リハ, 12:68-69, 2003.
2) 長谷公隆：筋電図バイオフィードバック療法. 総合リハ, 32:1167-1173, 2004.
3) 長谷公隆ほか：筋電図バイオフィードバック（II）運動

コントロールに対する基本的メカニズム. 臨床脳波, 35:766–770, 1993.
4) 長谷公隆：運動学習を支える神経機構. 長谷公隆（編）：運動学習理論に基づくリハビリテーションの実践. 第2版, pp.13–31, 医歯薬出版, 2016.
5) 長谷公隆：運動学習理論に基づくリハビリテーション. 四條畷学園大学リハビリテーション学部紀要, 9:51–56,

2013.
6) Mink, J.W.: Basal ganglia mechanisms in action selection, plasticity, and dystonia. *Eur. J. Paediatr. Neurol.*, 22:225–229, 2018.
7) 才藤栄一ほか：リハビリテーションにおける運動学習. 総合リハ, 32:1157–1164, 2004.

第3章

バイオフィードバック療法の実際①：筋電図によるバイオフィードバック

学習目標
- 筋電図バイオフィードバックの特徴と効果について学ぶ.
- 筋電図バイオフィードバックの適応疾患例・禁忌，注意を要する事象について学ぶ.
- 筋電図バイオフィードバックの実施手順について学ぶ.
- 筋電図バイオフィードバックの課題と展望について学ぶ.

A 特徴

筋電図バイオフィードバック療法は，筋収縮を視覚，聴覚で知覚できる信号に変換して提示し，筋収縮のコントロールを補助する治療法である．筋電図を用いるため，筋電図の導出が可能である筋を広く対象としており，四肢の運動に関与する筋だけでなく，嚥下に関連する筋，排泄に関連する筋なども対象となることが特徴である．

B 適応疾患例・禁忌

筋電図バイオフィードバック療法では，筋の収縮を促通させる目的で使用するか，筋を弛緩させる目的で使用するかに分類される．表1に適応病態例を示す．

筋の収縮を促通させる目的で四肢の個別の筋をターゲットにする場合には，筋収縮は生じているが関節運動が困難な徒手筋力検査（manual muscle testing; MMT）で1レベルの筋が対象になることが多い．これは関節運動が伴わないために関節運動による固有受容器からの入力が行えず，筋収縮の知覚が患者自身で行いにくくなるためである．しかし，関節運動が可能なMMT 2レベル

以上の筋力を有する筋であっても，等尺性収縮では関節の固有受容器からの入力がおこりづらい．そのため，より強い収縮を得るために用いられたり，深部感覚障害を有する患者にも適応される．

筋の弛緩を目的とする際には，異常な筋緊張亢進が生じている場合やチック，痙性斜頸などの不随意な収縮が対象となる．筋緊張が継続的に亢進していたり，不随意運動が生じている場合には，過度な筋緊張や不随意な筋収縮が患者自身に知覚できていないこともある．

中枢神経疾患のように，筋緊張が亢進している筋と低下している筋が混在している場合には，緊張が亢進している筋を抑制したうえで，拮抗筋の促通を行うという方法も実施される．

筋電図バイオフィードバック療法に関しては，

▶表1 筋電図バイオフィードバック療法の適応となる病態

筋の促通練習
- 中枢/末梢神経疾患による筋の麻痺
- 廃用性筋萎縮，運動器疾患術後の筋力低下
- 骨盤底筋群の筋力低下による排泄機能障害
- 嚥下機能障害

筋の弛緩練習
- 中枢神経疾患による筋緊張亢進
- 痙性斜頸，チックなどの不随意な筋収縮
- 手術侵襲や姿勢不良による筋緊張亢進による疼痛
- 慢性腰痛や筋緊張性頭痛による筋緊張亢進
- 不安神経症による筋緊張亢進

生体に侵襲が加わる治療法ではないので、禁忌はない。しかし、視覚、聴覚を用いてフィードバックを行うので、十分な視覚機能、聴覚機能を有しているかは注意しておく必要がある。さらに、フィードバックされた情報を理解できて、運動を行える認知機能、身体機能を有しているかに注意する必要がある。

C 実施手順

皮膚からの表面筋電図を導出する場合には、筋電図の振幅の大きさに影響を与える要因として、電極、皮膚面の状態、電極間距離などがある。これらを考えないと、実際には筋収縮が生じているのに筋電図信号の振幅が小さくなってしまうことがある。電極の貼付方法では、皮膚には皮脂、角質などのインピーダンス（皮膚と電極間の電気抵抗）を大きくしてしまう要因があるので、筋電図の電極を貼付する前にアルコール綿で十分に皮膚を擦り、皮脂を取り除いておく。電極設置部位は筋腹中央か、神経支配帯（各筋線維の神経筋接合部が集合している場所）を避けるようにして、隣接する筋からの筋電図の混入（クロストーク）を避けるために電極間距離は1～2cmとする。

電極を筋電図バイオフィードバックの装置につなぎ、筋電図のモニター上での波形や筋電図の大きさによる音を患者に知覚させ、促通あるいは弛緩の練習を行っていく（▶図1A）。その際に患者がフィードバック信号に集中できるように、静かな環境で行うのが望ましい。

実際の手順としては、現在およびこれまでの最大の筋収縮を筋電図波形あるいは加工した波形（▶図1B）で表示して、筋収縮を促通する場合には収縮の最大値を超えるように、抑制する場合には下回るように指示する。まったく筋収縮が見られない場合には、健側でまず練習させて、筋収縮の感覚を学習させることが必要である。

1回の治療時間は明確な基準はないが、特に末

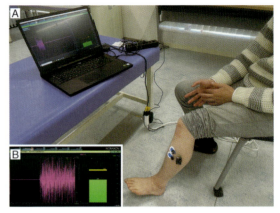

▶図1 前腓骨筋のバイオフィードバック
A：実施風景
B：モニター上の筋電図波形処理と閾値の設定。左側が加工していない筋電図波形（ピンク）、右側の棒グラフ（緑色）が二乗平方根の波形であり、収縮の強さを示している。右側の棒グラフの上の横棒（黄色）がバイオフィードバックを開始してからの収縮の最大値である。

梢神経障害による麻痺筋は疲労しやすいので継時的な筋電図の変化を観察し、波形が低下している場合や患者の疲労が強い場合は中止する。また、注意の持続が難しい患者に対しては短時間、高頻度で行う必要がある。

D 課題と展望

筋電図バイオフィードバック療法において、システマティックレビューにより効果が検証されているのは、脳卒中による運動麻痺[1]、腰痛に対する筋緊張異常[2] である。骨盤底筋群や嚥下関連筋群など広く用いられている治療法であるが、十分なエビデンスが構築できていない疾患もある。今後は効果判定の方法などの検討も必要である。

●引用文献

1) Woodford, H., et al.: EMG biofeedback for the recovery of motor function after stroke. *Cochrane Database Syst. Rev.*, 18:CD004585, 2007.
2) Matheve, T., et al.: The effectiveness of technology-supported exercise therapy for low back pain: A systematic review. *Am. J. Phys. Med. Rehabil.*, 96:347–356, 2017.

第4章

バイオフィードバック療法の実際②：視覚的バイオフィードバック

学習目標
- 視覚的バイオフィードバックの特徴と効果について学ぶ．
- 視覚的バイオフィードバックの適応疾患例・禁忌，注意を要する事象について学ぶ．
- 視覚的バイオフィードバックの実施手順について学ぶ．
- 視覚的バイオフィードバックの課題と展望について学ぶ．

A 特徴と効果

バイオフィードバック療法のなかでも，フィードバックの方法として視覚を用いるものは多い．対象となる生体情報は，筋収縮以外にも関節角度，床反力，接触圧，皮膚温，自律神経活動など多岐にわたる．視覚的フィードバックの特徴としては，身体活動や身体外部との接触状況を数字あるいはモニター上の色調の変化などで具体的に判断がしやすいことである．

その反面，視覚は姿勢制御において大きな役割を担っているために，姿勢制御や歩行などの動作中にフィードバックされた情報に注意を向けると，姿勢や動作の制御自体が行いにくくなることがある．それは特に注意の分配能力が低下していて，**二重課題**(dual task)用語解説 の処理能力が低下している患者に顕著である．したがって，動作中に即時的なフィードバックとして行う場合もあれば，動作終了後に結果の提示としてフィードバックを行うこともある．対象とする情報や患者の注意機能で判断していく必要がある．

B 適応疾患例・禁忌

適応となる病態に関しては，Ⅵ. 第 1 章(➡ 186 ページ)で述べたとおりである．筋電図バイオフィードバック療法と同様に，禁忌はない．しかし，患者自身がフィードバックされた生体情報が提示される機器のモニターやメーターを注視することができる視覚機能，注意機能をもっている必要がある．さらに，平衡機能障害患者の視覚的フィードバックを用いた重心の移動練習や制御練習では，どの程度の重心の変位で姿勢制御が困難になるのかを見極めておかないと，モニターに集中して重心移動を大きくした結果として転倒につながることもあるので注意が必要である．

用語解説

二重課題　同時に 2 つの課題を行うことを指す．たとえば，歩行(運動課題)をしながら計算(認知課題)を行ったり，立位で足踏み(運動課題)を行いながら数を数え，3 の倍数の数字を唱えた際に手を叩く(認知課題)などがある．運動能力や注意能力が低下している場合にはどちらかの課題に対象者が意識を集中する傾向があるので，二重課題は困難になりやすい．

195

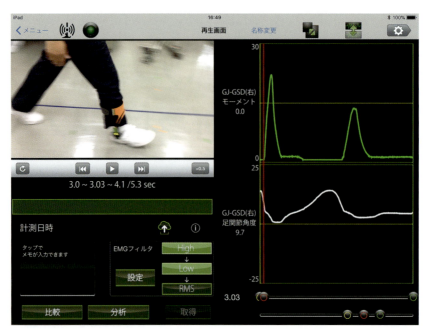

▶図1　Gait Judge System
上側の緑色の波形が足関節底屈モーメント，下側の白色の足関節波形が背屈角度を示す．底屈モーメントの最初の大きな波形が踵接地～足底接地のヒールロッカーを示し，2つ目の大きな波形が立脚中期以降の足部での蹴り出し（プッシュオフ）を示すので，歩行練習ではそれらの波形がしっかり出るように対象者に意識させる．
〔パシフィックサプライ株式会社製〕

C 実施手順

1 関節角度

　関節可動域練習で目標角度を設定する場合や，歩行中の下肢の関節角度をフィードバックするために用いる．いずれも対象となる関節に自動角度計を装着して行う．自動角度計で検出した角度はモニター上に継時的に示されるので，患者は波形を見ながら自動・他動で目標とする角度までの関節可動域練習や歩行練習を行う．歩行では，特に反張膝や遊脚期での各関節の屈曲角度の不足，足関節背屈角度の不足に対して使用し，患者は実際の歩行中に関節角度の不足を認識し，目標とする角度に近づけるように動作を改善していく．歩行中にモニターを観察することが困難であったり，内在的フィードバックを促したうえで遅延フィードバックを与えたい場合には，歩行後に結果の提示を行う．代表的な機器として Gait Judge System（▶図1）がある．その他，関節にマーカーを貼付して，二次元のビデオ解析で行う方法もある．

2 床反力フィードバック

　平衡機能障害患者において，重心移動能力を向上させたい場合や，重心動揺を少なくさせたい場合に用いる．実施前の評価として，患者は介助なしでの立位が安全に保持できるかを確認する．患者は床反力計の上で立位をとり，前方のモニターを注視する．前方のモニターには床面の重心投影位置を反映する**足底圧中心**（center of pressure；COP）が映し出される（▶図2）．モニター上でCOPを移動させる方向と目標となる位置を患者に示し，患者の随意的な重心移動に

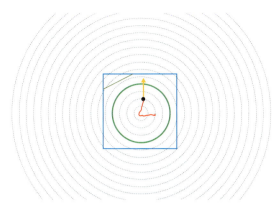

▶図2 モニターでフィードバックされた立位でのCOPの位置
モニター上で青い四角形が床反力計の端を示し，黒色の点が現在の足底圧中心（COP）を，赤色の線がCOPの軌跡を示す．青い四角形のなかに示された同心円のなかで患者の重心移動能力の目標となる円（緑色）を閾値（目標）として，その閾値を黄色の矢印の方向にCOPが超えるように重心移動の練習を行う．

よってCOPをその位置まで移動させるよう指示する．その際にCOPの位置の評価だけでなく，患者の姿勢に注意し，転倒の危険があった場合にはすぐに介助ができる体制を整えておく．

3 皮膚温フィードバック

Raynaud（レイノー）病や緊張性頭痛に対して行う．指尖にサーミスタ温度計を装着し，その目盛を患者に示す．そこから患者に随意的に温度を上げるように指示するのであるが，「暖かい」というイメージを想起すると皮膚温の上昇がみられることが多い．また，皮膚温上昇のための末梢血管の拡張練習によって脳内血流の変化がもたらされると，緊張性頭痛の緩和も行えるといわれている．

4 自律神経フィードバック

自律神経の影響によって血圧，心拍数，筋緊張などが変化する．そのため，心疾患患者や高血圧患者，全身の筋緊張が亢進している患者などでは自律神経活動のコントロールによって病態の悪化を防いだり，合併症の予防が可能になる．海外では心疾患患者に対する血圧，心拍数の管理のための生活指導として，リラクセーションとともにバイオフィードバックを用いた指導が行われている．

自律神経フィードバックを実際に行う際には，患者は自動血圧計を装着し，心電図の電極を貼付する．電極は心電図につなげ，患者はまず静かな環境でリラックスできる姿勢をとり，ゆっくりとした呼吸や落ち着ける環境をイメージする．患者は定期的に示される心拍数と血圧を見ながら，実際の心拍数と血圧を低下させるように意識する．

D 課題と展望

近年のコンピュータ技術の進歩によって，以前は高額で大がかりな機器が必要であった視覚的バイオフィードバック療法も，タブレット端末によって可能になってきている．そのため，これまで医療現場で行われていた視覚的バイオフィードバック療法が自主練習としても可能になってきている．しかし，理学療法士が不在のなかで改善していく身体機能に対して，どのように目標設定を変更していくのかということや，練習を継続してもらうための動機づけの方法に関しては十分に検討していくべきである．

●参考文献
1) 西村千秋：バイオフィードバック．計測と制御, 20:538–543, 1981.
2) 西村千秋：バイオフィードバック．BME, 2:618–625, 1988.
3) 廣田昭久：バイオフィードバック療法のための基礎知識．バイオフィードバック研究, 43:27–32, 2016.

バイオフィードバック療法の実習

> **学習目標**
> - バイオフィードバック療法の基礎的事項を整理する．
> - バイオフィードバック療法の実践方法を確認する．
> - バイオフィードバック療法の効果を検証する．

A 視覚を用いたもの

1 実習目的

立位で視覚的バイオフィードバックを用いて重心移動の練習をする条件と，フィードバックなしで練習をする条件において，練習前後の立位での動的バランス能力の相違をクロステストを用いて検討する．

2 実習方法

ⓐ 使用機器
床反力計あるいは重心動揺計

ⓑ 被験者
2名（可能であれば，身長が同程度の被験者が望ましい）と評価者1名

ⓒ 実習内容
①被験者は床反力計あるいは重心動揺計の上で両足部を10 cmあけた開眼の立位姿勢をとる．視線は前方を注視しておく．
②クロステストの計測は静止立位の重心動揺が収まった時点で開始する．計測手順は，5秒間の静止立位後に計測者がストップウォッチを見ながら1秒ごとにカウントした1〜6の号令をかけ，3秒かけて各方向の最大の重心移動を行い，6で中心の静止立位に戻るようにする．前方から始めて前後左右にそれぞれ重心を動かし，右方移動後5秒間の静止立位で終了とする（▶図1）．解析項目としては，X方向（左右）最大振幅とY方向（前後方向）最大振幅の積である矩形面積とする（▶図2）．
③視覚的バイオフィードバックを用いて重心移動の

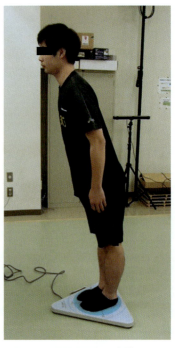

▶図1 クロステストの方法
重心動揺計の上で立位をとり，3秒かけて最大の重心移動を行い3秒かけて戻る．これを前後左右の順で行う．

練習をする被験者には，足底圧中心点（center of pressure; COP）が示されたモニター上で目標のCOP移動距離を設定する．そのためには，クロステストの結果から視覚的バイオフィードバックなしでどの程度のCOPの移動が前後左右に行えたかを評価しておき，前方に映し出したモニターを見ながらそれよりも外側を目指すように指示する（▶図3）．モニター上に同心円の目標線があるのであれば，それを利用してもよい（▶図4）．クロステストと同様に各方向への6秒間かけての重心移動を前後左右1回ずつ×10セット行う．
④フィードバックなしで練習する被験者はモニターのない状態で前方の壁を注視し，クロステストと同様に各方向への6秒間かけての重心移動を，自分の足底感覚を頼りに，できるだけ大きく前後左右1回ずつ×10セット行う．
⑤それぞれの被験者の練習直後に練習前と同様のクロステストをもう一度行い，効果を検証する．

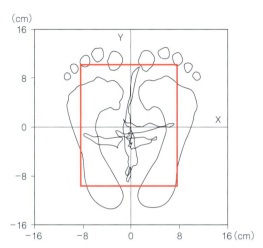

▶図2 重心変位図
前後と左右へ重心が最大変位している位置の積を計算することによって矩形面積が算出される.

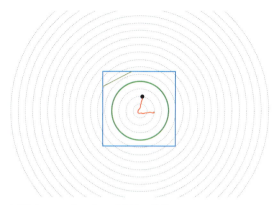

▶図4 モニター上のCOPの軌跡
黒色の点が現在のCOPで,赤線がCOPの軌跡となる.同心円で示されている線(緑色)の内側から2つ目をCOPが超えるよう,被験者には指示を行った.

3 実習結果

視覚的バイオフィードバック療法前のクロステストでの矩形面積は291.06 cm^2 であり,視覚的バイオフィードバック療法後は307.03 cm^2 となり,視覚的バイオフィードバック後に矩形面積は増大した.

4 考察

フィードバックを用いないで重心移動の練習を行った被験者と比較して,視覚的バイオフィードバックを行いながら重心移動の練習を行った被験者では練習後の矩形面積の増加率が大きかった.フィードバックを用いないで練習を行った被験者では,被験者自身の足底の荷重感覚や前庭器官による身体傾斜の認知という内在的フィードバックのみで重心移動を行っていたことが考えられた.それに対して,視覚的フィードバックを用いた被験者はCOPを視覚的にとらえるという外在的フィードバックを行うことによって,どのように身体を動かせば大きな重心移動が行えるかということを効果的に学習することができた可能性があった.外在的フィードバックをもとに内在的フィードバックを修正していくことによって,練習後のフィードバックがない条件でのクロステストの測定時にも練習の効果が持続していたと考えられた.

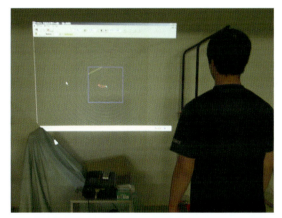

▶図3 視覚的フィードバック療法で前方に提示した画面

d 実施時の注意点

クロステストの計測中や重心移動の練習中は,踵がプレートから離れたり,体幹を屈曲,側屈させることなく重心移動を行うように注意する.また,COPは勢いをつけて重心移動を行うと瞬間的に大きく変位するが,真の重心移動能力(立位の動的バランス能力)を反映しないので,ゆっくり重心移動するように指示する.

TOPIC 3 バーチャルリアリティを用いた例

リハビリテーションのプロセスにおいて，人的，物的資源の不足や継続的な練習による患者の意欲の低下が問題になることがある[1]．これらを解決する手段の1つとして注目されているのがバーチャルリアリティ（virtual reality; VR）や拡張現実（augmented reality; AR）である．VRは，二次元または三次元画像を使用したコンピュータによって生成された仮想空間であり，システムによっては完全に没入型の体験をすることができる．ARは現実世界の情報のなかにバーチャルの情報を表示することによってフィードバックを効率的に行ったり，運動課題の目標を明確にすることができる．

患者は仮想空間の中で身体運動をフィードバックされながらさまざまな課題を行うことでより効率的な練習を行えたり，ゲームの要素を取り入れていることによって練習の意欲を向上させることができる．また，ハーネスなどで十分に身体が固定されていたり，転倒の危険がない姿勢で行う練習は療法士がいない状況での自主練習としても取り入れることができる．

1 実践例

Gulcanら[2]はParkinson病患者を対象にC-Mill VR+という名称のVRとトレッドミル装置による歩行とバランストレーニングの効果を報告している．重症度はHoehn-Yahr（ホーエン-ヤール）重症度分類3度以下の患者を対象としている．

患者には転倒防止のハーネスを装着した状態で前方のスクリーンには映像が映し出され，音や歩行面への目印となる課題が提示される．ARおよびVRによる歩行トレーニングの課題は10個飛び石，障害物回避，速度適応，聴覚キューイングなど）で構成されている（▶図1）．練習は理学療法士によって行われ，6週間，週に2回，45分ず

つ行われた．歩行速度は患者によって個々に設定された．従来の理学療法に加えて歩行課題を4分間，最初の難易度としてはBorg（ボルグ）Scaleで12～15で設定され，週3日，6週間にわたり実施している．

AR，VRを用いない対照群と結果を比較しているが，AR，VRを用いた群ではUPDRS（Unified Parkinson's Disease Rating Scale）-IIIの改善，TUG（timed up and go）の改善，歩幅の増大，歩隔，両脚支持時間の減少が対照群よりも顕著であった．これはAR，VRを用い課題提示，フィードバックによる歩行練習，バランス練習が安全に行えたことによる効果を示したものである．

2 今後の展望

現在，AR，VRは脳卒中，脳性麻痺，脊髄損傷，Parkinson病，多発性硬化症による運動麻痺，バランス能力低下，歩行障害，呼吸器，循環器疾患による全身耐久性の低下などで実践，研究がなされている．また，仮想空間での体験によって社会参加の練習としても行われることがある．システマティックレビューにおいては，VRに加えて非侵襲的脳刺激[3]を付与することによる効果も示されている．今後は工学の進歩によってAR，VRもより理学療法に取り入れやすいものになり，身近になっていく可能性がある．従来の理学療法にさらにAR，VRの要素を入れていくことで，これまで明らかになっていない疾患への適応や疾病予防の分野でも使用されていくものと考える．

●引用文献

1) Tieri, G., et al.: Virtual reality in cognitive and motor rehabilitation: Facts, fiction and fallacies. *Expert Rev. Med. Devices*, 15:107–117, 2018.
2) Gulcan, K., et al.: The effects of augmented and virtual reality gait training on balance and gait in pa-

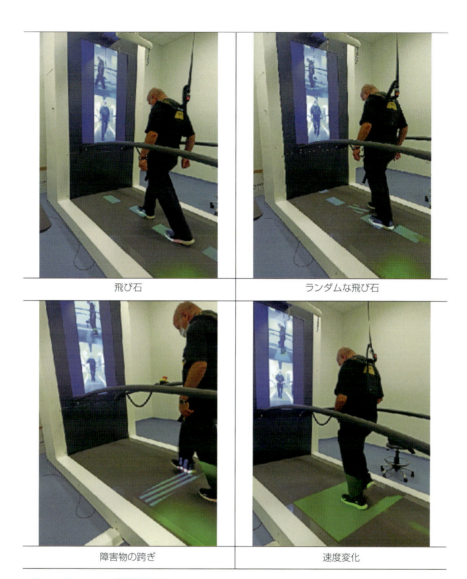

▶図1 AR，VR機器の実際
〔Gulcan, K., et al.: The effects of augmented and virtual reality gait training on balance and gait in patients with Parkinson's disease. *Acta. Neurol. Belg.*, 123:1917–1925, 2023 より〕

tients with Parkinson's disease. *Acta. Neurol. Belg.*, 123:1917–1925, 2023.
3) Lee, H.J., et al.: Effect of transcranial direct current stimulation combined with rehabilitation on arm and hand function in stroke patients: A systematic review and meta-analysis. *Healthcare (Basel)*, 9:1705, 2021.

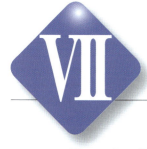

光線療法

第1章

光線療法の定義・分類

学習目標
- 光線療法の定義について学ぶ.
- 光線療法の分類について学ぶ.
- 物理療法における光線療法の位置づけについて学ぶ.

A 光線療法の定義

光線とは，光の進行方向とエネルギーの伝播方向を示し，γ線やX線，マイクロ波などと同じ電磁波の一種である．放射線であるγ線やX線と比較して波長が長く，深部の温熱効果をもたらす極超短(マイクロ)波や短波，ラジオ波と比較して，波長が短いのが光線療法で扱う電磁波である．光線は波長の長さによって分類され，波長が1 mm〜200 nm程度のものを指す[1]（▶図1）.

さらに光線療法は，波長域により物理的特性が異なり，光化学作用や光熱(温熱)作用をもたらす物理療法の1つである.

B 光線療法の分類

光線療法で用いる電磁波の帯域は，波長の短い順に**紫外線**（ultraviolet: UV, 波長10〜380 nm），**可視光線**（visible light, 波長380〜760 nm），**赤外線**〔infrared: IR, 波長760〜1 × 10^6 nm(1 mm)〕に分類されている．紫外線を用いた**紫外線療法**，赤外線を用いた**赤外線療法**，さらに可視光線や赤外線帯域内で人工的につくり出された単一波長の光線を用いた**レーザー療法**（light amplification by stimulated emission of radiation; LASER）

の3つに分類して扱う.

電磁波のエネルギーは，その波長に対して反比例することが知られている．つまり，波長が短くなるほどエネルギーが大きくなる．光線療法のなかでも波長が短い紫外線は，赤外線や可視光線に比べエネルギーが大きくなる.

C 物理療法における 光線療法の位置づけ

光，特に紫外線による治療は，1950年代以降，オーストラリア，スカンジナビア，米国，英国，カナダで，皮膚科の病院に勤務する理学療法士によって広く適用されてきた．その後は，理学療法士による創傷および皮膚疾患に対する光線療法の知識と実践が減少してきた[2]．わが国も皮膚科領域における光線療法の報告は散見されるが，理学療法士が実施することはきわめて稀である．また，米国では2002年に米国食品医薬品局（Food and Drug Administration; FDA）が手根管症候群の治療にレーザー治療器を許可し，その後，頭頸部痛，膝痛，乳房切除術後のリンパ浮腫治療としても許可している．光線療法を含んだフォトバイオモジュレーション（photobiomodulation; PBM）〔低反応レベルレーザー治療（low reactive level laser therapy; LLLT）や発光ダイ

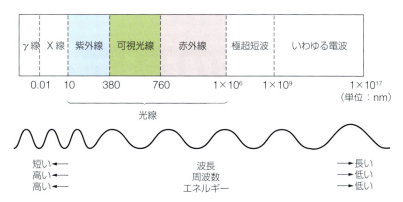

▶図1　電磁波スペクトルとその特徴
〔吉田英樹：光線療法の定義・分類. 奈良 勲(監)：標準理学療法学 専門分野 物理療法学, 第5版, pp.228–229, 医学書院, 2020 より改変〕

オード(light-emitting diode; LED)などの低出力光デバイスによる光線療法]に特化した論文は複数あり，他の物理療法に比べて研究が盛んな分野である．しかし，リハビリテーション領域における最適な使用に関する研究の質やガイドラインは限定的である[3]．アスリートに対する光線療法について，トレーニング効果やパフォーマンス向上に関する報告が海外を中心に散見されるが，わが国では検討されていない[4]．

わが国における光線療法の使用に関して，医療施設での物理療法機器の設置状況の観点から理学療法士が光線療法(近赤外線療法やレーザー療法)を実施する頻度は，温熱療法や電気刺激療法などの他の物理療法と比較してかなり低いことが明らかになっている[5]．

●引用文献

1) 大矢暢久：光線療法：紫外線療法・赤外線療法・レーザー療法. 上杉雅之(監)：イラストでわかる物理療法, pp.63–76, 医歯薬出版, 2019.
2) Liebert, A., et al.: The history of light therapy in hospital physiotherapy and medicine with emphasis on Australia: Evolution into novel areas of practice. *Physiother. Theory Pract.*, 37(3):389–400, 2021.
3) Cameron, M.H.: Physical Agents in Rehabilitation: An Evidence-Based Approach to Practice. 6th ed., pp.337–361, Elsevier, 2021.
4) 村山光義：アスリートに対する Photobiomodulation therapy の応用—スポーツ・パフォーマンス向上への研究紹介. 日レーザー医会誌, 41(2):133–141, 2020.
5) 内田賢一ほか：臨床および養成機関における物理療法の現状報告. 日物理療会誌, 17:23–24, 2010.

第2章

光線療法の基礎と
生理学的作用

学習目標
- 光線療法の基礎について学ぶ.
- 光線療法の生理学的作用について学ぶ.

A 光線療法の基礎

光線療法を理解するためには，電磁波に関する物理法則ならびに物理現象を知っておく必要がある．ここでは，光線療法の理解に重要と思われる電磁波の物理法則ならびに物理現象を取り上げて解説する.

また，電磁波には波（波動性）と粒子性という二面性があることも理解しておく必要があるため，その点についても基礎的知識を解説する.

1 電磁波の法則

a 逆二乗の法則

光の強さと光源からの距離の関係を表す基本原理である．照射部位が受ける光の強度は光源からの距離の二乗に反比例して減少する．これを「逆二乗の法則」という．光源から照射面までの距離が長いほど減弱し，その減弱の程度が距離の二乗に反比例するということである（▶図1）.

b Lambert の余弦の法則

光の強さと照射面に対する光源の角度の関係を表す基本原理である．光は直進する性質があるが，照射面に対して角度をもって照射されると，その角度によって強度が減弱する．光源から光が進む方向が，照射面と垂直な方向に対して θ の角度をもっているとき，光の強さは，その角度の余弦（$\cos\theta$）に比例して照射強度が減少する[1]．これを「Lambert（ランバート）の余弦の法則」という（▶図2）.

C 反射，透過，屈折

光の現象として，反射，透過，屈折，干渉，回折がある〔第5章の図5（➡ 225 ページ）参照〕．**反射**は，異なる媒質の境界面に光が垂直に進行すると，一部は境界面の垂線に反射し，一部は**透過**して次の

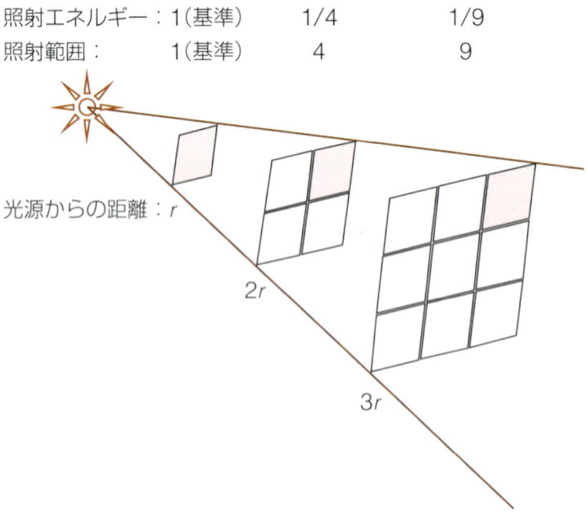

照射エネルギー：1（基準）　　1/4　　1/9
照射範囲：　　　1（基準）　　4　　9

光源からの距離：r

$2r$

$3r$

▶**図1　逆二乗の法則**
四角の範囲は同一面積とする．単一面積が受ける照射強度は，光源からの距離の二乗で減弱する．また，照射範囲は照射強度の二乗で拡大する.

206

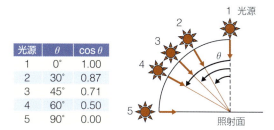

▶図2 Lambertの余弦の法則

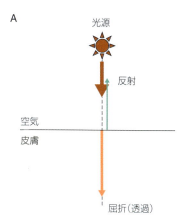

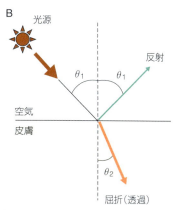

▶図3 光の反射と屈折
A：光を垂直に入射した場合．
B：入射した角度 θ_1 と反射した角度は同じ角度となる（θ_1）．空気と皮膚を例にすると，空気より密度のある皮膚に光が進行する場合，入射角 θ_1 より屈折角 θ_2 は小さくなる．

媒質中に進行する．また，境界面に対して入射する光が垂直ではなく，傾きがある光の場合，境界に対する垂線と入射波がなす角度（**入射角**）とその垂直線と反射波がなす角度（**反射角**）が等しくなる．入射角がある光の場合の透過した波は次の媒質中で方向を変えて進行する．このことを**屈折**という．光が空気から異なる物質（皮膚など）に角度をもって進行すると，屈折は入射角より，境界面に対する垂線と屈折波のなす角度が小さくなる[1]．照射面に対して垂直に光源を当てると，屈折の影響を軽減して効率的に患部まで光線のエネルギーが到達することになる（▶図3）．

d 光の粒子性による特徴

光は**波**（波動性）であると同時に**粒子性**をもつことが証明されている．これは，光電効果の実験によって，波の性質だけでは説明がつかない現象がみられたことから粒子（光子）の性質も併せ持っていることが明らかになった[1]．周波数が同じ赤でも色が強く（明るく）感じられるのは，波で考えると周波数の振幅が大きく，粒子で考えるとその数が多いためであるとイメージすると，波動性と粒子性をビジュアルでイメージしやすいかもしれない（▶図4）．光が粒子性であることにより，光化学作用が得られる．また，レーザー光の発生機序を理解することにも役立つ．レーザーはさまざまな原子に存在する電子に光子のエネルギーを与えることで，エネルギーの高い光を放出することができる．

e 光が発生する仕組み

物質の発光する仕組みには種類がある．1つは，太陽や電球からの光は物を高い温度に加熱したときの熱発光（熱放射）によるものである．物体を構成している原子が熱によって振動することで光が発生する．例として，白熱電球がある．白熱電球は熱発光であるため，光とともに多くの熱が生じることが特徴である．もう1つは，レーザーは電子の遷移（移動）による発光を利用している．発光物質を構成する原子のなかの電子が，高いエネルギー状態（**励起状態**）から低いエネルギー状態に移るとき，余ったエネルギーを放出する方法の1つとして光を放出する．原子は正電荷をもつ原子核

と，そのまわりの決まった軌道で回る負電荷をもつ電子で構成されている．一般に，原子は最小のエネルギー状態で安定するため，常にこの最小エネルギー状態に戻ろうとする．そのため，外部からエネルギーが付加されて高いエネルギー状態に移った電子が自発的に最小エネルギーの軌道に戻ろうとするとき，「余った」エネルギーを光として放出する（**自然放出**）．また，レーザーのように自然放出がおこる前の電子に，同様のエネルギーが入射することで，2つの電子が光を放出する（**誘導放出**）[2]．

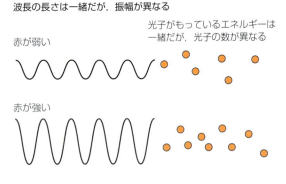

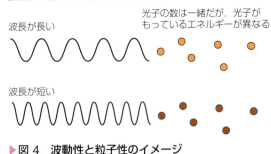

▶図4　波動性と粒子性のイメージ

B 光線療法の生理学的作用

光線療法の生理学的作用を大まかにとらえると，2つの作用がある．可視光線のなかの赤色光を基準として，赤色光よりも波長が短くなると光化学作用（温熱作用よりエネルギーが高い），赤色光よりも波長が長くなると温熱作用が中心となる．具体的には，紫外線療法では光化学作用のみ，近赤外線療法ならびに近赤外線の単一波長を用いたレーザー療法では温熱作用と光化学作用，遠赤外線療法では温熱作用のみが得られる（▶図5）．各光線療法の生理学的作用は，後述の各章〔紫外線療法（➡ 210 ページ）参照，赤外線療法（➡ 216 ページ）参照，レーザー療法（➡ 223 ページ）参照〕で述べる．

1 温熱作用

光線の照射により生じる熱は**放射熱**（radiation heat）と呼ばれ，赤外線療法で認められる．なお，温熱作用により加温された組織では，加温に伴

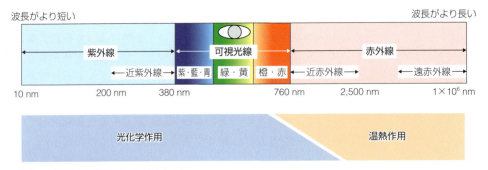

▶図5　光線の種類と生理学的作用
〔吉田英樹：光線療法の基礎と生理学的作用．奈良　勲（監）：標準理学療法学 専門分野 物理療法学，第 5 版，pp.230–234，医学書院，2020 より改変〕

うさまざまな生理学的作用が得られる．詳細については，II-2「温熱療法の基礎と生理学的作用」(➡ 32ページ)を参照されたい．

2 光化学作用

　光化学作用とは，光の照射が生体に作用して生じる化学的作用で，生体細胞に強力なエネルギーが作用すると生体細胞は共鳴振動をおこし，種々の光化学反応へとつながる．光活性化反応では，細胞レベルで光が化学反応をおこし，生体の酵素反応や免疫反応を亢進させることになる．光化学反応のなかには，光増感物質を有する組織に特定の波長の光が照射されると酸化反応を生じる，いわゆる「光増感反応」があることが知られている[3]．**光増感反応**とは，励起状態の分子が化学反応を伴わないで他の分子にエネルギー移動し，光化学反応を惹起することである[4]．現在の新生児黄疸に対する治療法として光線療法が実施されており[5]，光線をビリルビンに照射すると体外に排泄しやすいサイクロビリルビンへの変化が促され，効率よく体外に排泄させるものがある．

●引用文献

1) 望月 久ほか(編著)：PTOT ゼロからの物理学. pp.134–159, 羊土社, 2015.
2) 陳 軍ほか：らくらく図解 光とレーザー. pp.113–119, オーム社, 2006.
3) 日高正巳：生理学的効果. 柳澤 健(編)：理学療法学ゴールド・マスター・テキスト3 物理療法学, pp.39–41, メジカルビュー社, 2009.
4) 光増感剤：実験医学 online (https://www.yodosha.co.jp/jikkenigaku/keyword/382.html).
5) 鮫島智大ほか：新生児黄疸. 小児科診療, 86(13):912–914, 2023.

第3章

光線療法の実際①：
紫外線療法

学習目標
- 紫外線療法の特徴と効果について学ぶ.
- 紫外線療法の適応疾患例・禁忌, 注意を要する事象について学ぶ.
- 紫外線療法の実施手順について学ぶ.
- 紫外線療法の課題と展望について学ぶ.

A 特徴と効果（生理学的作用）

1 紫外線療法の特徴

　紫外線（ultraviolet; UV）は, 波長が可視光線よりも短く X 線よりも長い電磁波であり, 波長帯域はおおむね 10～400 nm である. 紫外線はさらに波長によって3つに分類される. 波長が長いものから UVA（320～400 nm）, UVB（280～320 nm）, UVC（10～280 nm）に分けられ, UVA は A 領域紫外線または長波長紫外線, UVB は B 領域紫外線または中波長紫外線, UVC は C 領域紫外線または短波長紫外線とも表現される.

　波長が短いほど深達性は乏しくなるものの細胞の障害性は強くなるという性質があり, UVA と UVB は電離作用 用語解説 はないが, UVC は電離作用がある. UVC よりも短波長の紫外線はすべ

用語解説

電離作用　X 線のように波長の短い（エネルギーが高い）電磁波が物質中を通過する場合, 電磁波のエネルギーにより, 物質を構成している原子の軌道電子をはじき出して, 陽電荷を帯びた状態の原子（または陽イオンの分子）と自由な電子とに分離する作用のこと〔環境省ホームページ：第1章 放射線の基礎知識 1.3 放射線 放射線の電離作用－電離放射線の性質より一部改変〕.

て電離放射線であり, 人体にとって有害な光化学作用を呈する. このため, 物理療法で扱われる紫外線は UVA と UVB である（▶表1）.

2 紫外線療法の生理学的作用

　紫外線療法で得られる生理学的作用は光化学作用のみであり, かつ生体にとっては有害なものが多い. このため, 紫外線療法を実施する際には, 紫外線照射に伴うメリットがデメリットを上回ることが絶対条件となる. 主に皮膚科領域で活用され, 物理療法領域として紫外線療法は用いられなくなったが, 理学療法士が理解しておく紫外線の生理学的作用を説明する.

a 皮膚への作用

（1）紅斑作用（サンバーン）

　紅斑（erythema）は, 紫外線照射の結果生じる作用として最も一般的なものの1つである. 紅斑作用の主役は UVB である. UVB が表皮細胞に吸収されることで, 細胞の DNA を構成するポリヌクレオチド鎖の隣同士の塩基を結合させてしまい, ピリミジン2量体という一種の傷をつくる. この傷を修復するために, プロスタグランジンや一酸化窒素（NO）が生成されることで血流が増し, 炎症が生じる. この炎症が赤みを帯び, 紅斑とな

▶表1　紫外線の分類と特徴

大分類	小分類	波長(nm)	特徴
UVC		10〜280	強い殺菌作用があり，ほとんどの細胞，カビ，有害微生物を死滅させる．生体に対する破壊性が最も強い．
UVB		280〜320	表皮層に作用し，急性傷害として紅斑をもたらす．また慢性傷害として発癌性が指摘されている．
	エキシマライト	308	ナローバンド UVB よりも紅斑反応を惹起しやすいが，ターゲット型光線療法として，皮膚疾患に用いられている．
	ナローバンド UVB	311	UVB のうち，紅斑反応をおこしにくく，かつ皮膚疾患に対して治療効果がある波長である．
UVA	UVA-2	320〜340	真皮に作用して，メラニン色素を酸化させ，肌を黒褐色に変化させる(サンタン)．
	UVA-1	340〜400	UVB より深い層まで到達でき，皮膚疾患の治療に用いられている．

▶表2　紫外線照射に伴う紅斑の程度

紅斑量	反応	潜伏時間	視覚反応	持続時間	皮膚剥離	色素沈着	疼痛
E_0	反応なし	—	発赤なし	—	なし	なし	なし
E_1	最小紅斑(MED)	6〜8 時間	桃〜赤	24〜36 時間	なし	なし	なし
E_2	軽度日焼け(2.5×MED)	4〜6 時間	赤	2〜3 日	粉のように白くなる	軽度	軽度
E_3	著明日焼け反射刺激(5×MED)	3〜4 時間	赤く熱感浮腫後水疱	1 週間	1 枚の紙のように剥げる	深部まで及ぶ	あり
E_4	破壊(10×MED)	1〜2 時間	水疱水腫	2 週間	深部まで及ぶ	深部まで及ぶ	あり

〔吉田英樹：紫外線療法．濱出茂治ほか(編著)：テキスト物理療法学 基礎と臨床, pp.173–180, 医歯薬出版, 2016 より改変〕

る．UVA も紅斑を引き起こすが，その力は UVB に比べて 600〜1,000 倍弱い[1]．

紅斑は紫外線照射後数時間以内に生じ，8〜24 時間でピークとなり，その後 2〜3 日で消失する[2]．紫外線照射に伴う紅斑の程度は E_1〜E_4 の 4 段階に分かれていて(▶表2)，E_1 は最小紅斑量(minimal erythema dose; MED)と呼ばれ，照射から 24 時間後に紅斑がみられる最小のエネルギー量(mJ/cm^2)である．E_2 は E_1 の約 2.5 倍の照射量で発赤はやや強く，2〜3 日続く．刺激を多少感じ，色素沈着が残る．E_3 は E_2 の 2 倍の照射量で発赤が著しく，1 週間程度続く．痛み，熱感，浮腫を伴い，色素沈着が強い．E_4 は E_3 の 2

倍の照射量でさらに高度な障害をおこし，紅斑が 2 週間程度残存するだけでなく，表皮や真皮に破壊が生じ，疱疹が形成される[3]．

紫外線に対する感受性は個人で異なるため，紫外線照射治療の開始前に，**最小紅斑量テスト(MED テスト)**を実施し，照射強度を決定する必要がある．**表2** に示された E_1 が最小紅斑量(MED)となり，わずかに発赤があるが 24〜36 時間以内に消失し，痛みを感じない程度のエネルギー量である．初回照射量は $1/2\,MED$ もしくは $2/3\,MED$ とし，2 回目以降に $3/4\,MED$，3 回目以降は $1\,MED$ の照射量の設定とする[2]．

（2）色素沈着（サンタン）

サンタンは「黒い日焼け」であり，紫外線照射の2〜3日後よりおこる日焼けである．UVAは基底層にあるメラノサイトを刺激し，メラニン色素の生成を促す．メラニン色素を多く含んだ表皮細胞が，基底層から角質細胞へ変化する新陳代謝の際に生じるものが色素沈着（サンタン）であり，紫外線を浴びたのちに皮膚が浅黒く変色するのはこのためである[4]．

ⓑ 光老化作用

透過性の高いUVAは，真皮の線維性蛋白質（コラーゲンやエラスチン）を変性させることで皮膚の弾性を失わせ，真皮の立体構造に障害をもたらし皮膚の老化を促進する．またUVAは，真皮の皮脂腺や汗腺の機能も低下させ，皮膚の乾燥を引き起こす．さらに，UVAとUVBは水晶体蛋白質の酸化・凝集を促進するため，**老人性白内障**の原因の1つと考えられている．このため，紫外線療法では，患者，理学療法士ともに保護眼鏡の装着が必要となる．

ⓒ 殺菌・細胞傷害作用

殺菌・細胞傷害作用は紫外線の代表的な作用であり，各種感染性皮膚疾患や肉芽腫といった細胞の過増殖を伴う皮膚疾患に紫外線療法を実施する際の根拠となる．殺菌・細胞傷害作用は，紫外線のなかでもUVBおよびUVCの作用である．その機序は，細菌，ウイルスなどのデオキシリボ核酸（DNA）の直接的な損傷である．なお，DNAの光吸収波長域は260 nmであるため，UVCが最も強い殺菌・細胞傷害作用を有する．殺菌力が強く，細菌を死滅させる性質を有するUVCは，トイレの「手指乾燥器」や「殺菌灯」として用いられている．

ⓓ 免疫抑制作用

UVAは表皮の有棘層に多く存在し，T細胞への抗原提示作用を有するLangerhans（ランゲルハンス）細胞にダメージを与える．さらにUVAは真皮まで到達し，真皮を走行する末梢血管内の**ナチュラルキラー細胞**（natural killer cell; **NK細胞**）にダメージを与える．これにより，腫瘍細胞やウイルス感染細胞の排除に支障をきたすおそれがある．免疫抑制作用によってアレルギー反応を抑制することから，アトピー性皮膚炎などに対し，皮膚科領域において紫外線療法を実施する根拠となる．

ⓔ ビタミンD₃産生

ビタミンD_3の欠乏は，**くる病**（骨の石灰化障害）などの原因となる．ビタミンD_3は，前駆物質であるプロビタミンD_3にUVBが照射されることで生成されるため，以前は紫外線療法がくる病の対策として注目されていた．しかし，最近では薬物療法が主体となっている．

ⓕ 発癌作用

皮膚において，前述のUVBおよびUVCの照射により損傷したDNAが修復できない場合，色素性乾皮症から**皮膚癌**を発症するリスクが高まる．なお，UVAについても活性酸素の発生を介して間接的にDNAを傷害するため，発癌リスクを高める可能性がある．

ⓖ 光感作用

光感受性物質を含んだ薬物を服用している患者では，紫外線感受性が通常よりも高まる．紫外線療法を実施する場合は，対象となる症例の服薬内容について事前確認が必要である．

Ⓑ 適応疾患例・禁忌，注意を要する事象

紫外線療法の適応疾患例・禁忌，注意を要する事象を**表3**に示す．

▶表3 紫外線療法の適応疾患例・禁忌，注意を要する事象

適応疾患例	禁忌	注意を要する事象
●アトピー性皮膚炎(ステロイド外用薬が奏効しない場合) ●乾癬 ●類乾癬 ●掌蹠膿疱症 ●菌状息肉腫 ●悪性リンパ腫 ●慢性苔癬状粃糠疹 ●尋常性白斑 ●円形脱毛症	●皮膚疾患の急性期(急性湿疹など) ●全身状態の悪い患者 ●活動性，進行性の肺結核 ●悪性腫瘍合併例，既往(高発癌リスク例) ●出血傾向の強い患者 ●Basedow(バセドウ)病 ●光線過敏をおこす各種疾患 　・色素性乾皮症 　・ポルフィリン症 　・ペラグラ 　・全身性エリテマトーデス 　・白皮症(白子)　など ●紫外線療法(PUVA療法)以外の目的で光感受性薬物を服用・外用している者	●過剰照射のリスク 　・MEDテスト時の照射距離を厳守する． 　・MEDテスト結果に基づく照射時間を厳守する． ●皮膚の刺激症状の有無の確認 　2回目以降の治療では，照射前に皮膚の刺激症状の有無を確認する． ●保護眼鏡の未装着 ●エタノールの塗布 　紫外線の透過率が最大で2倍程度増加する．

〔吉田英樹：光線療法．奈良 勲(監)：標準理学療法学 専門分野 物理療法学，第5版，pp.235-240，医学書院，2020より改変〕

C 実施手順

1 最小紅斑量テスト(MEDテスト)

　紫外線療法を実施する際には，個々の患者に対するUVBの適切な照射量をあらかじめ決定するためにMEDテストを実施する．MEDテストは，可能ならば照射予定部位で実施することが望ましいが，困難な場合は前腕の腹側面にて実施する．以下に，MEDテストの一般的な実施手順を述べる．

①患者に対して，MEDテストの目的やテストにより体に生じる反応，紫外線保護眼鏡装着の必要性などを説明し，同意を得る．なお，この際に，ナローバンドUVB(NB-UVB)療法の目的や効果，副作用などについても併せて説明したうえで同意を得るのがよい．

②同意を得たのち，MEDテストを実施する皮膚の油脂成分を除去するために，水でよく洗い十分に乾燥させる(テスト部位が患部だと困難な場合もある)．その後，患者，理学療法士ともに保護眼鏡を装着し，治療器(▶図1)を起動する．なお，不意の紫外線照射を防ぐため，治療

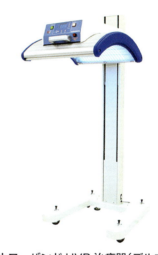

▶図1　ナローバンドUVB治療器(デルマレイ-α®)
UVBのなかでも皮膚疾患に有効とされている311nm付近の波長のみを選択的に照射することができる．皮膚科領域で保険診療が認められている治療器である．
〔提供：村中医療器株式会社〕

器は付属の遮光布でUVBランプを覆った状態で起動する．

③厚紙を2枚用意し，一方には1〜2cm四方の窓を4つ作成する(▶図2)．

④窓をつくった厚紙を検査部位の皮膚に固定し，無用な紫外線曝露を避けるために窓以外の部位は遮光性の布で覆うか，紫外線遮光クリームを塗布する．

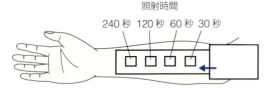

▶図2　最小紅斑量テスト(テスト開始の状態)

⑤検査部位に対してUVBランプを垂直かつ25〜30cm(距離は使用する治療器の設定に従う)の位置に配置する．

⑥UVBランプの遮光布を除去し照射を開始する．一定時間が経過したら厚紙の最初の窓をもう1枚の厚紙で覆う．その後は，等比級数的な時間間隔で残りの窓を順に覆っていく(▶図2)．窓の数が多いほうがMEDをより詳細に検討できる．

⑦照射終了の24時間後に紅斑が残った照射時間のなかから最短の照射時間をMEDとして判定する．なお，大多数の日本人ではMEDは5分以内の照射時間となるので，テストを実施する際の参考にするとよい．

2 NB-UVB療法の実施

①必要に応じてNB-UVB療法に関するオリエンテーションを行う．

②治療を開始する前に，照射部位の皮膚に紫外線照射に伴う刺激症状(ヒリヒリ感や紅斑，浮腫など)が出現していないかを確認する．また，創傷部位への照射の場合，創傷の状態についても確認する．

③患者，理学療法士ともに保護眼鏡を装着する．その後，UVBランプを遮光布で覆った状態で治療器を起動する．

④患者に照射部位のみを露出させたうえで安楽な体位をとらせたのち，照射部位とUBVランプの距離(MEDテストと同じ距離とする)および照射角度(照射部位に直角)を考慮してUVBランプを配置する．

⑤UVBランプの遮光布を除去し，照射を開始する．治療に用いられるUVBの照射量は，MEDテストで確定したMEDとなる照射時間とするが，初回治療での照射時間は50％MED（MEDとなる照射時間の半分の時間），2回目の治療での照射時間は75％MEDとし，紫外線照射に伴う刺激症状が出現しないことを段階的に確認したうえで，3回目の治療からMEDの照射時間を適用するのがよい．なお局所照射の場合，E_2となる照射時間〔E_1の2.5倍，表1(➡211ページ)参照〕の適用も可能である．治療は1日1回とし，E_1となる照射時間を用いる場合は隔日，E_2となる照射時間を用いる場合は週に2回(3〜4日ごと)の頻度で実施する[5]．いずれの場合でも，次回の治療は，紫外線照射に伴う刺激症状が認められないことを確認してから実施する．そのうえで，20回以上治療を実施しても改善が認められない場合は副作用出現のリスクも考慮し，治療を中止すべきである．

⑥治療の継続により紫外線に対する耐性が増すため，照射量を漸増させる必要がある．目安として，E_1のレベルを保つためには1.25倍，E_2のレベルを保つためには1.5倍，それぞれ前回照射量より漸増させる必要がある[6]．照射量の漸増は，照射時間の延長もしくは照射距離の減少で行うが，照射時間の延長のほうが対応しやすい．

⑦治療中，理学療法士は患者から離れてはならない．

⑧治療終了の数時間後および次回治療時に照射部位の皮膚の状態を確認する．問題があれば医師に報告し，治療の可否を検討する．

D 課題と展望

紫外線療法は，物理療法の一分野として理学療法士教育のなかで継続的に取り上げられてきた．しかし，紫外線療法の適応の大部分が皮膚科領域

の疾患で占められていること，さらに紫外線療法が放射線被曝に類似した侵襲性や副作用を有することなどを考慮すると，現段階では理学療法士が紫外線療法に積極的にかかわっていくことは困難と考える．今後，機器の開発や研究の進歩により，理学療法士が紫外線療法を使用したり，皮膚科領域での紫外線療法への参画を目指したりすることは，理学療法士の職域拡大の観点における展望と考える．その実現のためには，関連学会と連携した理学療法士の臨床的な卒後研修機会の確保が必須と思われる．

●引用文献
1) 水野 誠：紫外線防御効果測定に関する最近の動向について. 日本化粧品技術者会誌, 47(4):271–277, 2013.
2) 大矢暢久：光線療法：紫外線療法・赤外線療法・レーザー療法. 上杉雅之(監)：イラストでわかる物理療法. pp.63–76, 医歯薬出版, 2019.
3) 高木峰子：光線療法─紫外線療法・レーザー療法. 石川朗(編)：15 レクチャーシリーズ 理学療法テキスト 物理療法学・実習. pp.47–58, 中山書店, 2014.
4) 市橋正光ほか：光と臨床医学. 大西武雄(監)：からだと光の辞典. pp.123–126, 朝倉書店, 2010.
5) 浅井友詞ほか：紫外線. 細田多穂(監)：シンプル理学療法学シリーズ 物理療法学テキスト. 改訂第 3 版, pp.269–276, 南江堂, 2021.
6) 吉田英樹：紫外線療法. 濱出茂治ほか(編著)：テキスト物理療法学 基礎と臨床. pp.173–180, 医歯薬出版, 2016.

第4章

光線療法の実際②：
赤外線療法

学習目標
- 赤外線療法の特徴と効果について学ぶ.
- 赤外線療法の適応疾患例・禁忌，注意を要する事象について学ぶ.
- 赤外線療法の実施手順について学ぶ.
- 赤外線療法の課題と展望について学ぶ.

A 特徴と生理学的効果

1 特徴

a 赤外線の種類

　赤外線(infrared; IR)は，波長が極超短波よりも短く可視光線よりも長い電磁波であり，波長帯域はおおむね760 nm～1 mm(1×10^6 nm)である．赤外線はさらに波長によって3つに分類される．波長が短いものから**近赤外線**(near infrared; NIR，波長760～3,000 nm)，**中間赤外線**(mid infrared，波長3,000～30,000 nm)，**遠赤外線**〔far infrared; FIR，波長30,000～1 mm(1×10^6 nm)〕に分類される[1,2]．近赤外線を近赤外線の「近」，遠赤外線の「遠」は，可視光線を基準に近い・遠いという意味がある．

　人の目に見える可視光線の波長は赤色の760 nmから紫色の400 nmの帯域のみであり，赤外線は赤色の波長より長い波長であるため，人の目では認識できない無色透明の電磁波である．なお，こたつやストーブなどの赤外線を用いた各種ヒーターは照射すると赤色となる場合が多いが，これは可視光線の赤色の波長を同時に照射しているから人の目に赤として認識することができる[3]．

b 赤外線の温熱作用の機序

　赤外線は熱の移動のうち放射(輻射)によって移動し，温熱作用の機序は，分子間の振動に伴う摩擦熱を生じさせる**エネルギー変換熱**である．エネルギー変換熱であるため，アプリケーターから照射される電磁波自体は空気中では発熱しておらず，生体に照射されることによって電磁波が熱エネルギーに変換される[4]．

　赤外線の波長帯域における近赤外線と遠赤外線の違いとして，深達度が報告されている(▶ 図 1)[1,2]．近赤外線は生体深部にまで到達するのに対して，遠赤外線は生体表面で吸収され，生体深部には到達しない．遠赤外線ストーブで身体の芯から温まるようなイメージを謳う製品や，遠赤外線がまるで生体深部まで到達するような表現も散見され，物理的に生体深部にまで到達すると誤解されることがあるが，実際には生体の皮膚表面で吸収される[1,2]．暖かく感じるのは，皮膚組織内の温度を上昇させて温覚受容器を刺激することで，温感をもたらすためと考えられている[5]．

c 波長による生体の吸収率の違い

　また，波長によって生体の吸収率に違いがあることが明らかになっている．生体には水分，血液中に含まれるヘモグロビンが存在し，皮膚付近に

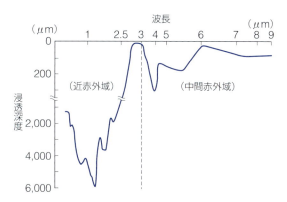

▶図1　人の皮膚の赤外領域透過特性
（1 μm ＝ 1,000 nm）
〔目黒 力：赤外線療法．松澤 正ほか（監）：物理療法学．改訂第3版，pp.114-122，金原出版，2021 より改変〕

はメラニンが存在する．波長 700～1,400 nm（可視光線から近赤外線）は組織に吸収されにくく，透過されやすい波長帯域である．その理由は，第1に生体内での血中ヘモグロビンの吸収率が低いこと，第2に，水の吸収率が低いため透過性が高くなること，である（▶図2）．この波長域を用いることで，体内への透過性を高めることが可能である．そのため，近年，身体への透過性を高めるためにこれらの波長域が活用されている[6,7]．

d 直線偏光近赤外線

現在用いられる赤外線療法は近赤外線領域と遠赤外線領域の波長を用いた機器が使用されている．近赤外線では，**直線偏光近赤外線**が使用されている．直線偏光近赤外線治療器（▶図3）では，波長 600～1,600 nm の近赤外線主体の光線を抽出し，さらに直線偏光フィルターに透過させることで抽出した一定方向にのみ振動する光線を照射する．一定方向の光線は，レーザー光に類似した特徴をもった光線となる（▶図4）．なお，直線偏光近赤外線治療器の光源がハロゲンランプから LED に改良されたことでエネルギー効率が 20 倍以上に向上している[6]．

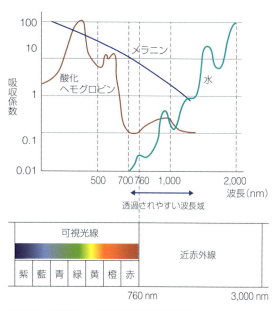

▶図2　波長による生体吸収率の関係
吸収率（吸収係数）が高いと光線が深部まで到達しにくい．
〔奥 啓之：新型赤外線治療器の解説．ペインクリニック，43(10)：1140-1145，2022 より改変〕

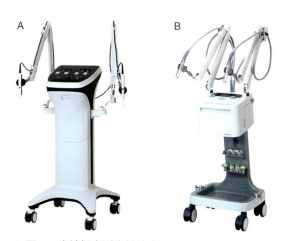

▶図3　直線偏光近赤外線治療器
A：スーパーライザー EX®（最大出力 5 W），B：スーパーライザー PX®（最大出力 10 W，パルス照射）
〔提供：東京医研株式会社〕

e キセノン光

赤外線領域の治療として，**キセノン光**が用いられることがある．キセノン光は，紫外線から赤外線までの広い波長帯域の光（複合波長）を安定して得ることができ，治療目的に適した波長帯の光線

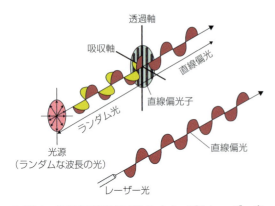

▶図4 直線偏光近赤外線のイメージとレーザー光
直線偏光子から先の光は,レーザー光に類似した光となる.
〔有田英子ほか:直線偏光近赤外線治療器の特徴とJR東京総合病院痛みセンターにおける使用状況.交通医学, 73:136–141, 2019 より改変〕

のみをスペクトルフィルターを使用して照射させる.物理療法で用いられるキセノン光は,800〜1,000 nm の光線のエネルギーが非常に高く,実質的に近赤外線として扱うことができる[8].

2 効果(生理学的作用)

不明な点はまだ多いが,赤外線療法で得られる生理学的作用には温熱作用と光化学作用がある.赤外線のなかでも波長の短い近赤外線領域を用いる場合はいずれの作用も得られ,波長が長い遠赤外線領域を用いる場合は温熱作用のみが得られる.

a 温熱作用

波長 4,000 nm 以上の遠赤外線ではほぼ皮膚で吸収されてしまうため,表在温熱作用となる.これに対して生体透過性の高い近赤外線は,生体への深達度は皮下約 50 mm 程度であり,筋層への到達が可能である.直線偏光近赤外線療法では照射部位に応じた照射アプリケーターを選択する.アプリケーターの口径が小さくなるほどエネルギーが集中することになる.また,直線偏光近赤外線治療器は他の深部温熱療法に対し,金属挿入部位へ照射可能であるため[9]さまざまな部位への深部温熱作用をもたらすことができる.

b 血流改善作用

赤外線の温熱作用により,加温された組織での血流増加が得られる[10].赤外線のレーザーを用いた場合,温熱効果に伴う血管拡張による血流改善に加え,光化学作用で生じる細動脈の拡張による血流改善効果がある[11,12].直線偏光近赤外線を右星状神経節に照射することで,脳血流の増加[13]や,皮膚温の上昇が得られる[14].

c 疼痛緩和作用

赤外線の温熱作用に伴う血流改善に起因した二次的な鎮痛のほか,温熱刺激入力に伴う脊髄レベルでのゲートコントロールや内因性オピオイド系の賦活に伴う鎮痛も関与する.加えて近赤外線療法では,光化学作用に起因した侵害受容器や末梢神経の興奮性低下に伴う鎮痛も得られる.星状神経節への照射では,交感神経節の興奮を抑制することで全身的に交感神経の抑制性に働きかけ,疼痛を緩和する.慢性疼痛の対象者への一時的な効果として重要である[15].ラットの坐骨神経結紮モデルに対し,腰部交感神経節に直線偏光近赤外線を照射することで,痛覚過敏の回復が促進される[16].

d 筋緊張抑制作用

脳血管障害片麻痺患者の痙縮に対して,筋の支配神経や筋腹への直線偏光近赤外線照射により抑制効果が得られる[17,18].この理由として,近赤外線の温熱作用や光化学作用に伴う筋伸張性向上,支配神経や筋紡錘の機能抑制などの関与が考えられる.

e 創傷治癒促進作用

皮膚潰瘍のある対象者に直線偏光近赤外線を3〜15週間照射した結果,完全閉塞または潰瘍の縮小を認めている.この機序として,予備的基礎研究から,近赤外線により,創傷治癒関連細胞群の増殖あるいはサイトカイン TGF-β 産生あるいは

第 4 章　光線療法の実際②：赤外線療法 ● 219

▶表 1　赤外線療法の適応疾患例・禁忌，注意を要する事象

適応疾患例	禁忌	注意を要する事象
赤外線療法全般の適応疾患例 ● 疼痛 ● 局所循環障害 ● 軟部組織伸張性低下 ● 筋緊張亢進 ● リラクセーション ※遠赤外線療法は表在組織，近赤外線療法は表在組織に加えて深部組織での効果が期待できる． また，リラクセーション作用は加温面積の大きい遠赤外線療法で得られやすい． **近赤外線療法での適応疾患例** ● 交感神経活動の異常興奮 　星状神経節への照射	**赤外線療法全般の禁忌事項** ● 温熱療法全般の禁忌事項(➡ 41，48，59 ページ) ● 出血傾向，出血部位 ● 悪性腫瘍 ● 全身状態の悪い患者 ● 放射線照射を受けた部位 ● 光線過敏をおこす各種疾患 　紫外線療法の禁忌を参照(➡ 213 ページ)． ● 肌の色の濃い部位(ホクロやアザ) **近赤外線療法での禁忌事項** ● 深部静脈血栓が存在する部位 　血栓剝離の可能性あり． ● 心臓ペースメーカー植え込み部位 ● 眼球への直接照射 ● 内分泌腺(甲状腺，精巣など)への照射 ● 妊婦の腹部	● 患者に治療を委ねてはいけない．直線偏光近赤外線療法では，プローブ操作を患者に委ねているケースが散見されるが，プローブ操作は必ず理学療法士が行わなければならない． ● 光線過敏をおこす疾患を有する例では，その程度によっては実施可能な場合もあり，医師に確認する．なお，照射出力は低強度とし，十分な経過観察のもとに 2〜3 日の間隔を空けて実施するなどの配慮を要する．

〔吉田英樹：光線療法の実際②：赤外線療法．奈良 勲(監)：標準理学療法学 専門分野 物理療法学, 第 5 版, pp.241–248, 医学書院, 2020 より〕

遊走能などに対する直接的な活性化が示唆されている[19]．

B　適応疾患例・禁忌，注意を要する事象

赤外線療法の適応疾患例・禁忌，注意を要する事象を**表 1** に示す．

C　実施手順

1 直線偏光近赤外線治療器の実施方法

①オリエンテーションとして，直線偏光近赤外線療法の目的や身体に現れる反応，照射に要する時間，照射部位を露出する必要性ならびに保護眼鏡着用の必要性などを患者へ説明し，同意を得る．

②患者は照射部位を露出し，安楽な姿勢をとる．

③照射部位の皮膚の状態を確認し，照射部位を決める．照射部位は，疼痛部位，圧痛点，トリガーポイント，筋硬結部位とする．疼痛部位に対応する皮膚上の**デルマトーム**，**スクレロトーム**，**ミオトーム**に照射することも有効である．照射部位が限局している場合はペンで皮膚にマーキングする場合がある．その際，黒色でのマーキングは光エネルギーの集中をまねき，熱傷のリスクを高めるため，黒以外でのマーキングを行う．

④照射部位に適したレンズユニットをプローブ先端部分に差し込む(▶**図 5**)．その際は，プローブによってエネルギー密度に大きな差があることを理解して使用する．

⑤照射法を選択する．プローブを皮膚に接触させて軽い圧迫を加えながら実施する**接触法**と，プローブを皮膚から数 mm〜数 cm 離して実施する**非接触法**がある．通常は透過性を高めるため接触法を選択するが，創傷付近などの感染リスク部位へ照射する際は非接触法を選択する．また，治療器に付属の固定アームでプローブを固定して照射する場合(**固定法**)と，照射部位を 3〜5 か所決めて移動させる場合がある(**手持ち照射法**または**移動法**)．固定法のプローブの移

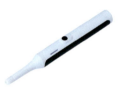
SGプローブ
(星状神経節照射に有効)

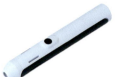
Bプローブ
(深部を治療目的と
した場合に有効)

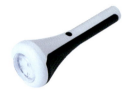
Cプローブ
(広範囲を治療目的と
した場合に有効)

▶図5 先端ユニットの種類(スーパーライザーEX®)
〔提供:東京医研株式会社〕

動を伴わず,条件によってはエネルギーが集中し熱傷リスクを高めることがあるため,条件設定には注意が必要である.
⑥筋緊張亢進に対しては,筋の支配神経や筋腹に照射する.
⑦褥瘡などの創傷に対しては,創傷辺縁部位への照射と創傷部への直接照射のいずれか,もしくは両者を併用する.創傷辺縁部位への照射では,創傷周囲から1～2cm離れた部位を1～2cmの間隔で最終的に創傷を取り囲むように照射する.創傷部への直接照射では,感染予防対策として創傷部またはプローブを滅菌ラップで覆ったうえで,非接触法を用いて照射する.
⑧交感神経節である星状神経節に対して照射する場合,体表面上から見た星状神経節の位置を確認し,プローブを当てる.**星状神経節**は両側の胸鎖関節の約2.5cm(おおむね2横指)上方で,気管の辺縁と胸鎖乳突筋の内側縁の間に位置しているため(▶図6),プローブ先端を気管の辺縁と胸鎖乳突筋の内側縁の間に挿入し,やや強めに押し当てて固定法にて照射する.星状神経節への照射により星状神経節機能が抑制され,星状神経節の支配領域(頭部から上肢)での交感神経活動の抑制に伴う疼痛緩和や末梢循環の改善などが期待できる.
⑨直線偏光近赤外線の照射パラメータの設定について,一例として照射出力10Wのパルス照射の治療器を用いる場合,手持ち照射法では照射出力は最大照射出力の80%に設定し,1か所の

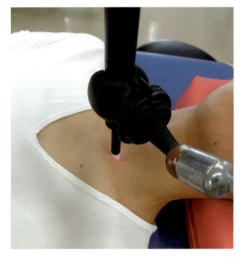
▶図6 星状神経節への直線偏光近赤外線治療の様子

照射時間は3秒程度とし,照射ポイントを移動させ,治療時間は5分程度とする[20].固定照射法でも照射出力は最大照射出力の80%に設定し,治療時間は3～5分程度とする.
⑩治療中,理学療法士は患者から離れてはならない.
⑪治療終了後,照射部位の皮膚の状態を確認し,問題があれば医師に報告し治療継続の可否などを検討する.

2 遠赤外線療法の実施方法

温熱作用を目的とした赤外線治療器は,現在遠赤外線を用いた赤外線治療器のみとなるため,遠

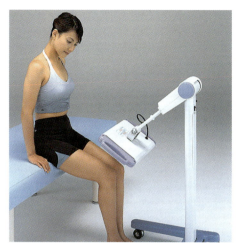

▶図7　遠赤外線治療器の照射場面
セラピア 3300®
〔提供：株式会社日本メディックス〕

赤外線治療器の実施方法について説明する．
①オリエンテーションとして，遠赤外線療法の目的や身体に現れる反応，照射に要する時間，照射部位を露出する必要性などを患者へ説明し，同意を得る．
②照射部位の皮膚の状態を確認する．なお，使用する治療器によっては，治療開始前にランプヒーターの予熱時間をとる必要がある．その場合は，このタイミングで予熱を開始する．
③患者は照射部位を露出し，安楽な姿勢をとる．また，黒色の衣服を着用している場合は，熱の集中を避けるために白いバスタオルやシーツで覆う．
④照射部位と治療器のランプヒーターを 30 cm 離し，ランプヒーターを照射部位に対して垂直に配置したうえで照射を開始する（▶図7）．
⑤快適な温感が得られるように，ランプヒーターの出力もしくは照射部位とランプヒーターの距離を調整したうえで，20 分間治療を行う．
⑥治療中，理学療法士は患者から離れてはならない．
⑦治療終了後，照射部位の皮膚の状態と治療効果を確認し，問題があれば医師に報告し治療継続の可否などを検討する．

D 課題と展望

　皮膚科領域，ペインクリニックなどにおける近赤外線の活用は複数報告されていて，非侵襲的または副作用がない治療として血行促進，鎮痛，創傷治癒に対し活用されてきている．また，機器の進歩が進んでおり，より深達度を上げる波長域を用いた機器が販売されている．

　しかし，以前より研究報告が少なく，臨床的な効果が検討されていない．このため，光線としての効果については基礎的に理解が可能であっても，条件設定が不明なため実施できない．機器により赤外線領域の波長が異なるために，さらに具体的な使用方法とその効果については十分な報告がされていない．また，最近ではレーザー療法と直線偏光近赤外線療法の効果には差がないなどの報告が認められる[21]ため，光線の特性による効果であるのか，波長域の効果であるのかについての明確な比較検討がされないことで，臨床での活用についても積極的にされにくい課題があると考える．

　これらのことから，さまざまな近赤外線を利用したさまざまな機器の臨床的効果が検討されることで，理学療法士が対象患者に積極的に活用できるのではないかと考える．

●引用文献
1) 田中洋平：近赤外線と皮膚. MB Derma, 315:26-34, 2021.
2) 目黒 力：赤外線療法. 松澤 正ほか（監）：物理療法学. 改訂第 3 版, pp.114-122, 金原出版, 2021.
3) 岡﨑大資：電磁波療法 II 光線療法―赤外線・レーザー. 総合リハ, 50(11):1393-1398, 2022.
4) 岡﨑大資：電磁波療法 I 高周波療法―超短波療法・極超短波療法. 総合リハ, 50(10):1267-1271, 2022.
5) 松井松長：放射による加熱・暖房技術. 日本赤外線学会誌, 1(1):79-83, 1991.
6) 奥 啓之：新型赤外線治療器の解説. ペインクリニック, 43(10):1140-1145, 2022.
7) 野村保友ほか：第 2 近赤外光学窓を利用した生体組織の深部蛍光イメージング. 応用物理, 87(7):521-524, 2018.

8) 金井昭文：キセノン光治療. 北里医学, 44(2):81–86, 2014.

9) 竹内伸行ほか：直線偏光近赤外線照射による筋伸張性向上の効果. 理学療法学, 31(6):337–342, 2004.

10) 吉田英樹ほか：骨格筋へのキセノン光の経皮的照射は筋血流量を増加させる. 理学療法科学, 29(6):945–948, 2014.

11) 井手康雄：低出力レーザ疼痛治療器. 医機学, 83(5):476–480, 2013.

12) 田中洋平：レーザー治療領域における近赤外線の有効利用. *JaLTA*, 17(2):24–27, 2018.

13) 有田英子ほか：直線偏光近赤外線治療器の特徴と JR 東京総合病院痛みセンターにおける使用状況. 交通医学, 73:136–141, 2019.

14) 有田英子ほか：ペインクリニックにおける光線療法. ペインクリニック, 37(2):205–213, 2016.

15) 吉田英樹：光線療法の実際②：赤外線療法. 奈良 勲 (監)：標準理学療法学 専門分野 物理療法学. 第 5 版, pp.241–248, 医学書院, 2020.

16) 馬 殿麗ほか：慢性疼痛モデルにおける腰部交感神経節近傍への直線偏光近赤外線照射の鎮痛効果. 運動療法と物理療法, 11(2):100–104, 2000.

17) 竹内伸行ほか：直線偏光近赤外線照射が脳血管障害片麻痺患者の痙縮に与える影響—無作為化比較対照試験による神経照射と筋腹照射の検討. 理学療法学, 35(1):13–22, 2008.

18) 竹内伸行ほか：直線偏光近赤外線照射による脳血管障害片麻痺患者の筋緊張抑制効果—サブグループ分析, 無作為化比較対照試験による検討. 理学療法科学, 24(4):599–604, 2009.

19) 戸田憲一：皮膚潰瘍の近赤外線療法. 臨皮, 54(5):138–143, 2000.

20) Takeuchi, N., et al.: Effect of high-intensity pulse irradiation with linear polarized near-infrared rays on muscle tone in patients with cerebrovascular disease: A randomized controlled trial. *J. Phys. Ther. Sci.*, 27(12):3817–3823, 2015.

21) 原田 孝ほか：光線療法：低出力レーザーと直線偏光近赤外線. 総合リハ, 30(11):1076–1080, 2002.

第5章

光線療法の実際③：レーザー療法

学習目標

- レーザー療法の特徴と効果について学ぶ.
- レーザー療法の適応疾患例・禁忌，注意を要する事象について学ぶ.
- レーザー療法の実施手順について学ぶ.
- レーザー療法の課題と展望について学ぶ.

A 特徴と効果（生理学的作用）

1 レーザーの定義と特徴

レーザー光とは，Light Amplification by Stimulated Emission of Radiation の頭文字（**LASER**）をとった合成語で，「誘導放出による光増幅放射」という意味である.

レーザーは，太陽からの可視光線や電灯などの従来の光源から発生するものではなく人工的につくられる光で，皮膚疾患の治療や組織の切除，止血などさまざまな領域で活用されている. 一方，物理療法として扱うレーザーは低出力のものであり，組織を傷害するほどの強度ではないが，特性を理解して使用することは大切である.

物理療法で用いられているレーザーの出力強度は，1 W（1,000 mW）未満のものがほとんどである. このような低い出力で実施されるレーザー療法は低反応レベルレーザー（low level laser therapy; LLLT）と呼ばれている[1]. なお，呼称は専門学会の成書などにおいても統一されておらず，レーザー医学会の専門誌である Lasers in Surgery and Medicine の掲載論文においても「Low-Intensity Laser（Therapy）」，「Low-Level Laser（Therapy）」，「Low-Energy Laser」など明確な使い分けもされていない. 近年では LLLT の用語記載が多くみられることから，本書では LLLT の用語を使用する[2].

最近では高出力（10 W）のレーザーをパルス照射する機器が物理療法において使用されている. この強度の治療は**高強度レーザー療法**（high intensity laser therapy; HILT）とされ，同じ波長であった場合，高出力にすることで LLLT に比べ深達性を認め，深部組織に対する生理学的作用が期待できる[3].

2 レーザーの構造と発振原理

現在，多様なレーザー機器が製造されているが，その基本構成は同じである（▶図1）[4]. つまり，レーザーはレーザー媒質，共振器，励起エネルギー源という3つの基本要素から構成されている. レーザー媒質とはレーザー光を発生する物質で，共振器はレーザー媒質を囲んで対向して配置された一対の反射ミラーである. 励起エネルギー源は外部からレーザー媒質にエネルギーを与えるものである. レーザーの発振はこの3つの基本要素の働きとそれらの"連携"によって実現される.

光のなかでも白熱灯は，**熱放射**によって光を放出する. 蛍光灯の発光は，**自然放出**という電子の

223

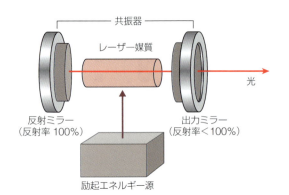

▶図1 レーザーの基本構造
〔陳 軍ほか：らくらく図解 光とレーザー．p.113，オーム社，2006より〕

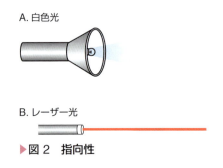

▶図2 指向性

移動による発光であり，レーザーは**誘導放出**という電子の移動による発光である．自然放出も誘導放出も発光物質を構成する原子のなかの電子が，高いエネルギー状態(**励起状態**)から低いエネルギー状態(**基底状態**)に移るとき，余ったエネルギーとして光を放出する．原子は，正電荷をもつ原子核と，そのまわりの決まった軌道で回る負電荷をもつ電子とで構成されている．蛍光灯や電球からの光は，物を高い温度に加熱したときの熱発光(熱放射)によるものである．

3 レーザーの基本特性

レーザーの基本特性として，**単色性**(monochromaticity)，**指向性**(directivity)，**干渉性**(coherence)，**高輝度性**(high density)があげられる．

a 単色性

波長が単一もしくは，単一に近い状態(性質)である光を単色性といい，狭い範囲の波長だけを含むことを単色性がよい(優れている)という．自然光は波長の異なるたくさんの光の混合物で，光線の色調により屈折率が異なるため，プリズムに入射させると虹色のスペクトルに分かれる．レーザーは単一の波長の光であるため，プリズムに入射させてもスペクトルに分かれず，入射光がそのまま放射される．

b 指向性

指向性とは，電磁波が広がることなく同一方向に直進する性質のことである．自然光は光源から広がりながら進むが，レーザーはほとんど広がることなく直進的に伝播するため，指向性の高い電磁波である．なお，指向性が高いレーザーは光が広がらないため，照射面での単位面積あたりのエネルギー密度を保ったまま進行することから，逆二乗の法則は考慮しなくてよい(▶図2)．

c 干渉性

複数の波が互いに強めたり弱めたりする性質(度合)を干渉性(コヒーレンス：coherence)という．2つの波の位相(波の山と山，谷と谷がそろっている)と振幅が等しいとき，波を重ねると振幅はもとの2倍になる．振幅が等しく位相が真逆の場合，波は消滅する．位相が等しく，干渉性がよい場合をコヒーレント，不ぞろいな場合をインコヒーレントという(▶図3)．

d 集光(高輝度)性

レーザー光はレンズを用いてすべての光を1点に収束することができる．この性質を収束性という．電球からの光をレンズで紙の上に集光しても，1点には集まらない．一方，レーザー光は非常に高い指向性をもち，平行に進むため，レンズでレーザー光を集光させると，レーザーの全出力をレンズの焦点上の非常に小さなスポットに集めることができる(▶図4)．集光スポット内では

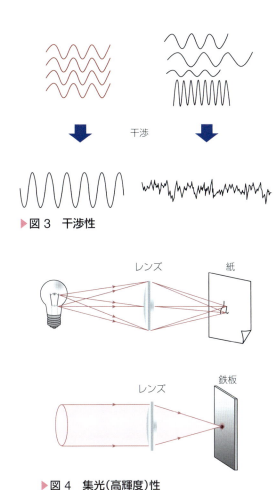

▶図3 干渉性

▶図4 集光（高輝度）性

単位面積あたりのパワーが非常に高くなる．この高エネルギー密度の性質は，工業生産における高精度な穴あけや，切断，溶接などのレーザー加工に，また医療現場ではレーザーメスに利用されている．

出力が1,000 mWや10 Wの機器は，意図的に光を収束させないように設計され，焦点部分のエネルギー密度を低くして過度な温度上昇を防いでいる[5]．また，機器によって照射範囲を拡大することで，エネルギーを分散させつつ，広範囲に照射できる．

e 生体内におけるレーザー光の伝播

レーザーを皮膚に照射すると，吸収（absorption），屈折（refraction），透過（transmission），回

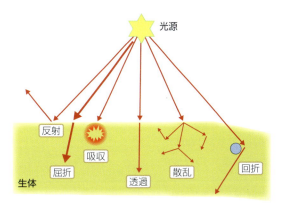

▶図5 生体内での光線の伝播
〔吉田英樹：光線療法．烏野 大ほか（編）：最新理学療法学講座 物理療法学．pp.141-162，医歯薬出版，2021 より〕

折（diffraction），反射（rejection），散乱（diffusion）が生じる（▶図5）〔第2章 A.1.c 項（→ 206 ページ）参照〕．これは，レーザーが電磁波であるため，他の波長の電磁波と同様の伝播となる．回折は，光の進行の妨げになる物質に当たると，障害物を回り込むように進む現象であり，波長が長いと生じやすい．また入射した光がさまざまな方向に進むことを散乱という．

4 レーザー治療器の種類

レーザーの種類には，ガスを用いた「アルゴンレーザー（波長 488～514.5 nm）」，「He-Ne（ヘリウムネオン）レーザー（波長 632.6 nm）」，個体を用いた「YAG（ヤグ）レーザー（波長 1,060 nm）」，半導体を用いた「Ga-Al-As（ガリウムアルミニウムヒ素）半導体レーザー（波長 820 nm 前後）」，「In-Ga-As-P（インジウムガリウムヒ素リン）半導体レーザー（波長 830 nm）」など多様な元素で構成される．半導体レーザーは，小型で比較的安価，メンテナンスフリーなどの利点から，現在半導体レーザー治療器が主流となっている（▶表1）．

5 生理学的作用

物理療法で用いられる半導体レーザー治療器

▶表1　各種半導体レーザー治療器

メーカー（商品名）	オージー技研(株)（ファインレーザー EL-1000）	(株)ユニタック（半導体レーザー治療器 Sheep）	ミナト医科学(株)（ソフトレーザリー MODEL JQ-W1）	(株)日本特殊医科（半導体レーザー治療器 LTU-904）
素子	In-Ga-As-P 半導体レーザー	Al-Ga-IP	Ga-Al-As	Ga-Al-As
波長	830±20 nm	830 nm	810 nm	904 nm
平均出力	1 W±20%	1 W	60，100，140，180 mW	3～5 mW
最大(ピーク)出力	10 W±20%	10 W	—	5 W
動作モード	断続照射 ON：20 ms　OFF：180 ms	断続照射 ON：20 ms　OFF：180 ms	連続照射	Hi：パルス幅 200 ns で 5 kHz　Lo：パルス幅 200 ns で 2.5 kHz
照射時間	5，10，15，30 秒	5，10，15，30 秒	10，20，30，40，50，60 秒	タイマー機能はなく，On スイッチを切らなければ継続して照射される
照射範囲	1.5 cm² の面積	直径 14 mm の範囲	約 0.5×0.7 mm の範囲	照射径 約 5 mm

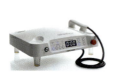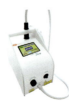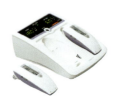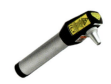

〔佐伯 茂：低出力レーザ治療機器. 医機学, 93(6):722–731, 2023 より〕

は，近赤外線領域のレーザーが照射されるため，VII-4 項の近赤外線療法（→ 216 ページ）と同等の生理学的作用が得られる．光化学作用として，血流改善，疼痛緩和，筋緊張抑制，創傷治癒促進作用などがある．一般に LLLT が物理療法として最も期待されている治療効果は**疼痛緩和**である[6]．さらに，温熱作用も得られる．

また，レーザーの光化学作用として，炎症作用が報告されている．機序は十分解明されていないが，炎症反応に起因する発痛物質の代謝が改善することによる消炎・疼痛抑制効果などのさまざまな機序が働くとされている[7]．炎症期においては，100 mW 未満での照射は炎症を抑制する光化学作用が得られる．HILT でも光化学作用が得られるが，温熱作用との明確な区別は困難なことが多い[5]．

B 適応疾患例・禁忌，注意を要する事象

レーザー療法の適応疾患例・禁忌，注意を要する事象を**表2**に示す．

温熱作用を伴わない LLLT については，急性炎症の抑制と疼痛の緩和を意図して患部へ照射することが可能である．この点を考慮して，外傷急性期や術後急性期の疼痛管理に温熱作用を伴わない LLLT を積極的に活用することが望まれる．

C 実施手順

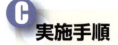

①レーザー照射を行う部屋はカーテンなどで遮蔽し，レーザー光がほかに漏れないようにする．
②オリエンテーションとして，レーザー療法の目

▶表2 レーザー療法の適応疾患例・禁忌,注意を要する事象

適応疾患例	禁忌	注意を要する事象
●疼痛 温熱作用を伴わないレーザー(LLLT)の場合,急性炎症の患部付近も対象となる. ●局所循環障害 ●軟部組織伸張性低下(温熱作用を伴うレーザーの場合) ●筋緊張亢進 ●交感神経活動の異常興奮 星状神経節への照射 ●炎症の緩和(温熱作用を伴わないレーザーの場合) ●褥瘡および皮膚潰瘍	●温熱療法全般の禁忌事項(➡ 41,48,59ページ)(温熱作用を伴うレーザーの場合) ●出血傾向,出血部位(温熱作用を伴わないレーザーも該当) ●深部静脈血栓が存在する部位 血栓剝離の可能性あり. ●悪性腫瘍 ●全身状態の悪い患者 ●放射線照射を受けた部位 ●光線過敏をおこす各種疾患 紫外線療法の禁忌を参照(➡213ページ). ●肌の色の濃い部位(ホクロやアザ) ●心臓ペースメーカー植え込み部位 ●眼球への直接照射 ●内分泌腺(甲状腺,精巣など)への照射 ●妊婦の腹部	●保護眼鏡の未装着 患者,理学療法士ともに装着する. ●患者に治療を委ねてはいけない. プローブ操作を患者に委ねているケースが散見されるが,プローブ操作は理学療法士が必ず行わなければならない. ●光線過敏をおこす疾患を有する例では,その程度によっては実施可能な場合もあり,医師に確認する.なお,照射出力は低強度とし,十分な経過観察のもとに2~3日の間隔を空けて実施するなどの配慮を要する.

〔吉田英樹:光線療法.奈良 勲(監):標準理学療法学 専門分野 物理療法学,第5版,pp.249-255,医学書院,2020より〕

的や身体に現れる反応,照射に要する時間,照射部位を露出する必要性ならびに保護眼鏡着用の必要性などを患者へ説明し,同意を得る.なお,照射に伴う患者の自覚的な感覚の変化(温かいなど)がほとんどないため,この点もオリエンテーションの際に患者に説明する必要がある.

③照射部位の皮膚の状態をあらかじめ確認し,照射部位が限局している場合はペンで皮膚にマーキングする.その際は,黒色ペンでのマーキングは光エネルギーの集中をまねき,熱傷のリスクを高めるので避ける.

④患者と理学療法士ともに保護眼鏡を装着する(▶図6).

⑤レーザー治療器の電源を入れ,1か所あたりの照射時間と全体の治療時間を設定する.ほとんどの機器は,出力(強度),照射モードが固定されていて,調整ができない場合が多い.治療時間については一定の見解がなく,5~20分程度で週2回以上が目安と考えられる[8].HILTはLLLTに対し,放射されるエネルギー密度と深達性が高いため,LLLTより短時間で終了する.

⑥照射部位に対しプローブを垂直に当てる.照射

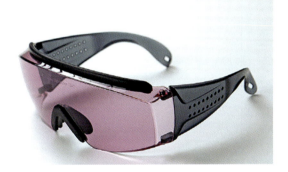

▶図6 保護眼鏡
〔提供:オージー技研株式会社〕

する方法には接触法と非接触法がある(▶図7).通常は,レーザーの生体透過性を高めるため,理学療法士がプローブを把持する接触法(手持ち照射法)を選択するが,創傷付近などの感染リスク部位へ照射する際は非接触法を選択する.接触法の場合,プローブを皮膚に圧迫(軽度)することにより照射部位の血流が低下し,赤血球が減少する.このため,赤血球による光吸収が少なくなり,光の透過性が増すことによって,レーザー光線がより深部まで到達する(▶図8)[8].

⑦治療器にプローブを固定する場合(固定照射法)

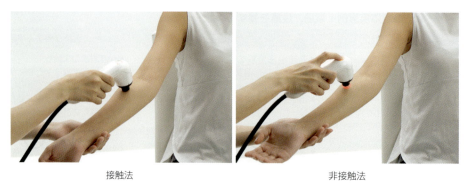

▶図7　プローブの当て方の違い
〔提供：オージー技研株式会社〕

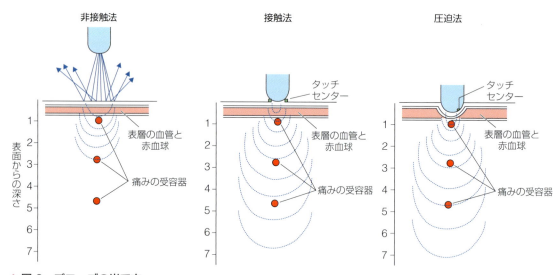

▶図8　プローブの当て方
〔大城俊夫：痛みに対する低反応レベルレーザー療法—方法と応用に関する再考. 日本レーザー医学会誌, 9(2):33–42, 1998 より〕

は，プローブの移動を伴わない．そのため，特にHILTではエネルギーが集中し熱傷リスクを高めやすいので注意が必要である．

⑧治療中，理学療法士は患者から離れてはならない．

⑨治療終了後，照射部位の皮膚の状態を確認し，治療効果の確認を行う．治療効果は即時的にみられないことがあるため，初回の効果のみで治療効果を判断しないようにする．また，皮膚の状態に問題があれば医師に報告し，治療継続の可否などを検討する．

D　疼痛緩和を目的とした照射条件

疼痛緩和を目的とした照射条件[6]を**表3**に示す．

E　課題と展望

低出力レーザー治療の課題として，適切な刺激条件が十分検討されていないことがあげられる．

第 5 章　光線療法の実際③：レーザー療法 ● 229

▶表 3　疼痛緩和を目的とした照射条件

	照射部位	照射時間	治療期間
急性痛・亜急性痛	一般的な照射部位は，最も痛みを訴える部位および圧痛点または，痛みのある部位を支配する知覚神経の走行分布，ときに東洋医学での経穴にも照射する．	①1,000 mW の治療器では照射時間 15 秒または 30 秒の間欠照射で，全治療時間 5〜7 分間である． ②150〜180 mW の治療器では照射時間 15 秒または 30 秒の間欠照射で，全治療時間 7〜10 分間である．	入院患者は毎日行い，外来患者では 2〜3 回/週を目標にレーザー照射を実施する．1 クール 10 回ごとに疼痛評価を行い，治療の継続を判断する．
慢性痛	交感神経のブロック効果を期待して，星状神経節近傍を照射する．	①1,000 mW の治療器では照射時間 15 秒の間欠照射で，全治療時間 3 分間である． ②150〜180 mW の治療器では照射時間 15 秒の間欠照射で，全治療時間 7〜10 分間である． 星状神経節の直接損傷時に出現する Horner（ホルネル）徴候（瞳孔縮小，眼裂狭小，眼球後退）の一部分でも認められたら，ただちに中止する．	

そのため，治療者の経験則で実施せざるをえないため，積極的に使用できないことが考えられる．特にレーザーは，温かさなどを感じない場合が多く即時的効果に乏しいため，治療者が治療効果を確信しながら使用することができない．

近年海外を中心に臨床データが積み重なってきているが，エビデンスになるほどの研究には至っていない．また，使用機器（波長）や刺激条件が異なっていることから，積極的に使用できる具体的な条件設定には課題がある．最近では，関節リウマチ患者への疼痛緩和にレーザー療法を積極的に使用されている例も散見されるため，今後の臨床報告が期待される分野であると考える．

●引用文献

1) 佐伯 茂：低出力レーザ治療機器．医機学，93(6):722–731, 2023.
2) 吉田憲司：LLLT（Low Level Laser Theapy）の新潮流．*J. Jpn. Soc. Laser Dent.*, 20:120–123, 2009.
3) 井手康雄：治療機器・光線療法治療器．医機学，90(3):296–301, 2020.
4) 陳 軍ほか：らくらく図解 光とレーザー．pp.110–152, オーム社, 2006.
5) 竹内伸行：レーザー療法．庄本康治（編著）：PT・OT ビジュアルテキスト エビデンスから身につける物理療法．第 2 版, pp172–189, 羊土社, 2023.
6) 杉元雅晴：低出力レーザー治療の鎮痛メカニズムと臨床応用．PT ジャーナル, 38(3):167–176, 2004.
7) 眞渕 敏：低出力レーザー療法．理学療法学, 32(4):262–264, 2005.
8) 浅海岩生：レーザー．細田多穂（監）：シンプル理学療法学シリーズ 物理療法学テキスト．改訂第 3 版, pp.258–269, 南江堂, 2021.

光線療法の実習

> **学習目標**
> - 光線療法の基礎的事項を整理する．
> - 光線療法の実践方法を確認する．

A 直線偏光近赤外線照射前後の組織硬度と関節可動域の即時的変化

1 実習目的

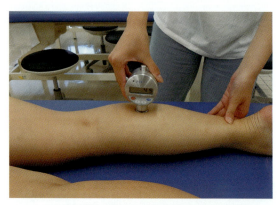
▶図1 下腿三頭筋の伸張性（生体組織硬度）の測定

　直線偏光近赤外線療法は，筋伸張作用が報告されている．この実習では，足関節の可動性に関与している下腿三頭筋に対し，直線偏光近赤外線療法を行うことで，筋の伸張性が上昇し，それに伴う関節可動域（ROM）が変化することを確認する．また，光化学作用と温熱作用による影響であるかどうかを確認するために，深部温度の測定と対象者への主観的な温感を聴取する．

2 実習方法

ⓐ 使用機器
- 物理用法機器：直線偏光近赤外線治療器（東京医研製スーパーライザー HA-2200®）
- 評価器具：ゴニオメータ，生体組織硬度計（井元製作所製 PEK-1®）（▶図1），黒以外の水性ペン

ⓑ 被験者
　4名〔直線偏光近赤外線照射群2名，sham 刺激群（プローブを皮膚に接触させるが照射しない）2名〕

ⓒ 実習内容
① 被験者は，血行動態が安定するようにベッド上で安静にする．
② 腹臥位になってもらい，下腿三頭筋の筋腹中央に D ユニット（広範囲を照射する目的）のプローブ（▶図2）を皮膚に接触させる（接触法）．照射を決定したらペンでマークしておく．
③ 2名の照射群には，直線偏光近赤外線治療の設定として，照射2秒・休止3秒のパルス照射で出力

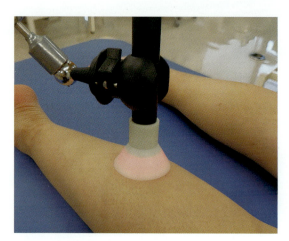
▶図2 直線偏光近赤外線治療器での治療の様子（D ユニット）

70％（1,540 mW，スーパーライザー HA-2200®は最大出力 2,200 mW），全照射時間を15分間とする．
④ 2名の sham 群は，腹臥位でプローブを皮膚に接触するが，照射せず15分間安静にする．
⑤ 照射前後に下腿三頭筋の伸張性と足関節背屈 ROMを確認する（5°刻み）．下腿三頭筋の伸張性は，安楽な腹臥位にて硬度計で測定する（▶図1）．測定は3回行い，3回分の平均値をデータとして扱う．照射前後で同位置を測定できるようにペンでマークしておく．足関節の背屈 ROMは，確実に測定できるように検者2名で行う．1名は徒手にて被験者の足関節背屈を固定し，もう1名はゴニオメータを用い

て軸を確認しながらROMを測定する(▶図3)．二関節筋である腓腹筋の伸張性を含めた影響を確認するため，膝伸展位での背屈ROMを測定する．
⑥照射後，被験者から主観的な温感を質問紙に記入してもらう．6段階評価にて確認する(▶表1)．

d 実施時の注意点

直線偏光近赤外線の照射部位をマークする際は，黒以外のマーカーを用いる．黒色は直線偏光近赤外線の光エネルギーの集中をまねき，熱傷のリスクを高めるので避ける．

3 実習結果

結果を表2に示す．

4 考察

直線偏光近赤外線群の2名は，下腿三頭筋の硬度が低下し，足関節ROMが拡大した．それに対し，sham群では被験者Cの硬度が低下したがROMは変化がなく，Dはともに変化がなかった．これにより，直線偏光近赤外線により下腿三頭筋の伸張性が増し，ROMが拡大したことを確認できた．sham群のCについては，安静腹臥位によりリラクセーション効果を認めたことで，下腿三頭筋の硬度が低下した可能性が考えられた．照射していないにもかかわらず温感を感じていることからも，副交感神経が優位となり，硬度が低下したのではないかと考える．

以上の結果から直線偏光近赤外線は，組織硬度を低下させることで可動域を拡大できることが示唆された．

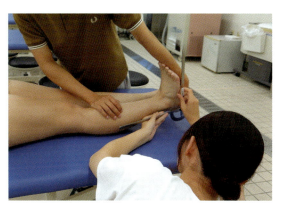

▶図3　2名での足関節の背屈角度測定の様子（膝伸展位）

▶表1　主観的な温感

段階	主観
0	温感をまったく感じない
1	温かいかもしれない
2	やや温かい
3	温かい
4	かなり温かい
5	熱い

▶表2　測定結果

		直線偏光近赤外線群		sham群	
	被験者	A	B	C	D
組織硬度	照射前	49.0±2.4	56.0±1.2	60.0±1.6	54.0±0.2
	照射後	45.0±2.4	52.0±1.6	56.0±1.6	54.0±0.5
足関節背屈ROM(°)	照射前	20	15	15	20
	照射後	25	20	15	20
温感	照射後	1	2	1	0

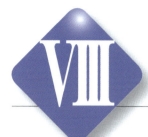

徒手的療法

第1章

徒手的療法の定義・分類

学習目標
- 徒手的療法の定義について学ぶ.
- 徒手的療法の分類について学ぶ.

A 徒手的療法の定義

古来, 治療として用いられているマッサージなどの徒手的療法は身体に物理的な力を作用させることから, 物理療法の一種と位置づけられている[1]. 治療者の手(または器具)を用いて体表から機械的な刺激を加えることで神経・筋骨格系組織に影響を与える治療で, 運動機能の向上や健康増進をはかる目的で用いられる.

徒手的療法の歴史は古く, 西洋医学の祖といわれるヒポクラテス(B.C. 460〜375年ころ)が自らの著書『ヒポクラテス全集(Corpus Hippocrates)』のなかに, 徒手的療法に関して記述していることは知られている. これまでにさまざまな手技・体系が開発され, 時代とともに変遷してきた. 広く**徒手療法**(manual therapy)と呼ばれ, 一般的には立位・歩行練習のような運動学習を伴わず, 筋力増強運動や関節可動域増大運動などの運動療法の目的をもたない治療手技の総称と理解されている[2].

しかしながら, 理学療法士が行う徒手的療法は筋骨格系の状態を改善し, 運動を円滑に行えるように支援するものであり, 受動的な手技だけでなく能動的な手技も含まれている. 運動療法との組み合わせで, よりよい効果を生み出し, その総合的な治療は**徒手理学療法**と呼ばれるようになった. 国際整形徒手理学療法士連盟(International Federation of Manual and Musculoskeletal Physical Therapists; IFOMPT)の定義では, 徒手理学療法とは「**臨床推論**に基づき徒手的療法技術と運動療法を含む高度かつ個別の治療アプローチを使用して, 神経・筋骨格系機能のマネージメントを行う理学療法の専門領域」と位置づけられている. このような背景から, 従来「徒手療法」と記されていた領域であるが, 徒手理学療法士が使用する手技の一部として, 本書では徒手的療法という用語を使用する.

B 徒手的療法の分類

徒手的療法には多くの手技・体系があり[3], 治療の焦点となる組織が異なる(▶表1). 患者の症状と検査により問題となる組織を鑑別し, 適切な手技を選択する. 各種治療は, 治療の焦点である組織以外に, 神経および血管を含む他の構造に影響を及ぼす可能性があり, 治療法が異なっても同様の変化をもたらすことがある. 治療法を区別するものは, 治療者が焦点とする組織, もしくは変化を観察する病態である.

たとえば, 代表的な徒手的療法の1つであるモビライゼーションは, 可動性が低下した運動器に対して, 多くは他動運動を用いてその可動性を改

▶表1 各組織に対する治療手技

組織	治療手技
結合組織 （非収縮組織）と筋	● 軟部組織モビライゼーション（soft tissue mobilization） ● 筋膜リリース（myofascial release） ● 筋膜マニピュレーション（Fascial Manipulation®） ● ストレイン・カウンターストレイン（strain-counterstrain） ● マッスルペインリリーフ（muscle pain relief） ● マッスルエナジーテクニック（muscle energy technique） ● マイオチューニングアプローチ（myotuning approach） ● プレーティング（plating） ● 経皮的軟部組織リリース（diacutaneous fibrolysis） ● その他：伝統的マッサージ，指圧など
関節	● 関節モビライゼーション〔joint mobilization（Kaltenborn-Evjenth, Maitland, Paris）〕 ● マリガンテクニック（Mulligan technique） ● 関節ファシリテーション（synovial joint facilitation）
神経	● 神経モビライゼーション（mobilization of nervous system, neural mobilization） ● マイオセラピー（myotherapy）
感覚器	● 触圧覚刺激法（touch-pressure stimulation technique）
リンパ	● リンパドレナージ（lymphatic drainage）

善する手技である．手技と名称は対象とする組織や目的によって使い分けられる[4]．関節モビライゼーションは，主に可動性を制限する非収縮性組織の治療に対して用いられる．軟部組織モビライゼーションは結合組織の癒着の予防や改善，筋スパズム，筋短縮の改善，神経の滑走性を改善する際に用いられ，特に神経に対する場合は神経モビライゼーションと呼ぶことが一般的である．

　各治療手技は漫然と使用するのではなく，どのような目的でどの組織に治療を行い，どのように変化を観察するかを明確にして行う必要がある．すべての手技を習得することは困難であるが，その手技の基礎にある理論を理解し，各組織に対応した手技を習得しておくと評価・治療により有効である．

C 現在における使用頻度

　徒手的療法と運動療法との併用効果については数多く報告されているものの，徒手的療法の使用頻度は減少傾向にある．従来，運動時痛を訴える急性期には安静が必要と考えられてきた．安静臥床の結果生じた拘縮や筋の硬化に対して，受動的な治療が主であった．現代では安静は最低限にとどめ，早期からの運動が推奨されるようになった．それに伴い，理学療法も受動的なものから，患者本人が積極的に運動を行う能動的な内容に移行してきたことが関連しているであろう．

　しかしながら，世界的にみても徒手的療法に必要なハンドリングスキルは重要とされている．前述のIFOMPTは，神経および筋骨格系領域の理学療法に関する厳格で特殊な卒後教育プログラムを終えた理学療法士（**徒手理学療法士**と呼ばれる）の国際的なグループである．IFOMPTへの加盟は国単位であり，2024年現在で正会員国26か国と準会員15団体の合計41団体が加盟している[5]．加盟国はIFOMPTの基準に基づいた厳格な教育プログラムを実施しており，この基準においても効果的な徒手的療法を行うためのハンドリングスキルが求められているのである．あらゆるテクニックを網羅し，駆使することが重要ではなく，徒手的療法の必要性を評価できるスキルと判断能力を身につけていく必要がある．

●引用文献

1) 黒澤和生：物理療法．奈良 勲（監）：理学療法学辞典．p.673，医学書院，2006．
2) 砂川 勇：徒手理学療法の歴史．PTジャーナル，44:639–644，2010．
3) 竹井 仁：理学療法における構造的アプローチ，機能的アプローチ，包括的アプローチ．竹井 仁ほか（編）：系統別・治療手技の展開．改訂第3版，pp.3–5，協同医書出版社，2014．
4) Kaltenborn, F.M.: Manual Mobilization of the Joints—Vol I: The Extremities. 8th ed., pp.97–108, Orthopedic Physical Therapy Products, 2014.
5) IFOMPTホームページ
https://www.ifompt.org/About+IFOMPT.html

第2章 徒手的療法の基礎と生理学的作用

学習目標
- 徒手的療法の基礎について学ぶ.
- 徒手的療法の生理学的作用について学ぶ.

A 徒手的療法の基礎

1 徒手的療法の対象

　徒手的療法は運動器の機能障害を対象としている. 主として疼痛・関節機能異常である. 関節の可動性が過小であればモビライゼーションなどの徒手的療法を選択し, 過大であれば筋力増強や運動学習などの運動療法を選択する. その両者を組み合わせて理学療法を展開していく.

　徒手的療法を患者に適用するにあたり, 正確な検査と基礎医学に基づく分析(**臨床推論**;クリニカルリーズニング)が必要である. 運動器を構成している組織のなかでどの組織が問題であるかを, 医療面接による情報から仮説を立て検証しながら鑑別し, 問題のある組織に対応した手技を用いる. 禁忌に該当しなければ, 整形外科疾患に限らず神経系疾患の運動器も対象となる. さらにはスポーツによる損傷の予防や高齢者の障害予防にも適用可能で, あらゆる領域での使用が可能である. 疾患に対して手技を選ぶのではなく, 人体構造のどこに問題があるかという観点から対象者のかかえる問題を評価し, 何を対象にどのような反応を期待して手技を使用するのかを決定するのである.

2 結合組織の構造と特性

　生体内の多くの組織が徒手的療法の対象となりうるが, 特に運動器と関連が深い結合組織の特性について理解しておく必要がある. 結合組織は多様であり, 血液・リンパは液性結合組織, 軟骨と骨は支持性結合組織に分類される[1]. ここでは狭義の結合組織についてふれる. 結合組織は身体の構成部分を結びつけて形づくる働きをする. 身体のあらゆる間隙に存在し, 細胞, 組織, 器官を保護し支持する役割をもつ. 主な結合組織の機能には, 物理的機能(機械的支持作用など), 生理学的機能(物質の運搬や蓄積など), 生化学的機能(合成, 修復, 防衛反応など)がある.

　結合組織の大部分は細胞間質である線維で構成される. 線維には膠原線維, 弾性線維, 細網線維がある. **膠原線維**(collagen fiber)は一般的に認められる最も強い線維で, 張力に対して非常に強く弾性はない. 腱はほとんど膠原線維からなり, 骨格筋を骨に定着させている. 腱や靱帯は膠原線維が平行に配列しているので大きな張力に耐えることができる. **弾性線維**(elastic fiber)はエラスチンという蛋白質からなり, 弾性に富む. 組織に加えられたひずみをもとに戻すための収縮力をもっている. 細網線維は膠原線維と同様の構造をしているが, 膠原線維よりも細く枝分かれして網

▶表1 膠原線維と弾性線維の特徴

膠原線維	弾性線維
●コラーゲンという蛋白質からなり，線維束は白い独特の輝きをもつ． ●大きな引っ張りの強さが要求される部分に豊富で，軟らかく屈伸自在である． ●最重要な機能は組織の構築の支持である． ●弾性線維のように弾力性はないが，張力に対しては強い抵抗性を示す． ●通常，膠原線維は介在する弾性線維の収縮力によって波状に縮められているが，組織が伸張されると弾性線維の弾力がこれに応じる．膠原線維の長さは波状の走行が直線上に変化することで伸ばされ，その際に線維自体の伸張はほとんどない．	●エラスチンという蛋白質からなり，束をなす場合は黄色に見える． ●弾性線維は常に膠原線維と交錯してともに存在する． ●組織に柔軟性を与え，組織が伸張したあと，正常な状態に復元する能力をもつ． ●弾性線維はゴムに似ており，もとの2〜2.5倍まで伸張し，力が去ればもとに復元する． ●弾性線維の伸張は，ランダムコイル状のエラスチン分子の伸縮によっておこる． ●エラスチン分子間には多くの架橋がある．

〔竹井 仁：マッサージ療法の基礎と生理学的作用．奈良 勲(監)：標準理学療法学 専門分野 物理療法学，第4版，pp.208-213，医学書院，2013 より改変〕

▶表2 結合組織(狭義)の分類

分類	組織名	特徴，代表組織
疎性結合組織（器官の空間を埋め，上皮組織を支持）	疎性結合組織（狭義）	皮下組織，粘膜下組織として全身に分布する．
	脂肪組織	脂質の貯蔵，摩擦や衝撃の緩衝を担う．
	細網組織	脾臓や肝臓などの器官の支持組織で，さまざまな方向からの力に抵抗することができる細網線維が豊富である．
密性結合組織（膠原線維が線維束を形成し，密に配列）	規則性密性結合組織	外力が加わる方向と平行に膠原線維が密に配列している．腱，腱膜，靱帯など．
	不規則性密性結合組織	膠原線維の走行に規則性がなく交叉しているため，さまざまな方向からの外力に抵抗する．皮膚の真皮，骨膜，筋膜，関節包など．
	弾性結合組織	主に弾性線維で構成される黄色の結合組織であり，弾性力に富む．血管壁や気道壁，肺組織，脊椎椎間板，黄色靱帯など．

目構造をなす．脾臓や肝臓などの器官に豊富に存在している．膠原線維と弾性線維の特徴を表1に示す．

狭義の結合組織は，その線維の配列によって，疎性結合組織と密性結合組織に分けられる（▶表2）．

疎性結合組織は，皮下組織や粘膜下組織あるいは器官の間など，体内で最も広く分布している結合組織である．線維成分はまばらで，その間隙は水分が豊富な基質が存在する．基質は膠原線維間での運動中の摩擦を減らし，組織の可動性を高める．間隙に過剰な水分が貯留して膨れるのは，浮腫と呼ばれる組織間液(間質液)の過剰である．一方，可動性よりも強さを必要とする場所では，膠原線維が線維束をつくって密に配列する密性結合組織が形成される．膠原線維束は組織に加わる外力に対して，効果的に抵抗できる配列をとる傾向がある．

密性結合組織は，膠原線維と弾性線維が種々の方向に走る真皮・筋膜・関節包などの不規則性密性結合組織と，膠原線維が平行に配列するか，あ

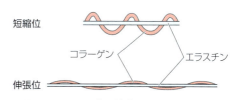

▶図1 コラーゲン線維とエラスチン線維の伸張

〔竹井 仁：マッサージ療法の基礎と生理学的作用．奈良 勲(監)：標準理学療法学 専門分野 物理療法学，第4版，pp.208-213，医学書院，2013 より〕

るいはなんらかの一定した走行を示す腱・靱帯などの規則性密性結合組織に分けられる．不規則性密性結合組織では，弾性線維は常に膠原線維と組みになって働く．膠原線維は介在する弾性線維の収縮力によって，波打った状態に縮められている．組織が引き伸ばされると，弾性線維の弾力によって抵抗するが，さらに強く引き伸ばされると，膠原線維が伸びきった状態に達し抵抗する（▶図1）．それぞれの組織に加わる力に対応して膠原線維の配列が決定される．言い換えると，組織の修復過

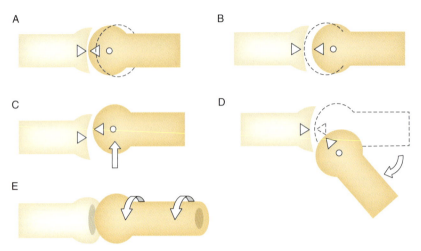

▶図2　関節副運動
A：圧迫，B：離開，C：滑り，D：転がり，E：回旋．矢印：骨の運動方向，丸：回転中心，三角：運動前に向かい合っていた点を示す．

程においては，その組織に求められる機能を考慮しながら組織に刺激を与えることで，必要な線維の配列を再獲得させることができる．

3 関節における生理学的運動と副運動

　関節における生理学的運動は，ヒトが自動的に行うことができる運動であり，結合組織で連結された骨の運動を指す．膝関節の伸展や肩関節の屈曲が一例である．副運動は，滑り・転がり・回旋・離開・圧迫の運動である（▶図2）．単一の副運動は患者自身が自動的に行うことができないが，他者により他動的に行うことができる．これらは**関節の遊び**とも呼ばれる．

　生理学的運動時に生じる複数の副運動を**構成運動**と呼ぶ．一例として，膝関節伸展時に脛骨が大腿骨に対して前方に転がる運動と前方に滑る運動を指す．生理学的運動の質や程度は副運動の質や程度に依存することから，副運動を徒手的に評価する必要がある．生理的な関節運動においては，関節面で転がりと滑りが生じる（▶図2）．これは向かい合った2つの骨の関節面における相対的な運動である．関節面はおおむね凹側と凸側の組み合わせで構成されている．転がり運動の方向は，凹側と凸側のどちらの関節面をもつ骨が動いても常に骨運動の方向と同じである．しかし，滑り運動は凹側と凸側のいずれの関節面をもつ骨が動くかで方向が変わる．凹側の関節面が凸側の関節面に対して運動する場合（▶図3B），滑り方向と骨の運動方向は同じである．一方，凸側の関節面が凹側の関節面に対して運動する場合（▶図3C），滑り方向と骨の運動方向は反対になる．これらは**凹凸の法則**（Kaltenborn rule）と呼ばれる[2]．

　制限のある関節では，しばしばこの正常な転がり-滑り運動が障害されている．この場合，滑り運動が制限されていることが多い．滑り運動のない転がりだけの関節運動は関節を損傷させることになる．

4 関節運動の最終域感(end feel)

　関節は，その構造体の保護のために運動を制限する構造を有している．生理学的運動における最終域において，測定者がその運動方向に対して他動的に圧を加えた際に，測定者が感じる抵抗感を

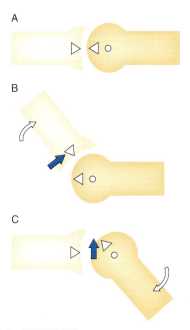

▶図3　凹凸の法則
A：運動前，B：凹側の関節面が凸側の関節面に対して運動，C：凸側の関節面が凹側の関節面に対して運動．白矢印：骨の運動方向，青矢印：関節面の滑り方向，丸：回転中心，三角：運動前に向かい合っていた点を示す．

▶表3　最終域感

正常な end feel	soft（軟部組織性）	軟部組織の近接（例：肘屈曲，膝屈曲）
	firm（結合組織性）	関節包・靱帯の伸張 拮抗筋の伸張*（例：膝伸展位股関節屈曲）
	hard（骨性）	骨と骨の接触（例：肘伸展）
異常な end feel	less elastic （弾性減少）	瘢痕，短縮した結合組織
	more elastic （弾性増大）	筋スパズム，筋短縮
	springy block （弾力性遮断）	半月板損傷など跳ね返りが感じられる関節内障害
	premature （未成熟）	正常より早い最終域感，変形性関節症，拘縮した靱帯・関節包
	empty（虚性）	疼痛により停止感がなく制限がある状態
	extended（延長）	正常より遅い最終域感，不安定性・過可動性

* softと分類される場合もある．

最終域感（end feel）という（▶表3）．ヒトの大部分の関節がfirm（結合組織性）のend feelを有する．異常な最終域感によって，問題となっている組織を推測することができる．異常な最終域感を判断できるようになるには，健常者における正常な最終域感を感じとる経験を積むことが重要である．

5　関節の安静肢位としまりの肢位

安静肢位（resting position）は関節包がすべての方向に弛緩した肢位を指し，**ゆるみの肢位**（loose-packed position）ともいわれる．向かい合う2つの関節面が最も離れ，最小限の接触または接触していない状態である．副運動の牽引は最大となり，検査や疼痛緩和のために用いられる肢位である．**しまりの肢位**（close-packed position）は関節面が最大限に接触し，関節包・靱帯が緊張している状態で，副運動が制限されている．安静肢位からしまりの肢位に近づくにつれ副運動は少なくなる．主な関節の安静肢位とゆるみの肢位を表4に示す．

B 徒手的療法の生理学的作用

徒手的療法は，組織に対して機械的刺激（メカニカルストレス）を加える治療である．機械的刺激とは，伸張，離開（または牽引），圧迫，摩擦，振動または周期的運動などの物理的刺激のことで，身体機能の維持に重要な役割を果たしている．効果的な治療のためには組織の生理学的な特性を理解しておくことが求められる．

1　伸張

骨格筋の伸張性は主に筋線維と筋膜によって発揮される．伸張刺激により筋は伸張されるが，粘

▶表4 主な関節の安静肢位としまりの肢位

関節	安静肢位	しまりの肢位
肩甲上腕関節	55° 外転, 30° 水平内転位	水平外転, 外旋位
腕尺関節	70° 屈曲, 10° 回外位	伸展回外位
腕橈関節	完全伸展, 完全回外位	90° 屈曲, 5° 回外位
股関節	30° 屈曲, 30° 外転, 軽度外旋位	最大伸展位および外転, 内旋位
膝関節	25°〜40° 屈曲位	最大伸展位
距腿関節	10° 底屈, 内外反中間位	最大背屈位

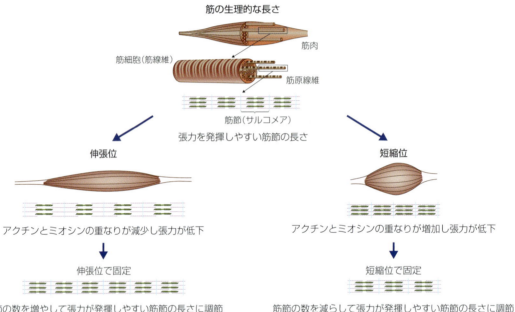

▶図4　筋節数の調節

弾性の変化と反射的な筋緊張の変化によるもので一過性である．筋は伸張位・短縮位にかかわらず，その長さで適切に筋力が発揮できるように筋節（サルコメア）数を調節する（▶図4）．動物実験では，4週間伸張位に固定された筋は25％以上の筋節を増やし，短縮位に固定された筋は35％減少したとの報告がある[3]．短時間の伸張による変化は確認されていない．

結合組織においては，修復時に伸張刺激が加えられた場合，線維芽細胞は膠原線維と少量の弾性線維と基質を生成する[4]．膠原線維は，大きな抗張力が要求される方向に配列される．

いずれの組織においても，短期的に長さと強度が得られるわけではなく，細胞が置き換わり，組織が適応するまで，運動や自主練習，環境設定によって伸張刺激を継続する必要がある．

2 離開（または牽引）

関節に適用した場合，関節面を引き離すことで関節面にかかる圧力を相殺し，疼痛を緩和する．非荷重で生じる関節への圧力の多くは筋の収縮である．関節周囲組織である筋・筋膜・関節包の伸張刺激となるため，それらの組織の伸張によって

疼痛が生じる場合は関節周囲組織がゆるんだ肢位で，組織を伸張しない範囲で離開する．基本的には関節における安静肢位が選択されるが，患者の筋や関節包の状態でその肢位は変化する．

3 圧迫

関節軟骨（硝子軟骨）や椎間板（線維軟骨）のように常に圧迫が生じる組織では，軟骨芽細胞は多くの基質を生成し，膠原線維は基質を機械的に保護し安定させる[4]．軟骨の状態を維持するためには適度な圧迫が必要であり，治療としての運動負荷が重要となる．炎症が生じて関節内の機械受容器の閾値が低下している場合，圧迫を加えることで痛みが生じるが，これを関節内の評価に利用することができる．圧迫により関節に痛みが生じる場合は圧迫を治療として使用するべきではないが，疼痛の軽減をはかりながら段階的に負荷を増やし，継続して圧迫することが軟骨組織の状態維持に必要である．

4 摩擦

腱・靱帯およびその付着部が損傷したとき，これらの構造は血管分布に乏しくほとんど出血しないため，軽度の炎症しか生じない．そのため創傷治癒の予後はよいとはいえない．創傷治癒に炎症は必要な生体反応であり，治療的な観点から腱・靱帯への有効な刺激方法は**深部摩擦**である．摩擦によって組織への刺激を与えることは炎症性物質の放出を増加し，創傷治癒を促進する[5]．

5 周期的運動・振幅運動

関節の接近と離開を繰り返す周期的な振幅運動は，関節内圧を連続的に変化させ滑液循環を促進する．関節運動と類似の効果が期待でき，発痛物質や炎症性物質の停滞を防ぐと考えられている．振幅の大きさは患者の症状に依存するが，たとえば症状が強い場合は関節面を圧迫しないように注意するとともに，振幅も小さくして行う．

マッサージのような筋への周期的な刺激はマクロファージの動員を調節することで，炎症反応と不動化で誘発される筋萎縮を予防できる可能性が示唆されている[6]．

●引用文献
1) マティーニ，F.H. ほか（著），井上貴央（監訳）：組織. カラー人体解剖学―構造と機能：ミクロからマクロまで，pp.39–62，西村書店，2016.
2) Kaltenborn, F.M.: Manual Mobilization of the Joints—Vol I: The Extremities. 8th ed., Orthopedic Physical Therapy Products, 2014.
3) Goldspink, G., et al.: Effect of denervation on the adaptation of sarcomere number and muscle extensibility to the functional length of the muscle. *J. Physiol.*, 236:733–742, 1974.
4) Schleip, R. ほか（著），竹井 仁（監訳）：人体の張力ネットワーク膜・筋膜―最新知見と治療アプローチ. 医歯薬出版，2015.
5) Davidson, C.J., et al.: Rat tendon morphologic and functional changes resulting from soft tissue mobilization. *Med. Sci. Sports Exerc.*, 29:313–319, 1997.
6) Saitou, K., et al.: Local cyclical compression modulates macrophage function *in situ* and alleviates immobilization-induced muscle atrophy. *Clin. Sci.*, 132:2147–2161, 2018.

第3章

徒手的療法の実際①：筋膜リリース

学習目標
- 筋膜リリースの特徴と効果について学ぶ.
- 筋膜リリースに関する適応疾患例・禁忌, 注意を要する事象について学ぶ.
- 筋膜リリースの実施手順について学ぶ.
- 筋膜リリースの課題と展望について学ぶ.

A 特徴と効果

　筋膜リリースは, 治療の焦点を筋膜系とした治療法である. 身体の外傷, 炎症または感染, 骨格構造の不均衡などは, すべて不適切な筋膜の緊張を引き起こす可能性がある.

　筋膜は, 頭から足へと途切れることなく体全体に広がる強固な結合組織で, **浅筋膜・深筋膜・筋外膜・筋周膜**, さらには筋内に存在する**筋内膜**をも含む. 全身を包む筋膜は, 身体に生じる局所のストレスの影響を受ける. 局所であっても筋膜が柔軟性を失うと, セーターやストッキングの繊維の引きつりのように, 周囲にその緊張やねじれが広がる. その結果, 柔軟性が失われ, 非効率的な姿勢と運動が生じてしまう. 筋膜は筋だけでなく骨, 神経, 器官を覆っている[1] ため, 筋膜の異常は身体構成要素のいずれか, またはすべてに異常な圧力をかける可能性がある.

　筋膜リリースは, 手で患者に触れることで筋膜の制限を突き止め, 筋膜のねじれを解きほぐすことで, 身体機能の改善をはかる手技である. 穏やかで持続した圧力・伸張により, 筋膜の基質(細胞間物質)の粘稠度をゲル状からゾル状に変化させることで, 筋膜の緊張により生じた高密度化した**交叉性**の**膠原線維**と**弾性線維**を解きほぐすと考え

られている[2, 3]. 制限された筋膜によって引き起こされる組織への圧力を取り除き, こわばり, 痛みなどの症状を軽減する効果が期待できる.

B 適応疾患例・禁忌, 注意を要する事象

　筋膜リリースの適応疾患例・禁忌, 注意を要する事象を**表1**に示す.

C 実施手順

　筋膜リリースの基本的手技としては, 身体の長軸方向に筋膜を伸張する**長軸方向リリース**, 身体の横断方向の制限を開放する**横断面リリース**, 上肢または下肢をさまざまな方向に牽引する pull (**牽引**)の3つがある. 背部への長軸方向リリース (▶**図1**)の手順を示す.

①手をクロスさせ背部の皮膚上に長軸方向に手を置く.

②力が深筋膜に到達するように穏やかに深部に向かって圧を加える.

③圧を維持しながら, クロスさせた手を遠ざけるように長軸方向に抵抗が感じられるところまで

表1 筋膜リリースの適応疾患例・禁忌, 注意を要する事象

適応疾患例	禁忌	注意を要する事象
1. 急性・慢性の疼痛 2. 自動・他動関節可動域制限 3. アライメントの改善 4. 円滑な自動運動の異常 5. 神経系機能異常 6. スポーツ障害 7. 循環障害 8. 頭痛 9. 顎関節機能異常 10. 頭部外傷後 11. 新生児の分娩時外傷や分娩ショック 12. 生理痛 13. 小児や高齢者のコンディショニング 14. 最適なパフォーマンスの獲得 15. 複合性局所疼痛症候群（CRPS） 16. 精神的問題 17. その他	1. 悪性腫瘍・癌 2. 開放創 3. 縫合部 4. 全身あるいは局所感染 5. 急性期のリウマチ様関節炎 6. 発熱時 7. 蜂巣炎 8. 血腫 9. 急性期の循環障害 10. 骨髄炎 11. 動脈瘤 12. うっ血性水腫 13. 進行した糖尿病 14. 抗凝血療法施行時 15. その他	1. 回復過程の骨折部位 2. 過可動性関節 3. 骨粗鬆症あるいは進行した退行性変化 4. 筋区画症候群（コンパートメント症候群） 5. 皮膚過敏症

〔竹井 仁：マッサージ療法の基礎と生理学的作用. 奈良 勲（監）：標準理学療法学 専門分野 物理療法学. 第4版, pp.214–216, 医学書院, 2013 より改変〕

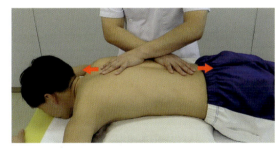

▶図1　長軸方向リリース
手掌全体で筋膜に圧を加えながら, クロスさせた手を遠ざけるように長軸方向に伸張する.

ゆっくりと伸張する.
④伸張を加えている組織にゆるみを感じたら, さらにゆっくりと伸張する.
⑤3〜5分の穏やかな圧と伸張を維持する.

　筋膜は**膠原線維**と**弾性線維**の複合体であり, 穏やかな伸張力を維持することにより, まず弾性線維が伸張される. 制限と感じられるところまで弾性線維が伸ばされると, 膠原線維による抵抗を感じる. それを強制的に伸張することは困難であるが, その位置で穏やかな圧と伸張を維持することで, 粘稠度すなわち基質の密度が変化し, 線維が新たな位置に再配列され組織の長さに変化が生じると考えられている.

D 課題と展望

　筋膜の異常はX線撮影, CT撮影, 筋電図などの従来の標準的な検査では検出できず, 治療の対象として取り上げられることが少なかった. 近年, 筋膜の機能異常が取り上げられるようになり, 超音波診断装置や磁気共鳴画像法（MRI）を使用して結合組織の特性を検証する研究が増加している. 治療により得られる伸張が, 実際はどの組織がどのようなメカニズムで変化しているのか解明されていないが, 筋膜リリースをはじめとする筋膜を対象とした治療は, 今後の理学療法に大きな役割を果たすと考えられる.

●引用文献

1) Schleip, R., et al.（著）, 竹井 仁（監訳）：浅筋膜. 人体の張力ネットワーク 膜・筋膜—最新知見と治療アプローチ. pp.19–24, 医歯薬出版, 2015.
2) 竹井 仁：筋膜リリース. 竹井 仁ほか（編）：系統別・治療手技の展開. 改訂第3版, pp.138–158, 協同医書出版社, 2014.
3) Barnes, J.F.: Myofascial Release. Davis, C.M.(ed): Complementary Therapies in Rehabilitation: Evidence for Efficacy in Therapy, Prevention, and Wellness. 2nd ed., pp.59–82, Slack, 2004.

第4章

徒手的療法の実際②：軟部組織モビライゼーション

学習目標
- 軟部組織モビライゼーションの特徴と効果について学ぶ.
- 軟部組織モビライゼーションに関する適応疾患例・禁忌，注意を要する事象について学ぶ.
- 軟部組織モビライゼーションの実施手順について学ぶ.
- 軟部組織モビライゼーションの課題と展望について学ぶ.

A 特徴と効果

軟部組織モビライゼーション(soft tissue mobilization)にはさまざまな方法があるが，ここでは，Kaltenborn と Evjenth による軟部組織モビライゼーション[1] を紹介する. 軟部組織モビライゼーションは，疼痛や軟部組織の硬化のため運動が制限されている場合や，関節運動の**最終域感**が軟部組織性の伸張感による場合に施行する. 疼痛の軽減と組織の伸展性を改善し，その後の治療を容易にする. 筋系，神経系，リンパ系，循環系に対する効果が期待できる. 軟部組織モビライゼーションには，①横断マッサージ，②機能的マッサージがある.

1 横断マッサージ

横断マッサージ(deep transverse friction massage/Quermassage)は，英国の Cyriax 医師が開発した手技である. 治療する深部組織(筋，腱，靱帯など)の線維方向を切るように，すなわち横断的に刺激する局所的，特異的な摩擦マッサージである.

効果としては，疼痛緩和，筋スパズムの減少，収縮時痛の軽減などが期待できる. 軟部組織の運動性を維持し改善することで線維の癒着の防止につながる. 循環を促進し，乳酸やその他の老廃物の除去を助けるともいわれる.

2 機能的マッサージ

機能的マッサージ(functional massage)は，Evjenth が 1950 年代にデンマークの医師 Olesen から学んだ手技を発展させたものである. 筋組織に圧を加えた状態で関節を他動的に動かすことにより，筋組織に部分的な伸張刺激を加えるマッサージである.

効果としては，疼痛緩和，筋スパズムの減少，線維の癒着の防止，循環促進，伸張時痛の軽減が期待できる. また，組織の修復過程においては，反復性の筋の長軸方向への伸張刺激により長軸方向へのコラーゲン線維の形成を刺激し，組織の強度を増加させる.

B 適応疾患例・禁忌，注意を要する事象

各手技の適応疾患例・禁忌，注意を要する事象を表 1，2 に示す. 横断マッサージは関節運動を伴わないため，比較的安全である. 機能的マッ

▶表1 横断マッサージの適応疾患例・禁忌，注意を要する事象

適応疾患例	禁忌	注意を要する事象
1. 外傷およびそれに引き続いておこる筋の硬化，スパズム 2. 筋，筋腱移行部，腱，腱の骨付着部，腱鞘，靱帯などの変性	1. 治療部位の感染症・急性炎症 2. 多発性関節炎や炎症性リウマチ性疾患 3. 表層を走行する神経の上 4. 骨の支持性に関係している疾患 5. 悪性腫瘍	1. 過度の疼痛 2. 非協力的な患者 など

〔竹井 仁：マッサージ療法の基礎と生理学的作用. 奈良 勲(監)：標準理学療法学 専門分野 物理療法学, 第4版, pp.220-223, 医学書院, 2013 より改変〕

▶表2 機能的マッサージの適応疾患例・禁忌，注意を要する事象

適応疾患例	禁忌	注意を要する事象
1. 筋の硬化，スパズム 2. 筋線維の微小断裂を伴った外傷とそれによる線維化および瘢痕形成 3. 筋・腱・骨複合体の変質性疾患 4. 筋緊張に由来する疼痛と機能障害など	1. 血腫を伴う筋の新鮮外傷 2. 軟部組織の石灰化 3. 治療部位の感染症や急性炎症 4. 関節の不安定性や過可動性 5. 痙縮を伴う中枢神経異常 6. 神経疾患あるいは筋原性疾患	1. 過度の疼痛 2. 非協力的な患者 3. 可動域が小さい場合(動かしすぎない) など

〔竹井 仁：マッサージ療法の基礎と生理学的作用. 奈良 勲(監)：標準理学療法学 専門分野 物理療法学, 第4版, pp.220-223, 医学書院, 2013 より改変〕

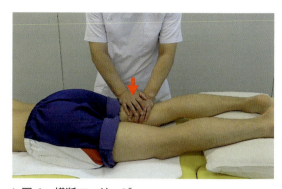

▶図1 横断マッサージ
ハムストリングスに対して．

サージでは関節運動の反復が伴うため，正しい関節運動が行える範囲で施行しなければならない．

C 実施手順

1 横断マッサージの実施手順 (▶図1)

①まず患者にリラックスできる肢位をとらせ，治療部位を可能なかぎり露出させる．

②理学療法士も楽に治療できる姿勢と位置をとる．

③筋は可能なかぎり弛緩した状態で行い，腱，靱帯などはやや緊張させた状態で行う．

④筋・腱線維の長軸方向に対して直角の方向に引く（あるいは押す）ときに圧を加える．

⑤戻すときには圧を加えず，再度引く（あるいは押す）ときに圧を加えて反復する．

⑥組織への圧の加え方は以下の4つの方法がある．

- 腱などの小さい治療部位に対しては，示指の上に同側の中指を重ねる．
- 一側の母指および母指球の上に他側の手を重ねる．
- 一側の示指〜小指の上に他側の手を重ねる．
- 母指と他の4指を対立位にして組織を挟み込む．

⑦上記いずれの方法においても，接触した指で圧を加えるのではなく，上側の指あるいは手を用いて圧を加え動かす．

⑧一定の圧で，症状および組織に変化が現れるまで，一組織に対して3分程度治療する．

2 機能的マッサージの実施手順 (▶図2)

①まず患者にリラックスできる肢位をとらせ，治

療部位を可能なかぎり露出させる．
②理学療法士も楽に治療できる姿勢と位置をとる．
③治療する筋の起始と停止を近づけた肢位に置き，理学療法士の手を治療する筋に当てがう．
④筋の走行と平行に当てた手で筋に圧迫を加えながら，他方の手で筋が伸張される方向に関節を他動的に動かす．
⑤ゆっくりと，リズミカルに繰り返しながら，段階的に圧迫する部分を移動させる．
⑥接触している手の下で皮膚を動かすのではなく（摩擦ではなく），筋組織に圧が加わるように行う．
⑦圧迫は手掌，母指球，小指球のいずれかで加える．
⑧圧は痛みを与えない範囲でしっかりと加え，骨組織に向かって強く圧迫してはならない．
⑨動かした関節を出発肢位に戻すときは圧を加えない．
⑩症状および組織に変化が現れるまで1部位に対して3分程度治療する．

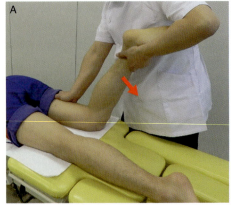
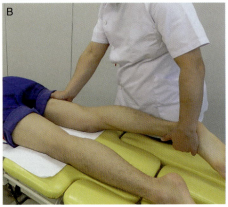

▶図2　大腿二頭筋に対する機能的マッサージ
A：開始肢位，B：終了肢位

D 課題と展望

軟部組織モビライゼーション単独介入について，受動的な治療では効果は限定的であり，その有効性は十分とはいえない．マッサージ後に当該筋のストレッチング，拮抗筋の筋活動促進と筋力増強，運動パターンの改善など，運動療法と組み合わせることが重要である．加えて，自己ストレッチングや姿勢・運動指導などの患者教育によって機能維持・再発防止に努めることが必要である．

軟部組織モビライゼーションは，徒手だけでなく器具を使った方法も古くから用いられてきた．近年，器具を用いた軟部組織モビライゼーションの効果が検証され注目されている[2]．開発者によって器具の形状やテクニックの名称は異なる．共通の特徴としていえることは，器具を用いることで理学療法士が手で操作するよりも大きく深い力を適用させることが可能であり，同時に理学療法士の手にかかる負荷を減少させるという機械的利点を有している．今後，さらなる治療効果検証の積み重ねが望まれる．

●引用文献

1) Kaltenborn, F.M.: Manual Mobilization of the Joints—Vol I: The Extremities. 8th ed., pp.97–108, Orthopedic Physical Therapy Products, 2014.
2) Kim, J., et al.: Therapeutic effectiveness of instrument-assisted soft tissue mobilization for soft tissue injury: Mechanisms and practical application. $J. Exerc. Rehabil.$, 13:12–22, 2017.

第5章

徒手的療法の実際③：関節モビライゼーション

学習目標
- 関節モビライゼーションの特徴と効果について学ぶ.
- 関節モビライゼーションに関する適応疾患例・禁忌・注意を要する事象について学ぶ.
- 関節モビライゼーションの実施手順について学ぶ.
- 関節モビライゼーションの課題と展望について学ぶ.

A 特徴と効果

関節モビライゼーションとは，疼痛や可動域制限を有する関節に対して，疼痛の軽減や可動域の改善を目的に施行する他動的な関節運動のことである．関節運動の**最終域感**(end feel)が結合組織性の最終域感で，関節包などの非収縮性の関節周囲組織に対して用いられる．モビライゼーションのテクニックにはさまざまな体系があるが，ここでは，Kaltenborn と Evjenth による関節モビライゼーション[1] を紹介する.

関節の生理的運動は副運動で構成され〔第2章 A.3 項「関節における生理学的運動と副運動」(➡ 238 ページ)参照〕，生理的運動の質や程度は副運動の質や程度に依存する．制限された副運動を改善することによって疼痛や筋スパズム，可動域制限が改善する．一方で，誤った運動は関節の症状を悪化させる可能性もあるため，適切な運動方向を選択する必要がある．Kaltenborn が提唱した**凹凸の法則**に基づき評価を行い，症状と関節の状態を評価したうえでモビライゼーションの内容を決定する.

1 関節モビライゼーションにおける治療面

治療のための基準となる面を**治療面**(Kaltenborn treatment plane)と呼ぶ．治療面は関節を構成する凹凸の骨を結ぶ面を想定する．凸側の骨上にある関節運動の運動軸と，凹側の関節面のうち最も深いところを結ぶ面を想定し，その面に対して直交する面が治療面である(▶図1).凹面の関節面と平行な面をイメージするとよい．関節面同士がどのような角度であっても(関節がどの角度でも)，凹凸どちらの関節面が動いても治療面はいつも凹面の関節面と平行である(▶図1).関節モビライゼーションで使用する副運動は牽引・圧迫・滑りであり，これらの運動は治療面によって以下のように定義される.

- 牽引：治療面に対し直角の方向で関節面が離される運動
- 圧迫：治療面に対し直角の方向で関節面が近づく運動
- 滑り：治療面に対して平行な運動

2 治療に必要な力と運動の段階

関節の症状と目的に応じて，治療に必要な力と

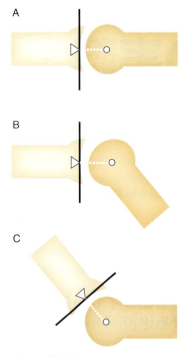

▶図1 治療面
黒線が治療面を示す．凸側の骨がどの角度でも治療面は変わらないが(A, B)，凹面側の骨が動いた場合は治療面は変化する(C)．

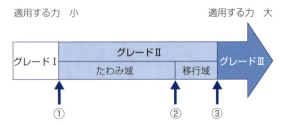

▶図2 適用する力と運動の段階
グレードⅢに近づくにつれ適用する力が強くなる．①関節の離解が始まる，②関節周囲組織のたわみがなくなる，③最大の抵抗感(first stop)．

運動の段階が定められている．Kaltenbornの段階は大きく3つに分けられている（▶図2）．

①グレードⅠ：関節に作用する正常な圧迫力を取り除く程度の力で，関節面の離開がおきない程度のわずかな牽引の段階．振動刺激や小さい振幅運動を加え，疼痛緩和にも用いる．滑り運動（グレードⅡまたはⅢ）を適応する際には，グレードⅠの牽引を必ず伴う．

②グレードⅡ：関節面が離開し始めてから関節周囲組織のたわみが取り除かれ，緊張するまでの力の適応を指す．運動方向は牽引・滑りいずれの方向にも適応できる．安静肢位でのグレードⅡの牽引は関節包全体を緊張させる．それ以外の肢位での牽引や滑り運動においては，一部の関節包が緊張する．関節周囲組織のたわみがなくなる程度まで牽引・滑りを行うときは，さほど大きな力を必要としない．この運動領域を**たわみ域**という．さらに力を適応すると関節周囲組織が伸張され，抵抗感が増す．この領域を**移行域**と呼ぶ．最終的にfirst stopと呼ばれる強い抵抗感を感じる．グレードⅡは牽引や滑り運動の評価に用いるが，疼痛や筋スパズムによる制限に対する治療には牽引のみが適応となる．関節面同士の位置関係が安静肢位においても異常な場合は，グレードⅡの牽引を行わず滑り運動にて正しい位置に修正する必要がある．

③グレードⅢ：first stopを超えて伸張する力の適応である．最終域感の評価時や短縮した組織の伸張時に使用する．安全に施行するためには十分な時間をかけて段階的に伸張していく必要がある．

重度の疼痛・スパズムを軽減する目的の疼痛軽減モビライゼーションはグレードⅠ～Ⅱたわみ域を適用する．関節周囲筋の弛緩と疼痛軽減により運動性改善を目的とする緊張緩和モビライゼーションはグレードⅡ移行域を適用する．さらに短縮した関節構成組織の伸張を目的とした伸張モビライゼーションはグレードⅢを適用する．

B 適応疾患例・禁忌，注意を要する事象

患者の症状に軽度または中等度の関節可動性制限（▶表1[2]）の段階1または2）があり，関節の副運動が制限され，異常な最終域感であるときがモ

▶表1 関節可動性の段階

低可動性(hypomobility)	0 可動性なし(強直)
	1 可動性のかなりの制限
	2 可動性の軽度の制限
正常(normal)	3 可動性正常
過可動性(hypermobility)	4 可動性の軽度の増大
	5 可動性のかなりの増大
	6 支持性の欠如(instability)

〔Kaltenborn, F.M.: Manual Mobilization of the Joints—Vol I: The Extremities. 8th ed., pp.37–38, Orthopedic Physical Therapy Products, 2014 より〕

▶表2 関節モビライゼーションの適応疾患例・禁忌、注意を要する事象

適応疾患例	禁忌	注意を要する事象
1. 関節の運動・圧迫により生じ、安静・除圧により減少する疼痛 2. 重度な筋スパズムによる**低可動性** 3. 関節副運動の低下による可動制限	1. 腫瘍、炎症、感染、骨量の減少による病態変化 2. 膠原病 3. 関節の著明な退行性変化 4. 強直した関節 5. 関節**過可動性** 6. 先天性奇形 7. 血管の奇形・病的変化 8. 血液凝固障害 9. 皮膚に関する深刻な問題 10. 制限があっても通常の最終域感を示す関節	1. 過度の疼痛 2. 非協力的な患者 3. 近隣に**過可動性**がある**低可動性**の関節 4. 疼痛や緊張で詳細な評価が行えない場合 など

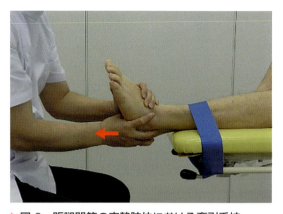

▶図3 距腿関節の安静肢位における牽引手技
患者の下腿をベルトでベッドに固定する。距腿関節を10°底屈、内外反中間位に置く。関節の動きを確認するために右手指を関節裂隙に置く。左小指を距骨の上に置き、左手全体で足部を把持する。下腿に平行に牽引する(矢印)。

ビライゼーションの適応となる。副運動が制限されていても、最終域感が正常で症状がなければその部位の治療は行わない。グレードⅡ(たわみ域まで)におけるモビライゼーションのリスクは非常に少ない。しかしながら、初心者は無自覚にグレードⅢを用いる危険性があるため、外傷後や術後の部位に影響を与える場合は注意が必要である。関節モビライゼーションの適応疾患例・禁忌、注意を要する事象を表2に示す。

C 実施手順

原則的に治療は安静肢位から開始する。患者の安静肢位は本来の安静肢位とは異なり、機能障害によって変化した病的状態である。患者の関節が最も弛緩している肢位は"**実際の安静肢位**(actual resting position)"と呼ばれ、本来の安静肢位をとることが不可能な場合の評価と治療に利用される。

患者の症状がどのレベルであっても、治療は牽引から開始するのが安全である。一方、関節の位置異常が存在し、正しく牽引できないときには滑りを用いて正しい位置に修正する場合がある。滑り運動の方向は凹凸の法則に従うのではなく、安静肢位および可動域の最終域における滑り運動テストを行い、滑り運動の大きさと質、最終域感をもとに判断する。副運動が非常に制約されているときは、凹凸の法則に従い滑り運動の治療方向を決定することがある。

距腿関節、脛骨大腿関節に対する牽引の手技を図3、4に示す。

疼痛と可動域制限がある関節に対しての手順の一例を以下に示す。

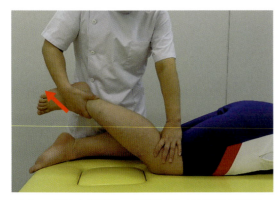

▶図4　脛骨大腿関節の安静肢位における牽引手技
患者を腹臥位にし，患者の大腿部を左手でベッドに押し付けて固定する．触察する指を関節裂隙に置く．下腿遠位部を把持し，下腿長軸と平行に牽引する(矢印).

①実際の安静肢位におけるグレードⅠ～Ⅱたわみ域での疼痛軽減モビライゼーション(牽引)を2～3分もしくはそれ以上，疼痛が緩和するまで牽引を持続する．
②実際の安静肢位におけるグレードⅡ(移行域含む)の緊張緩和モビライゼーション(牽引)を2～3分もしくはそれ以上，筋緊張が緩和するまで牽引を持続する．
③実際の安静肢位における伸張モビライゼーション(牽引)を1回の伸張で7秒～1分持続する．それを5～10回程度繰り返す．
④制限域の直前における伸張モビライゼーション(牽引)を施行する．
⑤実際の安静肢位における伸張モビライゼーション(滑り)を施行する．
⑥制限域の直前における伸張モビライゼーション(滑り)を施行する．
⑦③～⑥までの治療時間は③と同様に進める．改善が認められれば次のテクニックに早期に移行する．
⑧すべての手技で短い振幅の，振動刺激を加えることも有効である．
⑨必ずこの順番に従う必要はなく，治療ごとに評価を行い，疼痛の軽減や副運動の改善がはかれたら必要に応じて軟部組織の治療を行い，機能的運動を行わせて新たな可動域での運動を学習させる．

D　課題と展望

　関節モビライゼーションに関して標準的な手順が存在しているわけではない．効果的な治療を行うためには，正確で十分な検査を実行可能な技術，検査結果と症状から適切に分析できる**臨床推論**(クリニカルリーズニング)能力が求められる．これには一定の過程を理解したうえで，仮説の設定と検証を繰り返し行い，経験を積むことが必要である．
　関節モビライゼーションは運動療法と組み合わせることで，より効果を発揮する．Mulliganによって開発されたマリガンコンセプト[3]では，副運動を加えながら自動運動を行わせる**運動併用モビライゼーション**(mobilization with movements)テクニックが用いられている．モビライゼーションによる関節の位置修正とともに筋活動を行わせるテクニックである．現代の理学療法においては，疼痛や可動域制限が改善してから運動を行うのではなく，運動を行いながら疼痛の軽減をはかり，運動をコントロールしながら可動域の拡大と協調性を獲得していく理学療法へとシフトしている．関節モビライゼーションの有効性を生かしながら，どのように運動療法と組み合わせ，機能的な運動を学習させていくかが今後の課題である．

●引用文献
1) Kaltenborn, F.M.: Manual Mobilization of the Joints—Vol I: The Extremities. 8th ed., pp.73–95, Orthopedic Physical Therapy Products, 2014.
2) Kaltenborn, F.M.: Manual Mobilization of the Joints—Vol I: The Extremities. 8th ed., pp.37–38, Orthopedic Physical Therapy Products, 2014.
3) Mulligan, B.R.(著), 細田多穂ほか(監訳)：マリガンのマニュアルセラピー．原著第5版, pp.105–157, 協同医書出版社, 2007.

徒手的療法の実習

学習目標
- 徒手的療法の基礎的事項を整理する．
- 徒手的療法の実践方法を確認する．
- 徒手的療法が筋の柔軟性に及ぼす効果を検証する．

A 横断マッサージ

1 実習目的

横断マッサージ，スタティックストレッチをそれぞれ単独で実施する条件と，横断マッサージとスタティックストレッチの両方を実施する条件において，治療後の筋伸張効果の相違を検討する．

2 実習方法

ⓐ 使用機器
ゴニオメータ，筋硬度計

ⓑ 被験者
3～6名〔可能であれば，下肢伸展挙上（straight leg raising；SLR）可動域が低下し，伸張痛を有する被験者〕

ⓒ 実習内容
① 各被験者は背臥位になり，SLR可動域を計測する（▶図1）．また，股関節90°屈曲位の端座位で膝伸展の自動運動を行った際のハムストリングスの伸張痛をNRS（numerical rating scale）にて聴取する．
② 各被験者は，ハムストリングスに対して横断マッサージのみ行う被験者，ストレッチのみ行う被験者，横断マッサージとストレッチを併用する被験者に分かれる．
③ 各被験者を背臥位で5～10分間安静にしたのち，膝関節伸展位でSLR角度を測定する．
④ 単独介入の各被験者は，それぞれ2分間の横断マッサージ（▶図2），または30秒間×3回（施行間は15秒の休息）のスタティックストレッチを実施する（▶図1）．

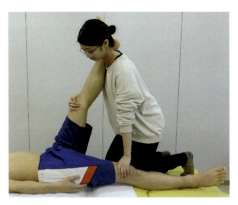

▶図1 ハムストリングスに対するスタティックストレッチ

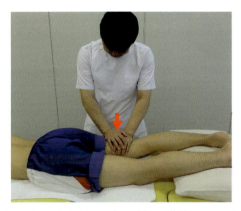

▶図2 ハムストリングスに対する横断マッサージ

⑤ 横断マッサージとストレッチ両方を行う被験者は，2分間の横断マッサージ後にストレッチを30秒間実施する．
⑥ 介入後に介入前と同様の可動域測定を行う．

ⓓ 実施時の注意点
① 横断マッサージ中，過度な痛みが出現しないように注意する．下肢が安定するようにクッションなどを用いて安定させる．
② ストレッチ中にハムストリングスの伸張時痛が出現しないようにする．

3 実習結果

結果を表1に示す．

▶表1　実習結果

		横断マッサージのみ	ストレッチのみ	横断マッサージ＋ストレッチ
膝伸展位股関節屈曲角度(°)	介入前	60	65	65
	介入後	65	70	75
NRS	介入前	3	3	4
	介入後	1	2	1

4 | 考察

NRS では，ストレッチのみを行った被験者が最も疼痛の変化が少なかった．この結果から，横断マッサージにより疼痛軽減がはかれていると推測できる．SLR 角度は横断マッサージとスタティックストレッチの両方を施行した被験者に最も改善が認められた．横断マッサージの疼痛軽減効果に加え，ストレッチによる反射的弛緩により筋の伸張性が増大したことが要因と推察される．これらのことから，伸張痛がある筋に対しては横断マッサージとストレッチの併用が有効と考えられた．

徒手的療法の臨床応用

A 肩関節痛に対する治療の実際

1 症例提示

35歳，男性

身長167 cm，体重59 kg，BMI 21.2

1年前に転倒した際，右手を床について右肩関節を負傷．画像上明確な異常所見はなく，経過観察となった．痛みは次第に軽減し，日常生活に支障はなかったが，肩関節外転・外旋の最終域で痛みは残存していた．3か月ほど前から肩関節外旋運動時の痛みが増強したため再度受診．上腕二頭筋長頭腱炎と診断され理学療法開始となった．

2 徒手的療法の選択（選択の理由を含む）

ⓐ 考えられる徒手的療法

機器による物理療法は単独で使用されることはなく，運動療法や徒手的療法を補完するために用いられる．機器による物理療法と徒手的療法は並列に取捨選択するものではないため，本項では徒手的療法の選択について述べる．

画像所見による異常はなく，受傷後1年経過していることから，外傷による組織損傷は考えにくい．運動に関連した痛みであるため，転倒時の衝撃により肩関節周囲の筋骨格系の機能異常が生じ，次第に異常運動パターンを増強させたことで上腕二頭筋長頭への負荷を強めた可能性がある．機能異常の原因と考えられる組織に応じて軟部組織モビライゼーション，筋膜リリース，関節モビライゼーション，神経モビライゼーションなどの手技を選択する．

ⓑ 選択した徒手的療法

軟部組織モビライゼーション

ⓒ 選択した理由

右手を床についた衝撃で肩甲帯，頸部周囲の筋スパズムが生じ，上肢末梢神経絞扼の可能性が考えられたが，神経テスト・神経滑走テストに異常所見はなく除外できた．姿勢観察から右上腕骨頭の前方への突出（位置異常）と肩甲骨の下制が観察された．関節運動テストでは骨頭が前方に位置していることから，肩甲上腕関節の遊びは前方へのすべりは小さく関節包性の最終域感，後方へのすべりは大きく軟部組織性の最終域感であった．筋の長さテストで小胸筋の短縮が認められた．また，棘下筋の圧痛と収縮時痛が認められた．肩鎖関節・胸鎖関節には異常は認められなかった．

これらのことから，小胸筋の短縮による肩甲骨の下制と棘下筋のスパズムによる腱板機能の低下によって，肩関節運動時に上腕骨頭の正しい関節包内運動が行われず前方へと移動することで，上腕二頭筋長頭へのストレスを高めていたと推察した．小胸筋のストレッチングと棘下筋への横断マッサージを選択した．

3 徒手的療法の方法論と治療量の設定，および運動療法との併用など

肩甲骨の位置異常は上腕骨頭の位置や腱板機能に影響するため，まず小胸筋のストレッチングを施行した．患者を背臥位にし，痛みを誘発しやすい烏口突起や結節間溝に圧迫が加わらないように小胸筋の収縮に抵抗を加え，等尺性収縮後の弛緩を利用して筋を伸張した（▶図1）．次に腹臥位にて右上肢は安楽な状態とし，棘下筋の横断マッサージを施行した（▶図2）（介入内容：▶表1）．その後，上腕骨頭の前方移動を抑制しながら肩関節外旋運動を行わせた．自分で上腕骨頭を触知しながら正しい運動を理解させ，自己トレーニング方法も指導した．理学療法介入日数は4日であった．

ⓐ 配慮する点

①手技を適用する際に軟部組織への圧迫が強すぎて疼痛が出現していないか確認しながら実施する．

▶表1 徒手的療法の実施方法

治療部位	小胸筋	棘下筋
治療内容	等尺性収縮を利用したストレッチング	横断マッサージ
姿勢	背臥位	腹臥位
上肢の位置	自然下垂位	自然下垂位
治療時間	5〜10分	2分程度
頻度	2回	2回

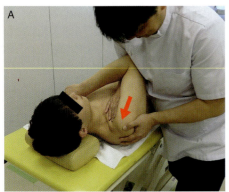

▶図1 小胸筋に対する等尺性収縮を利用したストレッチング
A：開始肢位，B：終了肢位

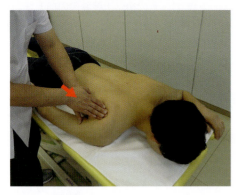

▶図2 棘下筋に対する横断マッサージ

▶表2 評価結果

	介入前	介入後
VAS(安静時)(mm)	0	0
VAS(運動時)(mm)	53	10
ROM(右肩外旋)(°)	15	45
MMT(右肩外旋)	3	4
主観的訴え	肩を動かすとズキっと痛い	痛みなく動かせて力が入りやすい

VAS：視覚的アナログスケール，ROM：関節可動域，MMT：徒手筋力検査

②患者には疼痛を我慢しないことを伝える．
③正しい運動方法を理解させ，異常な運動パターンが出現する過度な範囲の運動を避けるよう指導する．

4 治療効果の評価

手技を適用したのちは，目的とした即時効果が得られたか確認しながら治療を進めた．最終評価として疼痛と運動機能の評価を実施した．疼痛の評価としてVAS(安静時・運動時)，主観的訴えの聴取，機能障害の評価としてROM(肩関節)，MMT(肩関節)を実施した(評価結果：▶表2)．

5 効果検証(考察)

初回の小胸筋のストレッチングにより肩甲骨の下制が改善し，骨頭の位置も改善傾向を示した．棘下筋の横断マッサージにより圧痛と収縮時痛は軽減した．過度な外旋運動時は痛みが出現するが，痛みのない可動範囲は増大した．このことにより，横断マッサージは機能障害への効果を認めたと考えられる．後半2回の介入では肩関節運動修正の運動療法を中心に行った．自己トレーニングの習得と継続により，痛みの軽減と関節可動域の改善，筋力の向上が認められた．

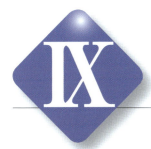

牽引療法

第1章 牽引療法の定義・分類

学習目標
- 牽引療法の定義について学ぶ.
- 牽引療法の分類について学ぶ.

A 牽引療法の定義

牽引療法とは脊椎や四肢に適応できる治療法で，関節面の離開や周囲の軟部組織を伸張するために機械力を身体に加えることである[1,2]．牽引は機械や徒手，患者の自重，重力を利用することによって施行する[1]．

B 牽引療法の分類

牽引療法は牽引力の伝達方法や牽引力を加える時間，力源の違い，牽引部位によって分類される（▶図1）．牽引力の伝達方法には骨にピンや鋼線などを刺入して行う**直達牽引**，皮膚を介して牽引する**介達牽引**がある[3]．牽引力を加える時間においては数時間以上牽引を継続する**持続牽引**，牽引と休止を交互に行う**間欠牽引**に分けられる[2]．力源による分類としては重錘を利用した**重錘牽引**，体重を利用した**自重牽引**，電動モーターを搭載し

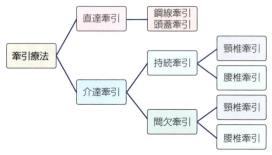

▶図1　牽引療法の分類

た機器による**電動牽引**に分けられる[4]．

●引用文献
1) Cameron, M.H.（原著），渡部一郎（訳）：EBM 物理療法. 原著第4版, pp.381–410, 医歯薬出版, 2015.
2) 箕島佑太：牽引療法. 庄本康治（編）：PT・OT ビジュアルテキスト エビデンスから身につける物理療法. 第2版, pp.301–313, 羊土社, 2023.
3) 金原一宏：牽引療法. 吉田英樹（編）：Crosslink 理学療法学テキスト 物理療法学. pp.249–261, メジカルビュー社, 2020.
4) 金原一宏：牽引療法. 石川 朗（編）：理学療法テキスト 物理療法学・実習. pp.143–152, 中山書店, 2014.

第2章

牽引療法の基礎と生理学的作用

学習目標
- 牽引療法の基礎について学ぶ.
- 牽引療法の生理学的作用について学ぶ.

A 牽引療法の基礎

牽引療法が適応となる疾患としては，椎間板ヘルニアや椎間板変性症，脊椎症，頸肩腕症候群，椎間関節障害などであるが，椎間板ヘルニアなどの急性期は安静臥床を第一選択とする[1,2]．頸椎症性神経根症に対する牽引療法の有効性に関するシステマティックレビューによると，牽引療法後には疼痛が軽減することが示されたが，エビデンスの質としては低く，臨床的に意味のある結果は得られなかったとしている[3]．腰椎椎間板ヘルニアに対する牽引の臨床的効果を検討したメタアナリシスでは，牽引は腰痛と下肢痛を緩和し，患者立脚型アウトカムを改善することから，他の理学療法と併用できると結論づけている[4]．

B 牽引療法の生理的作用

脊椎牽引療法による効果は，機械的効果と神経生理学的効果が複合的に作用しているものと考えられる．脊椎牽引療法の一般的効果としては以下のものがある[5]．

① 椎間関節周囲軟部組織の伸張
② 椎間板，椎間関節の軽度の変形，変位の矯正
③ 椎間関節の離開
④ 椎間孔の拡大
⑤ 椎間板内圧の陰圧化と椎体前後靱帯の伸張による膨隆髄核の復位化
⑥ 攣縮筋の弛緩
⑦ マッサージ効果による循環改善・促進
⑧ 患部の安静・固定

●引用文献

1) 箕島佑太：牽引療法. 庄本康治(編)：PT・OT ビジュアルテキスト エビデンスから身につける物理療法. 第2版, pp.301–313, 羊土社, 2023.
2) 金原一宏：牽引療法. 石川 朗(編)：理学療法テキスト 物理療法学・実習. pp.143–152, 中山書店, 2014.
3) Colombo, C., et al.: Traction therapy for cervical radicular syndromes is statistically significant but not clinically relevant for pain relief. A systematic literature review with meta-analysis and trial sequential analysis. *J. Clin. Med.*, 9:3389, 2020.
4) Wang, W., et al.: Clinical Efficacy of Mechanical Traction as Physical Therapy for Lumbar Disc Herniation: A Meta-Analysis. *Comput. Math. Methods Med.*, 2022:5670303, 2022.
5) 深町秀彦：牽引療法. 嶋田智明ほか(著)：物理療法マニュアル. pp.200–209, 医歯薬出版, 1996.

第3章 牽引療法の実際① : 頸椎牽引療法

学習目標
- 頸椎牽引療法の特徴と効果について学ぶ.
- 頸椎牽引療法に関する適応疾患例・禁忌, 注意を要する事象について学ぶ.
- 頸椎牽引療法の実施手順について学ぶ.
- 頸椎牽引療法の課題と展望について学ぶ.

A 特徴と効果

　理学療法の頸椎牽引療法は, **介達牽引法**を用いる. 介達牽引法においては, 介達持続牽引法と介達間欠牽引法がある. 頸椎牽引の効果として, 椎間板内圧の減少, 椎間板や頸部筋の血流量の増加, 関節可動域の拡大, 疼痛緩和, 筋スパズムの軽減などが期待される[1,2].

B 適応疾患例・禁忌, 注意を要する事象

1 適応疾患例

　頸椎症性神経根症, 頸椎椎間板症, 頸椎椎間板ヘルニア, 頸肩腕症候群, 筋スパズムなどがあげられる.

2 禁忌, 注意を要する事象

　禁忌としては悪性腫瘍, 脊椎カリエス, 化膿性脊椎炎, 骨軟化症, 外傷の急性期, 全身の感染症, 重篤な心臓疾患および肺疾患, 著明な骨粗鬆症,

強直性脊椎炎, 重篤な関節リウマチなどがある (▶表1)[3]. また, 頸椎牽引療法の適応疾患や症状であったとしても, 牽引によって疼痛や感覚異常などの症状が悪化する場合には禁忌となる.

　顎関節症患者に対しては頸椎牽引時に顎関節に圧が加わることで顎関節症の症状が悪化する可能性があるため, 頸椎牽引は適応にならない. また, 義歯を使用している患者は義歯を外すことによる顎関節のアライメント変化が疼痛を引き起こすおそれがあることから, 頸椎牽引を行う際には義歯を装着してもらうように説明する[4].

▶表1 頸椎牽引療法の適応疾患例・禁忌, 注意を要する事象

適応疾患例	禁忌	注意を要する事象
●頸椎症性神経根症 ●頸椎椎間板症 ●頸椎椎間板ヘルニア ●頸部脊椎症 ●頸肩腕症候群 ●筋痛やこわばり: 肩, 上腕, 肩甲骨間, 傍脊柱部	●悪性腫瘍 ●脊椎カリエス ●化膿性脊椎炎 ●骨軟化症 ●外傷性の急性期 ●全身の感染症 ●重篤な心臓疾患および肺疾患 ●著明な骨粗鬆症 ●強直性脊椎炎 ●重篤な関節リウマチ	●顎関節症患者 ●義歯

C 実施手順

1 頭蓋直達牽引法と介達牽引法

a 頭蓋直達牽引法

頭蓋骨に金属製のピンを刺入して牽引装置を取り付けて直接牽引を行う方法である．Crutchfield（クラッチフィールド）牽引が代表的なもので，頸椎の骨折や脱臼の整復，頸椎症，頸椎後縦靱帯骨化症（OPLL）などに用いられる[5]（▶図1）．

b 介達牽引法

後頭部と下顎に Glisson（グリソン）係蹄を装着して牽引を行う方法である．非侵襲的で使用が簡便であるが，頭蓋直達牽引法と比較すると確実性に劣る（▶図2）．

2 電動式間欠牽引

a 実施姿勢

電動式間欠牽引では座位で実施することが一般的である．患者にはリラックスした座位姿勢をとってもらい，過度な円背になっていないか矢状面から観察する．必要があれば背もたれのある椅子を利用することで適切な牽引姿勢がとれるようにする．

b 牽引力

頭部の重量や頸部筋の緊張，症状の程度，目的とする組織への影響などを考慮して牽引力を決定するが，安全を考慮して3～4kgの牽引力から開始する．筋緊張の軽減や軟部組織の伸張を目的とする場合には5～6kgの牽引力が効果的であり，椎間関節や神経根の除圧には9～13kgあるいは体重の約7％の牽引力で行う[6]．牽引中に症状が悪化する場合には，牽引力を減少させる．頸椎牽引によって症状が軽減すれば，症状が最大に改善

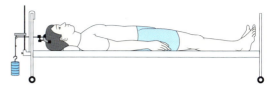

▶図1　クラッチフィールド牽引

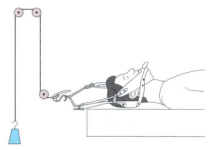

▶図2　グリソン牽引

するまで治療ごとに牽引力を1.5～2kg増量するが，通常は13.5kgを超えない範囲で行うようにする[6]．

c 牽引方向，牽引時間

座位で頸椎牽引を実際する場合は頭部を前上方へ牽引する．牽引力を適切な頸椎分節に作用させるためにも牽引角度の設定が重要になる．牽引装置の上部にあるアームの長さを変えることで牽引角度を調整する（▶図3）．上位頸椎に牽引力を作用させたい場合には牽引角度を約0°～15°（▶図3a），中位頸椎に対しては約15°～30°（▶図3b），下位頸椎へは約30°～40°（▶図3c）で牽引することが望ましい[3]．

牽引時間は臨床的には15分以上必要とされているが，治療目標によって牽引時間，休止時間，総牽引時間を設定する（▶表2）．

d 操作方法（治療の手順）

（1）開始前

患者に対して十分なインフォームドコンセントを行い，頸椎牽引療法の目的と効果，機器の概要，治療時間や強度，治療中の注意点などについてわ

▶表2 頸椎牽引療法に推奨される設定値

脊椎領域と治療目標	総牽引力	牽引期/休止期(秒)	総牽引時間(分)
初回/急性期	3～4 kg	持続的	5～10
関節離開	9～13 kg：体重の7%	15/15	20～30
筋スパズムの軽減	5～7 kg	5/5	20～30
椎間板の問題または軟部組織の伸張	5～7 kg	60/20	20～30

〔Cameron, M.H.(原著), 渡部一郎(訳)：EBM 物理療法. 原著第4版, pp.381-410, 医歯薬出版, 2015より〕

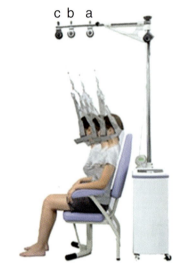

▶図3　電動式頸椎間欠牽引の牽引角度
a：約0°～15°，b：約15°～30°，c：約30°～45°
〔提供：ミナト医科学株式会社〕

かりやすく説明する．牽引中に痛みやしびれなどの症状が悪化した際，気分が優れない場合には安全スイッチを押すように指導する．

(2) 電動式頸椎牽引装置の設定

患者は牽引装置の椅子に深く座り，できるだけリラックスする．牽引用スリングを後頭部と下顎にしっかりと密着するように装着する．その際に吊りバンドが左右対称になっているか，不要な部位に圧迫が生じていないかを確認する．適切な牽引角度，牽引力，牽引時間を設定し，安全スイッチを持ってもらう．

(3) 治療開始

牽引治療を開始することを患者に伝え，スイッチを押して開始する．初回の治療時は患者の近くで待機しながら十分に観察し，牽引用スリングの位置がずれていないか，また牽引に対する患者の反応や状態などを時折確認する．牽引治療中，患者が不快感や症状の悪化などを訴える場合には，牽引角度や牽引力などを修正するか治療の中止を検討する．

(4) 治療終了

機器の終了音が鳴って牽引治療が終了してから牽引用スリングを外す．患者に治療後の効果を確認し，今後の頸椎牽引治療に関する治療頻度や治療期間について説明・相談する．

3 能動型自動間欠牽引

従来の電動式頸椎牽引装置とは異なり，シートの傾斜角度を変化させる能動型自動間欠牽引装置が開発されている．従来の牽引装置では上部のアームを伸縮させることで牽引角度を調節する構造のため，牽引力が加わると上体が前傾して適切な牽引角度を維持することが困難であった．一方，新たな能動型自動間欠牽引装置ではシートを傾斜させて牽引角度を調整することにより，リラックスした座位姿勢を維持しながら治療部位に適した角度で牽引できるようになった．また，複数の牽引角度を同時に設定することが可能となっていることから，1回の治療中に頸椎の上位・中位・下位それぞれに対して牽引力を加えることもできる仕様となっている(▶図4)．使用の際には従来の電動式牽引装置と同様に患者への十分な説

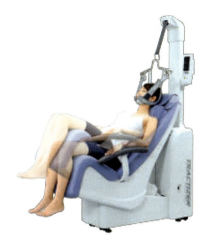

▶図4 能動式頸椎間欠牽引の角度調整
〔提供：ミナト医科学株式会社〕

明と同意を得てから安全に留意して治療を行う.

D 課題と展望

頸椎牽引療法の効果について,システマティックレビューとメタアナリシスを行った研究によると,機械的牽引は治療期間終了後,短期（3か月以内）・中期的（3〜6か月）には疼痛に有意な効果があり,中期的には障害に有意な効果があることが示された[7]. また,頸部痛の臨床実践ガイドラインでは,中程度のエビデンスとして放散痛を伴う頸部痛の治療に対して,頸椎牽引と頸椎および胸椎のモビライゼーション/マニピュレーション,特異的な頸部エクササイズの併用を推奨している[8].

一方,頸椎間欠牽引による頸部筋の筋硬度への影響を5kgと10kgの牽引量で行った場合の前後比較を検討した研究では,5kgと10kgとも牽引の前後で頸部筋の筋硬度に有意差は認められなかったとしている[9]. また,日本整形外科学会らの「頸椎症性脊髄症診療ガイドライン2020」では,間欠的な牽引療法の有効性について検証した報告はなく,その効果は依然として不明としている[10].

このように頸椎牽引療法の効果についての科学的根拠は意見が分かれており,さらなる基礎研究や臨床研究を重ねることで頸椎牽引が有効な治療法であるというエビデンスを確立していくことが今後の課題となるだろう.

●引用文献

1) 武政誠一ほか：外来通院患者における頸椎牽引療法の実施状況とその社会生活への影響に関して. 神戸国際大学紀要, 77:77-85, 2009.
2) 児玉直子ほか：頸椎間歇牽引療法の効果. PTジャーナル, 37:575-580, 2003.
3) 金原一宏：牽引療法. 吉田英樹（編）：Crosslink 理学療法学テキスト 物理療法学. pp.249-261, メジカルビュー社, 2020.
4) 箕島佑太：牽引療法. 庄本康治（編）：PT・OTビジュアルテキスト エビデンスから身につける物理療法. 第2版, pp.301-313, 羊土社, 2023.
5) 小西宏昭ほか：頸椎症,OPLLに対するクラッチフィールド牽引による治療経験. 整形外科と災害外科, 32: 661-663, 1984.
6) Cameron, M.H.(原著), 渡部一郎（訳）：EBM 物理療法. 原著第4版, pp.381-410, 医歯薬出版, 2015.
7) Romen, A., et al.: Cervical radiculopathy: Effectiveness of adding traction to physical therapy—A systematic review and meta-analysis of randomized controlled trials. Phys. Ther., 98:231-242, 2018.
8) Blanpied, P.R., et al.: Neck Pain: Revision 2017, Clinical Practice Guidelines linked to the international classification of functioning, disability and health from the Orthopaedic Section of the American Physical Therapy Association. J. Orthop. Sports Phys. Ther., 47:A1-A83, 2017.
9) 国安勝司：頸椎間欠牽引が頸部筋の筋硬度に与える影響—筋硬度計および超音波診断装置を用いた評価. 川崎医療福祉学会誌, 23:95-100, 2013.
10) 日本整形外科学会ほか（監）：頸椎症性脊髄症診療ガイドライン2020. 改訂第3版, pp.59-61, 南江堂, 2020.

第4章

牽引療法の実際②：腰椎牽引療法

学習目標
- 腰椎牽引療法の特徴と効果について学ぶ.
- 腰椎牽引療法に関する適応疾患例・禁忌，注意を要する事象について学ぶ.
- 腰椎牽引療法の実施手順について学ぶ.
- 腰椎牽引療法の課題と展望について学ぶ.

A 特徴と効果

腰椎牽引療法は持続牽引と間欠牽引がある. **持続牽引**が推奨されるのは，炎症，症状が運動で増悪する椎間板ヘルニアなどであり，**間欠牽引**は椎間板ヘルニアや関節障害の症状に有用であるといわれている[1]. しかし，同強度の持続牽引と間欠牽引の比較では，腰仙骨部の筋電図（EMG）活動や椎体分離に違いは認められない[1].

腰椎牽引が及ぼす効果として考えられていることを表1に示すが[2]，現時点においてはこれらの生体内における変化を証明することが困難なものもある.

B 適応疾患例・禁忌，注意を要する事象

1 適応疾患例

腰椎症性神経根症，腰部椎間板症，腰椎椎間板ヘルニア，変形性腰椎症，腰椎椎間関節症，腰部のこわばりなどがあげられる[3].

2 禁忌，注意を要する事象

禁忌としては，腰椎分離症，腰椎すべり症，悪性腫瘍，脊椎カリエス，化膿性脊椎炎，骨軟化症，外傷性の急性期，全身の感染症，重篤な心臓疾患および肺疾患，著明な骨粗鬆症，強直性脊椎炎，重篤な関節リウマチ，妊婦などがある. また，腰椎牽引療法の適応疾患や症状であったとしても，牽引によって疼痛や感覚異常などの症状が悪化する場合には禁忌となる（▶表2）[3].

肩関節周囲に疼痛や可動域制限がある患者の場合，腋窩装具による固定が可能であるかを確認する.

▶表1　腰椎牽引による効果

- 椎間関節周囲にある軟部組織の伸張
- 椎間板と椎間関節における変位の修正
- 椎間関節の離開
- 椎間孔の拡大
- 椎間板内圧の減少
- 椎体周囲の前縦靱帯と後縦靱帯の伸張
- 脱出した椎間板の減少
- ストレッチングによる筋スパズムの緩和
- 血液循環の改善
- 心理的効果

〔Tadano, S., et al.: Lumbar mechanical traction: A biomechanical assessment of change at the lumbar spine. *BMC Musculoskelet. Disord.*, 20(1):155, 2019 より筆者翻訳〕

▶表2 腰椎牽引療法の適応疾患例・禁忌，注意を要する事象

適応疾患例	禁忌	注意を要する事象
● 腰椎症性神経根症 ● 腰椎椎間板症 ● 腰椎椎間板ヘルニア ● 変形性腰椎症 ● 腰椎椎間関節症 ● 腰部のこわばり	● 腰椎分離症 ● 腰椎すべり症 ● 悪性腫瘍 ● 脊椎カリエス ● 化膿性脊椎炎 ● 骨軟化症 ● 外傷性の急性期 ● 全身の感染症 ● 重篤な心臓疾患および肺疾患 ● 著明な骨粗鬆症 ● 強直性脊椎炎 ● 重篤な関節リウマチ ● 妊婦	● 肩関節周囲に疼痛や可動域制限がある患者

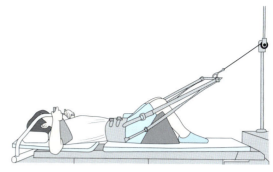

▶図1 電動式腰椎間欠牽引装置

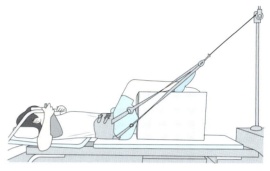

▶図2 電動式腰椎間欠牽引の角度調整

C 実施手順

1 電動式間欠牽引

a 実施姿勢

腰椎には生理的前弯があるので，腰椎椎間関節の後方を離開するためには，腰椎前弯を減少させる方向に牽引する．一般的に腰椎牽引療法では背臥位で股関節・膝関節を屈曲位にすることで腰椎が平坦になるので，その姿勢で治療する（▶図1）．

b 牽引力

腰椎牽引療法での牽引力は，骨盤・下肢の重さ，腰椎周囲筋群の緊張力，床面との摩擦力などを考慮して決定する[3]．通常は体重の1/5の強度で開始し，患者の訴えにより体重の1/2までの範囲で増量していく[4]．

c 牽引方向・牽引時間

腰椎牽引療法での牽引方向は下肢の方向に行う．牽引の角度は股関節の屈曲角度を調整する必要がある．膝窩に三角枕やタオルを置いたり，台に下腿を乗せたりすることで股関節の角度を調整する（▶図2）．股関節の屈曲角度は，治療の対象となる腰椎分節レベルがL3〜L4では約75〜90°，L4〜L5では約60〜75°，L5〜S1では約45〜60°に設定する[5]．また，牽引方向を考慮する際に大切なことは，骨盤ベルトを骨盤のできるだけ後方に装着することである．骨盤ベルトを骨盤前方に装着すると牽引ベクトルが骨盤の運動軸よりも上方を通り，骨盤が前方回旋して腰椎前弯が増強するので注意する[3]．

間欠牽引では牽引期と休止期の時間，総牽引時間を設定する．牽引する脊椎領域と治療目標により各時間を決定する必要がある．表3に腰椎牽引療法で推奨される牽引力を含めた設定値を示す[1]．

d 操作方法（治療の手順）

（1）開始前

患者に対して十分なインフォームドコンセント

▶表3　腰椎牽引療法に推奨される設定値

脊椎領域と治療目標	総牽引力	牽引期/休止期(秒)	総牽引時間(分)
初回/急性期	13〜20kg	静的	5〜10
関節離開	22.5kg：体重の50%	15/15	20〜30
筋スパズムの軽減	体重の25%	5/5	20〜30
椎間板の問題または軟部組織の伸張	体重の25%	60/20	20〜30

〔Cameron, M.H.(原著), 渡部一郎(訳)：EBM 物理療法. 原著第4版, pp.381-410, 医歯薬出版, 2015 より〕

を行い，腰椎牽引療法の目的と効果，機器の概要，治療時間や強度，治療中の注意点などについてわかりやすく説明する．牽引中に痛みやしびれなどの症状が悪化した際，気分が優れない場合には安全スイッチを押すように指導する．

(2) 電動式骨盤牽引装置の設定

骨盤牽引装具を骨盤の適切な位置に装着し，牽引装置のテーブル上に背臥位になってもらう．上体はスイングアーム式の腋窩装具を腋窩に密着するようにして固定し，股関節と膝関節が屈曲位になるように膝窩に三角枕などを設置してから骨盤牽引装具を電動牽引装置のハンガーにつなぐ．牽引力，牽引時間を設定し，安全スイッチを持ってもらう．

(3) 治療開始

牽引治療を開始することを患者に伝え，スイッチを押して開始する．初回の治療時は患者の近くで待機しながら十分に観察し，骨盤牽引装置のゆるみやズレがないか，腋窩への圧迫により肩に痛みが生じていないかなどを確認する．牽引治療中，患者が不快感や症状の悪化などを訴える場合には，牽引角度や牽引力などを修正するか治療の中止を検討する．

(4) 治療終了

機器の終了音が鳴って牽引治療が終了となる．電動牽引装置のハンガーから骨盤牽引装置を外して三角枕を膝窩から取り出し，スイングアーム式の腋窩装具の固定を外す．必要があれば患者を補助しながらゆっくりと起き上がってもらい，骨盤牽引装具を外して終了となる．

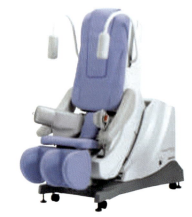

▶図3　能動式腰椎間欠牽引装置
〔提供：ミナト医科学株式会社〕

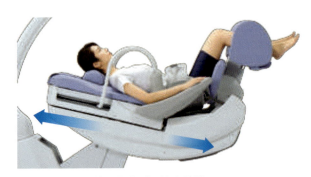

▶図4　能動式腰椎間欠牽引の治療肢位
〔提供：ミナト医科学株式会社〕

2 能動型自動間欠牽引

従来の電動式頸椎牽引装置とは異なり，シートに座った姿勢から自動的に腰椎牽引を行う位置に移動する能動型自動間欠牽引装置が開発されている（▶図3，4）．治療手順として，一般的な電動

式腰椎牽引装置の場合と同様に患者に対して十分なインフォームドコンセントを行い，腰椎牽引療法の目的と効果，機器の概要，治療時間や強度，治療中の注意点などについてわかりやすく説明する．牽引中に痛みやしびれなどの症状が悪化した際，気分が優れない場合には安全スイッチを押すように指導する．患者は装置に腰掛けて腰装具を装着し，操作パネルから牽引力や時間などを設定して治療を実施する．

D 課題と展望

腰痛に対する牽引療法の有効性については相反するエビデンスがある．腰痛に対する牽引治療の有効性を調べたメタアナリシスによるシステマティックレビューによると，神経根症の有無や牽引力の強弱にかかわらず，治療期間終了後，短期的には牽引療法は腰痛に有効であることが示唆された[6]．一方，米国理学療法士協会の腰痛ガイドラインによると，下肢痛を伴う慢性腰痛患者に対しては機械的牽引を使用すべきではないとしている[7]．また，日本整形外科学会，日本腰痛学会が策定した「腰痛診療ガイドライン 2019」では，腰痛（坐骨神経痛を含む）患者への牽引治療について，エビデンスレベルの低い研究ではあるが，疼痛軽減，機能回復までの期間短縮などの結果が認められている．しかし，プラセボや偽治療に比べて症状の改善につながることが示されておらず，腰痛患者に牽引治療を行うことに対する推奨レベルは低い[8]．今後，腰痛患者に対する牽引治療の効果を検討するランダム化比較対照試験（RCT）を行うなど，質の高いエビデンスの蓄積が必要となる．

●引用文献

1) Cameron, M.H.（原著），渡部一郎（訳）：EBM 物理療法. 原著第 4 版, pp.381–410, 医歯薬出版, 2015.
2) Tadano, S., et al.: Lumbar mechanical traction: A biomechanical assessment of change at the lumbar spine. *BMC Musculoskelet. Disord.*, 20(1):155, 2019.
3) 深町秀彦：牽引療法. 嶋田智明ほか：物理療法マニュアル. pp.200–209, 医歯薬出版, 1996.
4) 金原一宏：牽引療法. 石川 朗（編）：理学療法テキスト 物理療法学・実習. pp.143–152, 中山書店, 2014.
5) 箕島佑太：牽引療法. 庄本康治（編）：PT・OT ビジュアルテキスト エビデンスから身につける物理療法. 第 2 版, pp.301–313, 羊土社, 2023.
6) Vanti, C., et al.: The effects of the addition of mechanical traction to physical therapy on low back pain? A systematic review with meta-analysis. *Acta Orthop. Traumatol. Turc.*, 57(1):3–16, 2023.
7) George, S.Z., et al.: Interventions for the management of acute and chronic low back pain: Revision 2021. *J. Othop. Sports Phys. Ther.*, 51(11):CPG1–CPG60, 2021.
8) 日本整形外科学会ほか（監）：腰痛診療ガイドライン 2019. 改訂第 2 版, pp.45–52, 南江堂, 2019.

牽引療法の臨床応用

A 上肢のしびれを伴う頸部痛

1 症例提示

- 67歳，男性
- 身長：164.0 cm，体重 57.0 kg
- 主訴：左頸部から左肩甲骨内側の痛み，左上肢のだるさ，左手のしびれ
- 現病歴：1か月前の起床時に首に強い痛みが出現．その後，持続的な首と左肩甲骨内側部の痛み，左上肢にだるさを感じるようになり，左手指にしびれが出現したために来院した．
- 既往歴：特記すべきことなし．

2 物理療法の選択（選択の理由を含む）

初診時の頸部X線像においてC5/6，C6/7の椎間に狭小化を認めた（▶図1，2）．初診の約2週間後に車で東京−名古屋間を往復する予定があった．短期目標として症状緩和〔numerical rating scale（NRS）：0〜3/10〕と2週間後に長時間の運転を行うこと，長期目標は疼痛消失，しびれ消失，左上腕三頭筋伸展筋力の向上とした（3か月）．初診時に非ステロイド性抗炎症薬が処方され，理学療法として左C5/6，C6/7椎間関節に対する徒手療法を行った．初診から5回/週の治療を2週間行った結果，頸椎可動域改善，アライメント改善，疼痛が緩和し，車で東京−名古屋間を往復できた．しかし，手指のしびれと肘の伸展筋力低下が残存していたため，頸椎に対して試験的治療として徒手牽引を行った結果，疼痛緩和，しびれの軽減，筋力向上が認められた．このことから椎間関節離開，椎間孔拡大，筋緊張緩和，アライメント改善を目的に治療メニューに電動式頸椎間欠牽引療法を追加した．

3 牽引療法の方法論

電動式頸椎牽引治療機器はミナト医科学社製のスーパートラックST-3CL®を使用し，C5/6，C6/7の分節に対して牽引力を加えることを目標とするために，

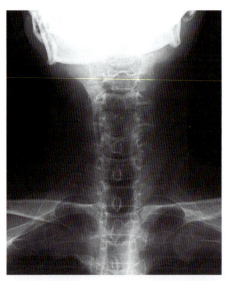

▶図1　正面像

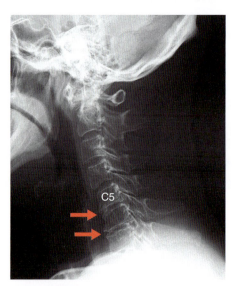

▶図2　側面像
C5/6，C6/7 狭小（矢印）

牽引角度は40°とした．牽引力は5 kgから開始し，疼痛が出ないことを確認しながら徐々に9 kgまで増量していった．牽引時間は10秒牽引し10秒休息をする間欠牽引を行い，治療時間は10分間とした．その他の物理療法として，低周波治療と温熱療法も併用した．通院中は牽引療法に加えて個別療法として頸部周囲の軟部組織モビライゼーション，末梢神経と椎間

関節に対するモビライゼーションを行った.

4 治療効果の評価

牽引開始後の 4 週間は週 2 回，その後は週 1 回の牽引治療を行い，12 週間で合計 18 回の牽引治療を行った.

●初期評価
- 主訴：左頸部から左肩甲帯にかけて常に強い痛みがあり，首を動かすのがつらい．短時間の車の運転（約 30 分）で左腕のだるさ，左腕の筋力低下，左手のしびれが出現する.
- 疼痛評価（NRS）：5〜8/10
- 感覚検査：左前腕外側から母指・示指・中指にしびれ（C6・C7 領域）
- アライメント評価：頭部前方位，頸椎右側屈位，左肩甲帯挙上位，胸椎後弯増強
- 筋力検査：左上腕三頭筋筋力低下（MMT 3）
- 関節可動域検査（右/左）　屈曲：40°，伸展：5°P，側屈：30°/−5°P，回旋：50°/30°P（P：疼痛）

●最終評価（12 週後）
- 主訴：左母指・示指・中指先端にわずかなしびれ．首と肩甲帯の痛みは消失し，長時間の運転も問題なし．上肢の筋力も回復して日常生活は問題なし.
- 疼痛評価（NRS）：0/10

- 感覚検査：母指，示指，中指の指尖にわずかなしびれ
- アライメント：軽度頭部前方位
- 筋力検査：左上腕三頭筋筋力低下（MMT 4）
- 関節可動域検査：頸椎可動域に制限なし.

5 効果検証（考察）

初診時の所見として左 C5/6・C6/7 椎間関節の可動性低下，C6・C7 領域に放散痛としびれ，上腕三頭筋の筋力低下が認められた．急性期は被刺激性が高かったため，投薬治療を中心に行い，その後に頸椎と胸椎に対する関節モビライゼーション，運転時の姿勢指導などを行った.

治療開始から 2 週間で頸部から肩甲帯にかけての痛みが軽減したが，手指先端のしびれと肘伸展筋力低下が残存していた．徒手による頸椎牽引で神経症状が改善したことから，能動型自動間欠牽引装置による頸椎牽引治療を開始した．頸椎牽引治療を開始後の 4 週間は週 2 回，その後は週 1 回通院し，12 週間の通院期間で合計 18 回の頸椎牽引を行った．また，頸椎牽引治療に加えて他の物理療法，徒手療法も行った．徐々に神経症状の緩和がみられて最終的に痛みは消失，しびれはわずか残存したが日常生活への影響はなく，肘関節の伸展筋力も回復したため治療終了となった．徒手的な理学療法に頸椎牽引療法を併用したことが症状の改善に寄与した症例であった.

X 圧迫療法

第1章 圧迫療法の定義・分類

学習目標
- 圧迫療法の定義について学ぶ.
- 圧迫療法の分類について学ぶ.
- 物理療法における圧迫療法の位置づけについて学ぶ.

A 圧迫療法の定義

圧迫療法とは,静脈やリンパ管の機能障害による末梢性浮腫の抑制,深部静脈血栓症の予防,切断後の断端形成,静脈潰瘍の治癒促進などを目的に,弾性包帯や弾性着衣,間欠的空気圧迫法などによって機械的に圧迫し,症状の減少やコントロールを行う治療法である.

その作用機序は,①弾性着衣の圧迫により,筋収縮時に静脈への圧迫力が増強して筋ポンプ作用が増強する,②微小循環領域において,圧迫により毛細血管の還流を改善し浮腫を軽減する,③静脈の圧迫により静脈径が縮小し,不全に陥っている弁の接合が改善され逆流が減少する,などが考えられている[1].

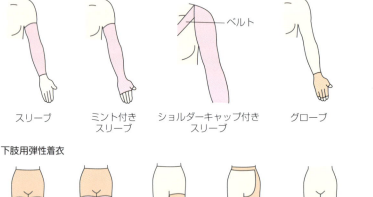

上肢用弾性着衣: スリーブ / ミント付きスリーブ / ショルダーキャップ付きスリーブ / グローブ / スリーブ＋グローブ

下肢用弾性着衣:
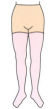
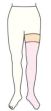
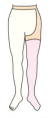
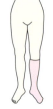

パンティストッキング / 片脚型パンティストッキング / AGストッキング / 腰ベルト付き片脚ストッキング / ハイソックス / トウキャップ

▶ 図1 弾性着衣の種類
〔髙西裕子:患者指導にそのまま使えるリンパ浮腫の理解と看護,圧迫着衣の選定と申請.プロフェッショナルがんナーシング,1:702-711,2011 より作成〕

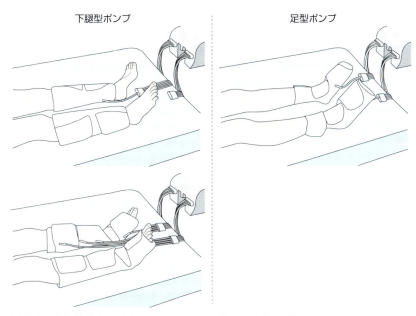

▶図2 間欠的空気圧迫装置（下腿型ポンプ，足型ポンプ）

▶表1 圧迫療法の分類

持続的圧迫療法	弾性着衣	弾性ストッキング，弾性スリーブほか
	弾性包帯	単層包帯法，多層包帯法
間欠的圧迫療法	間欠的空気圧迫法	カーフポンプ，カーフタイプポンプ，フットポンプ

B 圧迫療法の分類

圧迫療法は，持続的に一定の圧迫力を加える**持続的圧迫療法**と，時間の経過に伴い間欠的に圧迫力を変化させる**間欠的圧迫療法**の2つに大きく分類される（▶表1）．

持続的圧迫療法の代表例として，弾性着衣（▶図1）[2]や弾性包帯があげられる．弾性着衣はさらに弾性ストッキングと弾性スリーブに分類される．弾性ストッキングは，以前は「弾力ストッキング」，「弾力性ストッキング」，「圧迫ストッキング」などと呼ばれていたこともあったが，現在，静脈疾患やリンパ浮腫の診療・研究分野では「弾性ストッキング」と統一されている[3]．スリーブおよび包帯についても「弾性スリーブ」，「弾性包帯」と統一されている[3]．

間欠的圧迫療法の代表例として，間欠的空気圧迫装置を用いた「間欠的空気圧迫法」（▶図2）があげられる．間欠的空気圧迫法は「間欠的空気加圧装置」，「空気加圧式マッサージ器」，「エアーポンプマッサージ器」などと呼ばれていたが，現在では「間欠的空気圧迫法」もしくは「間欠的空気圧迫装置」に統一されている[3]．

●引用文献
1) 日本循環器学会 2016-2017 年度活動：肺血栓塞栓症および深部静脈血栓症の診断，治療，予防に関するガイドライン（2017 年改訂版）．2018.
http://www.j-circ.or.jp/guideline/pdf/JCS2017_ito_h.pdf
2) 髙西裕子：治療に伴う看護特集，患者指導にそのまま使えるリンパ浮腫の理解と看護，圧迫着衣の選定と申請．プロフェッショナルがんナーシング，1:702-711, 2011.
3) 肺血栓塞栓症/深部静脈血栓症（静脈血栓塞栓症）予防ガイドライン作成委員会：肺血栓塞栓症/深部静脈血栓症（静脈血栓塞栓症）予防ガイドライン．メディカル・フロント・インターナショナル・リミテッド，2004.

第2章

圧迫療法の基礎と生理学的作用

学習目標
- 圧迫療法の基礎について学ぶ.
- 圧迫療法の生理学的作用について学ぶ.
- 圧迫療法の適応疾患例・禁忌，注意を要する事象について学ぶ.
- 浮腫の病態について学ぶ.

A 圧迫療法の基礎

1 圧迫とは

圧迫（compression）は，身体や身体部分に対する外部からの圧力を高める機械力を適用し，体液の平衡と循環の改善や瘢痕組織形成の減少を目的とするものである.

圧迫が体液の平衡を改善するのは，間質腔内の静水圧を上昇させ脈管内の圧よりも高くすることにより，血管とリンパ管からの体液の移動を抑制もしくは逆転させるためである. 体液を脈管中に押し戻すことにより，体液を末梢部位に留めずに循環させることができる. しかしながら，圧迫療法の詳細な機序は十分に解明されておらず，疾患によっては十分なエビデンスがないのが現状である.

2 圧迫療法を規定する因子

圧迫療法を規定する因子として，圧（pressure），層（layer），構成要素（component），伸縮性（elasticity）があげられる[1].

a 圧（安静時圧）

圧迫装具の圧表示は運動時では変動するため，通常，圧は初期の安静時の足関節圧で表示される. 安静時の圧迫力は，**Laplace（ラプラス）の法則**により定義される.

Laplace の法則　$T = P \times r$,　$(P = T/r)$

P：圧迫圧，T：張力，r：半径

張力 T は，弾性包帯の場合，どれぐらいの強さで引っ張りながら包帯を巻くかにより圧迫圧は異なる. また，Laplace の法則の半径は円柱として扱った場合を想定しているため，形状が円柱とは異なる生体では圧迫部位により異なる. 弾性着衣が同じ張力であれば，圧迫圧は細い部分で高くなり，太い部分で低くなる. また，尖った部分は半径が小さく，細い部分と同様に圧迫圧が高くかかる.

b 層

層は，圧迫装具が何層に装着されているかを表す. 圧迫に使用される**弾性包帯**は何層にも重ね合わせて使用されるが，層が多いほど圧迫力は強くなる.

c 構成

多層包帯法は，それぞれの層に皮膚保護，クッション性，圧迫力発揮などの機能をもち，全体で圧迫圧やずり落ちにくさなどを発揮するように構成されている．たとえば，4層多層包帯法は，筒状包帯，吸収包帯，ショートストレッチ包帯，自着包帯の構成要素からなり，全体的にムラなく圧迫でき，ズレなどの防止ができるように構成されている．

d 伸縮性

弾性着衣の伸縮性は運動時の圧迫力に大きく影響する．伸縮せず硬い生地は不快感が強く，装着率が低下してしまう．伸縮性による包帯の分類では，非伸縮性，低伸縮性，高伸縮性などがある．

B 圧迫療法の生理学的作用

1 血管とリンパ管の循環改善

圧迫療法を適応することにより，血管やリンパ管の外側の間質腔の静水圧を上昇させ，循環の改善が得られる．脈管外圧を上昇させることより，脈管から体液の貯留しやすい間質腔への体液の流出を制限し，体液を循環可能な脈管系に保持することができる．

間欠的圧迫療法は，圧力を変化させることにより，体液を遠位から近位の脈管系へ移動させるため（ミルキング作用），持続的圧迫療法よりも循環改善効果が大きい[2]．ミルキング作用は，血管やリンパ管の圧迫により管腔中の体液が近位へ押し出され，次に圧迫が解放されることにより管腔が開き，間質腔からの新しい体液が流入・充満し，次の圧迫サイクルで近位へ押し出す準備が可能となる．

循環の改善は，浮腫の改善や深部静脈血栓症の

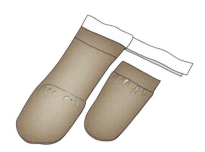

▶図1　スタンプシュリンカー

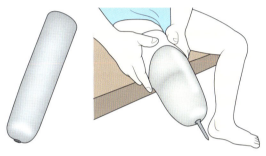

▶図2　シリコーンライナー

予防，静脈うっ滞による潰瘍治癒の促進に効果がある．

2 組織の形状と大きさの制限

持続的圧迫療法に用いる弾性着衣や弾性包帯は，新しく形成される組織の形状と大きさを制限する外枠となる．弾性着衣や弾性包帯は皮膚よりも伸張性が低いため，その組織の形状と大きさを圧迫し制限する．

この圧迫の作用は，切断肢の断端の浮腫を予防し，形状を整えるための弾性包帯やスタンプシュリンカー（コンプレッションソックス）（▶図1），ライナー（シリコーンライナー）（▶図2），熱傷後の肥厚性瘢痕予防に使用する弾性装具，四肢の浮腫に対する弾性包帯や弾性着衣などに活用されている．

3 組織温度の上昇

　弾性着衣や弾性包帯などの圧迫療法に用いられる装具は，適用部を断熱することにより表在組織の温度を上昇させる作用がある．強く圧迫する弾性ストッキングや弾性スリーブは断熱材として作用し，放熱を防止し，局所の表在性組織温を上昇させる．圧迫療法により生じた温度上昇は，圧迫療法の直接的な作用とはいえないが，温度感応性の酵素の活性を高める作用がある（コラーゲンを分解するコラゲナーゼなどの酵素の活性を高める）[3]．その作用により瘢痕形成を抑制する可能性がある．

C 圧迫療法の効果

1 血行動態に及ぼす影響

- 静脈血流の増大
- 静脈血のうっ血減少およびそれに伴う静脈体積の減少
- 静脈弁の機能をもとの状態に戻すことは困難であるが，表在および深部の病的な静脈での逆流を減少
- 病理学的に上昇した静脈圧の低下
- 軽度の動脈疾患での微小循環における血流を促進
- 身体中心部への血流の移動（心拍出量の向上）

2 組織に対する影響

- 組織内の上昇した水分含有量の減少（浮腫の再吸収）
- リンパ節での有害物質の排出を増加
- 炎症の軽減
- 修復過程の維持

▶表 1　弾性ストッキングの分類

Class	圧力(mmHg)
I	18〜21
II	23〜32
III	33〜46
IV	>49

〔平井正文：データとケースレポートから見た圧迫療法の基礎と臨床．p.48，メディカルトリビューン，2013 より〕

3 その他

- 炎症や浮腫の軽減により疼痛や軟部組織のこわばり（stiffness）の改善がもたらされ，関節機能の改善につながる．

D 圧迫療法の適応疾患例

◉深部静脈血栓症

　圧迫療法は，鎮痛，浮腫予防，深部静脈の血流増加などの効果があり，急性期では伸縮性または低伸縮性包帯を浮腫が軽減するまで装着し，その後圧迫力の段階である Class II または III（▶表 1）の弾性ストッキングを数か月もしくは常時装着する．抗血栓塞栓ストッキングは，足関節部 18 mmHg，大腿部 8 mmHg で圧迫することで，深部静脈の直径を減少させ，血液の還流速度を増大させる．静脈血栓塞栓症を発症するリスクが高い歩行困難患者に適応させる．以下に適応疾患を示す．

◉表在性静脈炎
◉下肢静脈瘤
◉慢性静脈不全
◉リンパ性浮腫
◉妊娠中の静脈瘤・血栓塞栓・浮腫の予防
◉長時間の飛行・乗車
◉熱傷の瘢痕の軟化
◉切断後の断端

第 2 章　圧迫療法の基礎と生理学的作用　● 275

▶表 2　足関節/上腕血圧比（ABI）

ABI	判定
0.9～1.3	正常
0.9 以下	動脈閉塞の疑いがある
0.8 以下	動脈閉塞の可能性が高い
0.5～0.8	動脈閉塞が 1 か所はある
1.3 以上	動脈閉塞が石灰化している

下肢動脈狭窄や閉塞の程度を表す指標．四肢の血圧を同時に測定し，（足関節収縮期血圧）÷（上腕収縮期血圧）より求められる．下肢動脈の狭窄・閉塞が評価でき，閉塞性動脈硬化症のスクリーニングおよび術後フォローに適している．また，両上腕血圧の左右差をみることにより，大動脈炎症候群や鎖骨下動脈閉塞など上肢動脈の異常も検出可能である．
〔Orchard, T.J., et al.: Assessment of peripheral vascular disease in diabetes. Report and recommendations of an international workshop sponsored by the American Diabetes Association and the American Heart Association (AHA Medical/Scientific Statement). *Circulation*, 88:819–828, 1993 より〕

▶表 3　圧迫療法の禁忌

- 深部静脈血栓症，血栓性静脈炎，肺塞栓症などが確認された場合は，血栓が遊離し塞栓のリスクがあるため，圧迫療法（特に間欠的空気圧迫法）は禁忌である
- 静脈還流やリンパ灌流が完全閉塞し，脈管の体液増加によって生じる浮腫は，閉塞が解除されるまで改善は困難なため圧迫療法は禁忌である
- 閉塞性動脈硬化症などの動脈循環障害では，圧迫により障害動脈を閉鎖し，循環をさらに低下させるリスクがあるため禁忌である
- 足関節での収縮期血圧が 80 mmHg 未満の場合，下肢動脈閉塞疾患による動脈の循環障害が疑われるため圧迫療法は禁忌である
- 有痛性青股腫では，深部静脈血栓症による下肢の腫脹と強い疼痛を伴い，さらに下腿の重度の腫脹から動脈循環を障害するため，圧迫療法は禁忌である
- 悪性腫瘍では，圧迫による循環増加により腫瘍への栄養が改善し，成長や転移を促進する可能性があるため禁忌である
- 相対的禁忌として，状態の悪い代償性心不全や膿瘍があげられる

E 圧迫療法の禁忌と注意を要する事象

1 禁忌

　どの種類の圧迫療法においても，全身への負荷の増大の危険性がある心不全，肺水腫，血栓剝離の危険性がある血栓症，循環障害が原因の浮腫，足関節/上腕血圧比（ankle brachial index; ABI）（▶表 2）[4] が 0.6 未満の場合，進行中の感染（皮膚感染など），悪性腫瘍への適応は禁忌である（▶表 3）．

2 注意を要する事象

- 手指や足趾末梢のうっ血，しびれ，皮膚冷感などの血行障害，チアノーゼ，腫脹，疼痛などの異常がある場合
- 感覚障害がある場合
- 繊維に対する過敏症
- 長時間装着での包帯のずれ

- 弾性ストッキングによる腓骨神経麻痺，圧迫やずれによる皮膚障害（皮膚潰瘍など）
- 糖尿病患者（動脈の石灰化）
- ABI < 0.8 では高度の圧迫包帯は適応しない．
- 圧迫療法の自己管理や自己実施が困難な高齢者

F 浮腫

1 浮腫の定義

　浮腫とは，組織間隙に生理的な代償能力を超えて過剰な水分の貯留した状態と定義される[5]．

2 浮腫の病態

　組織内の正常な体液均衡は，血管内外の静水圧と浸透圧のバランスにより維持されている．**静水圧**は血圧と重力の影響により決定され，**浸透圧**は血管内外の蛋白質濃度により決定される．血管内の静水圧が高まると血管から体液を押し出すよ

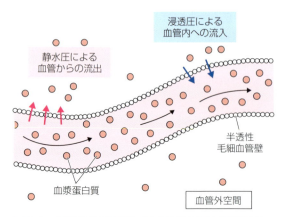

▶図3 組織の体液平衡に対する静水圧と浸透圧の効果
〔Cameron, M.H.: Physical Agents in Rehabilitation: From Research to Practice. 4th ed., Elsevier, St. Louis, 2012 より改変〕

▶表4 浮腫の分類と主な原因疾患

分類		原因疾患
全身性浮腫	腎性浮腫	急性糸球体腎炎，ネフローゼ症候群
	心性浮腫	うっ血性心不全
	肝性浮腫	肝硬変
	内分泌性浮腫	甲状腺機能低下症・亢進症
	栄養障害性浮腫	蛋白漏出性胃腸症
	薬物性浮腫	グリチルリチン，経口避妊薬
	突発性浮腫	原因疾患なし
局所性浮腫	静脈性浮腫	上・下大静脈症候群，静脈瘤，四肢静脈血栓症，静脈弁不全
	リンパ性浮腫	先天性家族性リンパ浮腫，癌転移，フィラリア症
	炎症性浮腫	血管炎，アレルギー，炎症
	血管神経性浮腫	遺伝性血管神経性浮腫，Quincke（クインケ）浮腫

〔石川雄一：浮腫. 石川 齊ほか（編）：図解理学療法技術ガイド，第4版, pp.74-76, 文光堂, 2014 より改変〕

うに働く．一方，血管内の蛋白質濃度が高まると（浸透圧が上昇すると），血管内に体液を保持するように働く（▶図3）[6]．

正常な環境下では，静脈から体液を押し出す静水圧のほうが，体液を静脈内に保持する浸透圧よりやや高く維持されており，そのため，少量の体液が間質腔に移動している．間質腔に移動した体液は，リンパ毛細管に吸収され，鎖骨下静脈で静脈循環に戻される．

健康的な栄養状態，血管系，筋収縮は，適量の体液が静脈から心臓へ還流するために作用している．このいずれかが機能障害をおこすと，脈管外間質腔への体液の漏出量が増加し，心臓へ還流する静脈血やリンパ流の減少をもたらし浮腫となる．

Starling（スターリング）の法則により，外部からの圧迫による局所組織の圧迫増加が，毛細血管から体液が押し出されることを抑制し，静脈およびリンパ管に体液を押し込めることにより再吸収を強化すると考えられる．

3 浮腫の分類と原因疾患

浮腫の主な原因は，静脈やリンパ系の機能不全や閉塞，毛細血管の透過性亢進，ナトリウムや水分の増加による血漿量の増加である[7]．浮腫の分類と主な原因疾患を**表4**に示す[8]．

●引用文献

1) 孟 真ほか：圧迫療法と圧迫圧. 静脈学, 27:45-51, 2016.
2) Kamm, R.D.: Bioengineering studies of periodic external compression as prophylaxis against deep vein thrombosis-part I: Numerical studies. *J. Biomech. Eng.*, 104:87-95, 1982.
3) Lee, R.C., et al.: A review of thermoregulation of tissue repair and remodeling. Abstract Soc. Phys. Rev. Boil. Med., 15th annual meeting, Washington, DC, 1995.
4) Orchard, T.J., et al.: Assessment of peripheral vascular disease in diabetes. Report and recommendations of an international workshop sponsored by the American Diabetes Association and the American Heart Association (AHA Medical/Scientific Statement). *Circulation*, 88:819-828, 1993.
5) 大橋俊夫：むくみの生理学―バッキンガム宮殿の近衛兵が一定時間ごとに行進するわけ. 日本生理学雑誌, 69:102-107, 2007.
6) Cameron, M.H.（著），渡部一郎（訳）：EBM 物理療法. 原著第4版, 医歯薬出版, 2015.
7) O'Brien, J.G., et al.: Treatment of edema. *Am. Fam. Physician.*, 71:2111-2117, 2005.
8) 石川雄一：浮腫. 石川 齊ほか（編）：図解理学療法技術ガイド. 第4版, pp.74-76, 文光堂, 2014.

第3章

圧迫療法の実際①：間欠的空気圧迫法

学習目標
- 間欠的空気圧迫法の特徴と効果について学ぶ.
- 間欠的空気圧迫法の適応疾患例・禁忌, 注意を要する事象について学ぶ.
- 間欠的空気圧迫法の実施手順について学ぶ.
- 間欠的空気圧迫法の課題と展望について学ぶ.

A 特徴と効果

1 間欠的空気圧迫法とは

間欠的空気圧迫法(intermittent pneumatic compression; IPC)は, 足(脚)にカフ(スリーブ)を装着し, カフ(スリーブ)に間欠的に空気を送り込み, マッサージと同様の機序で下肢の血流やリンパ液をリズミカルに心臓へと還流させるものである. **静脈還流**および**リンパ灌流**を促すものであり, 静脈疾患の予防や治療, リンパ浮腫の治療などに用いられる.

2 間欠的空気圧迫法の装置

間欠的空気圧迫法は, 下腿を圧迫する**下腿型ポンプ**(calf pump)と足のみを圧迫する**足型ポンプ**(foot pump)に分類される〔第1章「圧迫療法の定義・分類」の図2(➡ 271ページ)参照〕.

a 下腿型ポンプ

下腿型ポンプは少なくとも1か所は下腿部を圧迫するもので, 下腿のみを圧迫するもの, 脚全体を圧迫するもの, 足部と下腿の2か所を圧迫する

もの, 足部から下腿・大腿へと順次圧迫部を変化させていくものなど多彩であるが, 基本的には下肢で最もうっ血しやすく, いずれの方法においても血栓を生じやすい下腿への圧迫を含んでいる.

複数のカフを用いて足部から中枢へと順次圧迫部位を変化させる方式を波動式間欠的空気圧迫法といい, 1つのカフで下腿のみあるいは脚全体を一度に圧迫する方式を単一カフ式間欠的空気圧迫法という.

b 足型ポンプ

足型ポンプは, 足部のみにカフを装着し, 圧迫するものである. 足部のみの圧迫のため, 循環させる血液量は少ないが, 足の手術などで大腿や下腿を圧迫できないときなどに用いられ, また, 圧迫部位が少ないため装着中の不快感が少ないことから, 整形外科領域で手術後の血栓予防に用いられ, その有用性も報告されている[1].

277

▶表1 適応疾患例

手術後の深部静脈血栓症・肺血栓塞栓症予防[2,3]
- 機械的圧迫によるうっ血除去効果
- 駆出される血液によりその中枢部位の静脈のうっ滞を除く効果(クリアランス効果)
- 血管内皮細胞由来の化学伝達物質の分泌を促進し,線溶能を亢進させる作用

静脈疾患(血栓後症候群),下腿潰瘍,浮腫の予防・治療
- 深部静脈血栓症の急性期後に高度の静脈還流障害が残存すると,高度浮腫,色素沈着,湿疹,下腿潰瘍が生じる(血栓後症候群)
- これらの症状の予防のために,深部静脈血栓症後には抗凝固法,弾性ストッキング,日常生活指導が行われるが,還流障害が高度なときには間欠的空気圧迫法が適応される
- 下腿潰瘍が生じたときには間欠的空気圧迫法が有用であるとの報告がある[4]

その他
- リンパ浮腫や切断の断端の縮小に有用である

▶表2 禁忌および注意を要する事象

禁忌
- 心不全または肺水腫
- 最近の深部静脈血栓症,血栓性静脈炎,肺塞栓症
- リンパ灌流や静脈還流の閉塞
- 重度の末梢動脈疾患や動脈不全性潰瘍
- 急性期の局所皮膚感染
- 重篤な低蛋白血症(蛋白濃度<2g/dL以下)
- 急性期の外傷や骨折
- 動脈再建術

注意を要する事象
- 感覚障害または精神機能障害
- コントロールされていない高血圧
- 悪性腫瘍
- 脳卒中または重篤な脳血管障害
- 表在の末梢神経に対する圧迫

B 適応疾患例・禁忌,注意を要する事象

1 適応疾患例

適応疾患例を**表1**に示す.

2 禁忌,注意を要する事象

禁忌,注意を要する事象を**表2**に示す.

C 実施手順

1 間欠的空気圧迫法の設定条件

間欠的空気圧迫法適用のために推奨される設定値を**表3**に示す[5].

a 膨張時間と収縮時間

- 膨張時間:圧迫カフ(スリーブ)が膨張過程または最大膨張圧の時間
- 収縮時間:圧迫カフ(スリーブ)が収縮過程または完全に空気が抜けている時間

b 膨張圧

膨張圧とは,膨張時間中の最大圧(単位はmmHg)を表す.多くの装置は30〜120mmHgに膨張圧を調節できる.膨張圧は通常30〜80mmHgと患者の拡張期血圧よりやや低めに設定する.上肢では30〜60mmHg,下肢では40〜80mmHgに調整する.

c 総治療時間

総治療時間は,通常1回2〜3時間,1日に1〜2回の施行が推奨される.治療頻度と持続時間は,浮腫の抑制や満足できる治療目標の達成に必要最小限とするべきである.

2 治療手順

①圧迫療法の禁忌がないことを確認する.腫脹に伴う下腿の疼痛や圧痛など深部静脈血栓症の徴

▶表3　間欠的空気圧迫法の設定値の推奨

適応疾患	膨張/収縮時間(秒)・比率	膨張圧(mmHg)	治療時間(時間)
深部静脈血栓症予防浮腫，静脈うっ滞性潰瘍	80～100/25～35（3：1）	30～60（上肢）40～80（下肢）	2～3
断端縮小	40～60/10～15	30～60（上肢）40～80（下肢）	2～3

〔Cameron, M.H.: Physical Agents in Rehabilitation: From Research to Practice. 4th ed., Elsevier, St. Louis, 2012 より〕

候を調べる．

②治療領域の皮膚の観察を行う．また，適応する肢の周径を数か所測定し，記録しておく．

③適応領域をストッキングかストッキネットで覆い，しわをよく伸ばす．

④適応する肢にカフ（スリーブ）を巻く．浮腫治療に適応する場合には，カフ（スリーブ）端の近位部位に体液貯留がおきないように，カフ（スリーブ）は患肢全体を十分覆うことのできる長さのものを使用する．

⑤空気圧迫ポンプのチューブをカフ（スリーブ）に連結する．

⑥膨張時間/収縮時間，膨張圧，総治療時間などの機器の設定を行い，治療を開始する．

⑦治療中は患者の血圧を測定し，収縮期血圧または拡張期血圧が医師の設定値を超えた場合には治療を中止する．

⑧治療終了後は装置の電源を切り，チューブを外し，カフ（スリーブ）とストッキネットを取り外す．

⑨適応した肢の周径を測定し，記録する．皮膚の観察を行う．

⑩次の治療までの間は，浮腫の軽減の維持のために弾性着衣や弾性包帯を使用する．

3 長所と短所

a 長所

- 体液の積極的な移動により，脳卒中などの運動

麻痺による弛緩性の肢には持続的圧迫より有効と考えられている．

- 圧迫力が数値化できる．
- 持続的圧迫を提供できる．
- 弾性着衣や弾性包帯と比べ，機器を装着するうえで，手・指の巧緻性があまり要求されない．

b 短所

- 1日の使用時間が限定されているため，瘢痕形成抑制には適していない．
- 治療中に適応中の肢が使用できない．
- 治療中に移動できない．
- 装置の購入費用，定期的な治療費がかかる．
- 電気が必要である．
- 装置のポンプ運動が急性状態を悪化させることがある．

●引用文献

1) 平井正文：深部静脈血栓症・肺塞栓症予防における弾力ストッキング，間欠的空気圧迫法の応用法．静脈学, 14:49–62, 2003.
2) 岩田博英ほか：深部静脈血栓症予防における間欠的空気圧迫法，弾性ストッキングの効果．静脈学, 16:319–324, 2005.
3) 掛田崇寛ほか：間歇的空気圧迫法．*EBNursing*, 7:320–327, 2007.
4) Schuler, J.J., et al.: Treatment of chronic venous ulcers using sequential gradient intermittent pneumatic compression. *Phlebology*, 11:111–116, 1996.
5) Cameron, M.H.（著），渡部一郎（訳）：EBM 物理療法．原著第4版, 医歯薬出版, 2015.

第4章

圧迫療法の実際②：弾性ストッキング

学習目標
- 弾性ストッキングの特徴と効果について学ぶ
- 弾性ストッキングの適応疾患例・禁忌，注意を要する事象について学ぶ
- 弾性ストッキングの実施手順について学ぶ
- 弾性ストッキングの課題と展望について学ぶ

A 特徴と効果

弾性ストッキングを用いた圧迫療法は，静脈疾患やリンパ浮腫などの予防や治療法として広く使用されている．弾性ストッキングは，標準的な既製品が入手可能であり，症状・病態に応じてさまざまな圧迫力に適応できる．

弾性ストッキングを選択する際の基準については，適応する下肢の疾患や症状に応じたタイプ，圧迫圧，伸び硬度，装着性，履き心地，価格，ファッション性などを考慮する．

1 弾性ストッキングのタイプ

弾性ストッキングには多くの種類があるが〔第1章「圧迫療法の定義・分類」の図1参照〕，それぞれに長所・短所がある（▶表1）[1]．各ストッキングの特徴を考慮し選択を行うが，使用中の不快感により変更を余儀なくされることもある．

2 圧迫圧

a 安静時の圧迫圧

弾性ストッキングおよび弾性スリーブは，静脈血やリンパ液を心臓へと還流しやすくするため

に，末梢から中枢に向かって圧迫圧が低下する段階的圧迫圧の構造となっている．多くの製品では，下肢用においては，足関節，下腿部，大腿部の圧勾配は 10：7：4，上肢用においては，手関節，前腕部，上腕部の圧勾配は 10：9：7 である．各部位により圧迫圧が異なるため，足関節部および手関節部の圧がそれぞれの弾性着衣の圧迫圧として表示されている．圧迫圧は病態に応じて選択される（▶表2）[2]．

b 立位・動作時の圧迫圧と伸び硬度

弾性ストッキングや弾性スリーブには，素材や編み方により伸縮性に富むものと伸縮性に乏しいものがある．伸縮性は伸び硬度に反比例する．伸び硬度とは，生地を引き伸ばすときに必要な力，すなわち，引き伸ばしに抵抗する力のことである．

平編みで編まれた弾性着衣や，厚く，硬くつくられた弾性着衣（軽度伸縮性ストッキングやスリーブ）は伸縮性が小さく，伸び硬度が大きいため，立ち上がったときに圧迫圧が上昇し，歩行などで筋肉を収縮・弛緩させたときの圧迫圧の変化（ミルキング作用）が大きく，筋ポンプ作用を増強させる特徴がある[3]．

第 4 章　圧迫療法の実際②：弾性ストッキング ● 281

▶表 1　弾性ストッキングの長所・短所

種類	長所	短所
ハイソックス	●着脱が比較的容易 ●着用時の不快感が少ない ●価格が安い	●大腿部を圧迫できない
AG ストッキング	●大腿も圧迫できる ●比較的着脱が容易 ●蒸し暑さが少ない	●ずり落ちやすい ●食い込みやすい
パンティストッキング	●ずり落ちにくい ●食い込みにくい ●ファッション性がよい	●片側のリンパ浮腫，左右差の大きいリンパ浮腫には使いにくい ●比較的着脱が困難 ●蒸し暑い ●価格が高い ●トイレに行きにくい（下着を下ろしにくい）
片脚型パンティストッキング	●ずり落ちにくい ●食い込みにくい ●比較的着脱が容易 ●蒸し暑さが少ない	●健側が締め付けられることがある ●価格が高い ●ファッション性に劣る
腰ベルト付き片脚ストッキング	●ずり落ちにくい ●比較的着脱が容易 ●蒸し暑さが少ない	●大腿に食い込みやすい

〔髙西裕子：患者指導にそのまま使えるリンパ浮腫の理解と看護，圧迫着衣の選定と申請．プロフェッショナルがんナーシング，1：702–711，2011 を参考に筆者作成〕

▶表 2　弾性着衣における圧迫圧

圧迫圧	病態
20 mmHg 未満	血栓症の予防，静脈瘤の予防，他疾患による浮腫
20～30 mmHg	軽度静脈瘤，高齢者静脈瘤
30～40 mmHg	下肢静脈瘤，静脈血栓後遺症，軽度リンパ浮腫
40～50 mmHg	高度浮腫，皮膚栄養障害のある静脈瘤，静脈血栓後遺症，リンパ浮腫
50 mmHg 以上	高度リンパ浮腫

〔岩田博英：弾性ストッキングと弾性スリーブの種類と選び方．岩井武尚（監）：新 弾性ストッキング・コンダクター．第 2 版，pp.66–82，へるす出版，2019 を参考に筆者作成〕

▶表 3　適応疾患例

- ●深部静脈血栓症の予防
- ●静脈血栓後遺症（血栓後症候群）の予防・治療
- ●下肢静脈瘤の治療
- ●リンパ浮腫の治療
- ●熱傷後の瘢痕形成の抑制
- ●一般的な浮腫の予防・治療など

B 適応疾患例・禁忌，注意を要する事象

1 適応疾患例

適応疾患例を表 3 に示す．

2 禁忌，注意を要する事象

禁忌および注意を要する事象を表 4 に示す．

3 サイズ

弾性着衣のサイズは，S，M，L などと製品ごとに決められている．変形が強い場合にはオーダーメイドで弾性ストッキングを作製したり，弾性包帯を使用する．

282 ● X. 圧迫療法

▶表4　禁忌および注意を要する事象

禁忌

- 深部静脈血栓症，血栓性静脈炎，肺塞栓症など
- 静脈還流やリンパ灌流が完全閉塞し，脈管の体液増加によって生じる浮腫
- 閉塞性動脈硬化症などの動脈循環障害
- 足関節での収縮期血圧が 80 mmHg 未満の場合
- 有痛性青股腫
- 悪性腫瘍
- 状態の悪い代償性心不全や膿瘍（相対的禁忌）

注意を要する事象

- 手指や足趾末梢のうっ血，しびれ，皮膚冷感などの血行障害，チアノーゼ，腫脹，疼痛などの異常がある場合
- 感覚障害がある場合
- 繊維に対する過敏症
- 弾性ストッキングによる腓骨神経麻痺，圧迫やずれによる皮膚障害（皮膚潰瘍など）
- 糖尿病患者（動脈の石灰化）
- 圧迫療法の自己管理や自己実施が困難な高齢者，視覚障害，巧緻性障害，運動失調，平衡機能障害などを有する患者

C 実施手順

1 弾性ストッキングの装着方法

①症状や病態に応じた製品を選択する（タイプ，圧迫圧など）．

②病態と圧迫の必要性を患者に説明し，指示どおりに継続使用できるように指導する．

③弾性ストッキングをたぐり寄せ，遠位部位から装着し，徐々に近位に向けてしわを伸ばして広げていく．

④弾性ストッキングを均等に十分に引き上げる（引っ張りすぎないように注意が必要）．

⑤弾性ストッキングを履く際に，爪や指輪，ブレスレットなどで破損しないように注意する．

⑥弾性ストッキング着用時に，疼痛，しびれ，痒みなどが出たら報告してもらう．

⑦浮腫の抑制，循環の改善，瘢痕形成抑制のためには，弾性ストッキングは毎日装着し，入浴時以外は終日着用する．

⑧高圧の弾性ストッキングは，張力が大きく装着困難な患者もいる．弾性ストッキング用の補助具を使用したり，低圧の弾性ストッキングを 2 組重ねて着用することで圧迫力を保持してもよい．

2 長所と短所

a 長所

- 圧迫が定量化できる．
- 治療中に四肢が使用できる．
- 短期間の使用では間欠的空気圧迫法より費用が少ない．
- 薄くて色の選択肢が多い．
- 急性期の状態でも安全である．
- 瘢痕形成の軽減のために 24 時間使用できる．

b 短所

- 単独使用では，既存の浮腫に無効な可能性がある．
- 弾性包帯より価格が高い．
- 適切に装着する必要がある．
- 装着時に筋力，柔軟性，巧緻性を必要とする．
- 気候によっては暑苦しい．
- 少なくとも 6 か月ごとに交換が必要．洗濯できるが，洗濯中にも使用できるよう 2 組以上購入する必要がある．

●引用文献

1) 髙西裕子：治療に伴う看護特集，患者指導にそのまま使えるリンパ浮腫の理解と看護，圧迫着衣の選定と申請．プロフェッショナルがんナーシング，1:702–711，2011.
2) 岩田博英：弾性ストッキングと弾性スリーブの種類と選び方．岩井武尚（監）：新 弾性ストッキング・コンダクター．第 2 版，pp.66–82，へるす出版，2019.
3) 平井正文：弾性ストッキングの臨床応用―とくに伸縮性・伸び硬度および Laplace の法則について．静脈学，18:239–245，2007.

TOPIC 4　がんに対する圧迫療法 ● 283

TOPIC 4 　がんに対する圧迫療法

　リンパ浮腫は，がんの進行や治療に続発する難治性の慢性合併症であり，がん患者の日常生活活動や生活の質を著しく低下させるため，早期発見・早期治療が重要である．主にリンパ節郭清を伴うがんの手術後に生じるリンパ浮腫に対して，圧迫療法が適応となることが多い．本項では，リンパ浮腫治療における圧迫療法の適応について概説する．

1 リンパ浮腫の病態

　がんの進行やがん治療に続発するリンパ浮腫は，リンパ管の障害によりリンパ液の流れが障害されることより生じる．主にリンパ節の郭清を伴う乳がん，婦人科がん，前立腺がん，悪性黒色腫などの手術後に続発することが報告されている（続発性リンパ浮腫）．

　リンパ系は末梢微細循環において，間質からの水分，蛋白，脂質，外的物質の回収を担当し，細胞外液の恒常性を維持するための予備能を担っているだけでなく，免疫応答の求心路として働いている．この流れが阻害されると，皮下組織の線維化が進行し，脂肪増成を伴い水分が貯留し，慢性浮腫となる．二次的な皮膚の構造変化は，象皮症やリンパ小胞，リンパ漏などの合併症に進行することがある．これらはリンパ管の構造の変性も関与しているといわれている．

　術後ではリンパ液のうっ滞によりリンパ管内腔の拡張がもたらされ，引き続いて，リンパ管内皮細胞の肥厚，リンパ管筋層の肥厚，内腔の狭窄，内腔の閉塞へと進行する．また，リンパ流の障害により免疫応答が遅延し，局所の蜂窩織炎の発症につながる．蜂窩織炎の発症は，さらなる症状の進行につながり，蜂窩織炎自体の再発を惹起する．患肢の使用抑制や活動量の減少による筋ポンプ作用の減少や肥満により，リンパ系の負担が増

▶表1　国際リンパ学会によるリンパ浮腫の進行度

0 期	リンパ液輸送が障害されているが，浮腫が明らかでない潜在性または無症候性の病態．
Ⅰ期	比較的蛋白成分が多い組織間液が貯留しているが，まだ初期であり，四肢を挙げることにより軽減する．圧痕がみられることもある．
Ⅱ期	四肢の挙上だけではほとんど組織の腫脹が改善しなくなり，圧痕がはっきりする．
Ⅱ期後期	組織の線維化がみられ，圧痕がみられなくなる．
Ⅲ期	圧痕がみられないリンパ液うっ滞性象皮病のほか，アカントーシス（表皮肥厚），脂肪沈着などの皮膚変化がみられるようになる．

大し，症状の悪化につながる[1]．

2 リンパ浮腫の進行度

　国際リンパ学会では，リンパ浮腫の進行度を0期からⅢ期までの病期にて分類している．国際リンパ学会の病期分類を表1に示す．

3 リンパ浮腫に対する理学療法の目的・目標

　リンパ浮腫に対する理学療法の第一の目的は，患肢の容積を減少させ，また減少させた肢容積を維持できるように，患者自身や家族の自己管理能力を高めること，自己管理に合わせて長期的に症状をコントロールできるようにすることである．

　患者による日常生活上の管理（セルフケア）を基盤として，スキンケア，用手的リンパドレナージ（manual lymphatic drainage; MLD），圧迫療法，圧迫下での運動を症状に応じて組み合わせた，複合的治療（complex decongestive therapy; CDT）を行う（▶図1）．

4 リンパ浮腫に対する理学療法の流れ

　積極的な症状の減退を進める初期管理に始まり，自己管理への移行を経て，自己管理を主体と

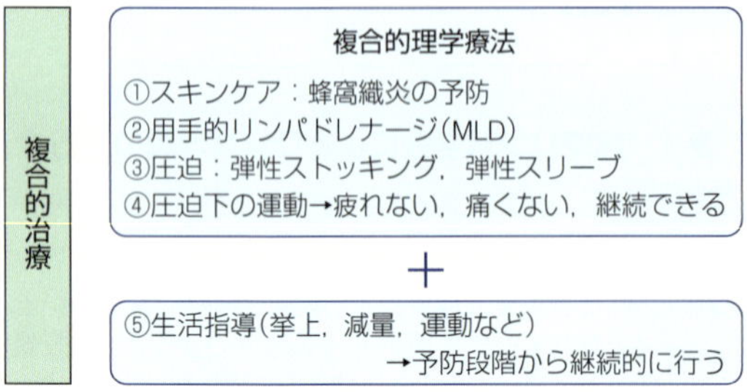

複合的治療

複合的理学療法
①スキンケア：蜂窩織炎の予防
②用手的リンパドレナージ(MLD)
③圧迫：弾性ストッキング，弾性スリーブ
④圧迫下の運動→疲れない，痛くない，継続できる

＋

⑤生活指導(挙上，減量，運動など)
　　　　　　→予防段階から継続的に行う

▶**図1　リンパ浮腫の複合的治療(CDT)**

した長期管理につなげていく．初期管理は，以下のようにリンパ浮腫の進行度に合わせた対応が推奨される〔引用文献2の「リンパ浮腫の保存的治療基本パス及び特殊な時期のリンパ浮腫保存的治療基本」を参照〕[2]．

- 0期(リンパ浮腫が顕在化していない時期)：主にスキンケアや自己観察による予防行動を促す．
- I期(リンパ浮腫を発症し，安静で改善する時期)：必要に応じてMLDや弾性着衣を用い，自身で行うシンプルリンパドレナージ(simple lymphatic drainage; SLD)を行う．
- II期(安静で改善しない，圧痕が明らかである)：圧迫療法の第一選択として弾性着衣を導入する．また，この時期からは専門家によるMLDが推奨される．
- II期後期(線維化の進行により圧痕がつかなくなる)以降：入院を含めたCDTが推奨される．圧迫療法は浮腫の減退を目的とした多層包帯法を第一選択とし，浮腫減退後に弾性着衣へ移行する．

各病期における圧迫療法の方法と使用する弾性着衣を表2に示す[3]．

5 リンパ浮腫治療における圧迫療法

続発性リンパ浮腫に対する圧迫療法は，上肢，下肢ともにガイドラインにおいて標準治療の1つとして推奨されている[4]．しかし，不適切な圧迫

は浮腫を悪化させるリスクがあるため，適切な圧迫療法を提供することが必要不可欠である．圧迫方法には弾性包帯と弾性着衣(弾性ストッキング・スリーブ・グローブ)があり，患肢の状態に応じて適切な圧迫方法を選択することが必要である．

圧迫療法が必要な理由として，以下のことがあげられる．

①リンパドレナージで移動させたリンパ液を再び患肢に戻さないため重力に対抗する圧迫が必要となる．

②毛細血管から絶えず漏出して産生される組織間液を組織間圧を上げることにより減少させる．

③リンパ管から皮下組織への皮膚逆流(dermal backflow)を減少させる．

④圧迫により静脈血流が改善される．

⑤静脈還流も改善し静脈うっ血による悪化を防ぐ．

a 弾性着衣による圧迫療法の注意点

弾性着衣にはいろいろなサイズやタイプ，圧迫力があるため，患肢の状態に適した製品を選択するには適宜患者が着用している状況や皮膚の変化を確認する必要がある．具体的には，弾性着衣の大腿や上腕中枢部での食い込み，膝・肘関節での食い込み，圧迫力不足，過度な圧迫力によるしびれなどが改善不良の要因になることが多い．弾性着衣の圧迫力は30 mmHg以上が推奨されている．

上肢リンパ浮腫では，圧迫療法による食い込みが浮腫を悪化させることもあり，しばらく圧迫を行わずに経過をみる．その際，MLDのみを指導し，浮腫の悪化があれば圧迫力の弱い製品から徐々に使用するとコントロールしやすい．

下肢リンパ浮腫では，重力による静脈うっ血の影響もあり，発症早期から弾性ストッキングを適応することが必要となる．術後早期に一過性でも鼠径部付近まで浮腫が認められた場合には，退院後に悪化して下肢に浮腫が生じやすいため，退院時にゆるめのパンティストッキングタイプでの

TOPIC 4　がんに対する圧迫療法　285

▶表 2　リンパ浮腫の病期別の圧迫方法と弾性着衣

病期	圧迫療法の目安	弾性着衣（上肢）	弾性着衣（下肢）
0 期	● 原則的に圧迫療法は行わない.	● 部分的な食い込みによって浮腫を惹起する可能性があり予防的には使用しない.	● もともと浮腫みやすく立ち仕事などで患肢に負担がかかる場合には，市販のサポートタイプのストッキングや Class 1 程度のものを使用する場合もある. 食い込みに注意して慎重に使用する.
I 期	● 弾性着衣の使用を開始する. ● 上肢の場合，弾性着衣の使用により浮腫が悪化する場合は使用しない. ● 食い込みに注意して使用する.	● Class 1 もしくは使用しない.	● Class 1（～2）. 症状の変化を見ながら調節し，必要以上に強く圧迫しない.
II 期	〈水分が多く柔らかい時期〉 ● 弾性包帯による集中治療により浮腫を軽減させてから弾性着衣を使用することが望ましい. 〈線維化が進み硬い浮腫となった時期〉 ● 弾性包帯による集中治療により浮腫を軽減させてから弾性着衣を使用することを推奨する.	● Class 1～2 ● 上腕に脂肪が多く食い込みやすい場合には平編みタイプを使用する. ● Class 2 ● 上腕に脂肪が多く食い込みやすい場合には平編みタイプを使用する.	● 食い込みが少なければ生地が薄い Class 2 を使用する. ● 脂肪が多く食い込みやすい場合には生地が厚めのものを使用する. ● Class 2～3（活動量が多い場合には Class 3）. 生地が厚めのものを使用する. ● 患肢の変形や硬さが強い場合や，食い込みやすい場合は平編みタイプを使用することも検討する.
III 期	● 弾性包帯による集中治療が必要である. ● ある程度浮腫を軽減させてから弾性着衣を使用する.	● Class 2～3	● Class 2～4 ● 活動量が多い場合は Class 3 を使用したり，Class 2～3 の上に Class 2～3 のものを重ね履きする. ● 皮膚の合併症に加え，患肢の形状の変化が強いことが多いので，生地の厚いものや平編みタイプを使用する.

〔髙西裕子：患者指導にそのまま使えるリンパ浮腫の理解と看護，圧迫着衣の選定と申請. プロフェッショナルがんナーシング，1:702-711，2011 より改変〕

圧迫を考慮する. 患肢だけに片脚タイプの弾性ストッキングを使用することが多いが，大腿上部および膝関節で食い込みやすく，改善不良なこともあり，食い込みが強い場合はパンティストッキングタイプがすすめられる.

慢性化して皮膚の硬化が認められる場合や重症化して関節のくびれが強い場合などは，弾性包帯で治療したのち，適切な弾性着衣に変更することが必要である. 弾性着衣に頼りすぎると，関節部分で食い込み，さらに皮膚を硬化させてしまう場合があるため，注意が必要である.

b 弾性包帯による圧迫療法の注意点

弾性包帯は，患肢の関節で変形が強い場合でも，極端に細い軽症の場合でも，同じ包帯で対応ができるという利点がある. また，皮膚潰瘍や皮膚転移，リンパ漏がみられるような場合でも，圧迫療法が可能である[5]. 弾性包帯による圧迫は，日常生活動作が制限されない程度の圧迫圧で，患肢の末梢部分を最も高い圧とし，中枢側に向かって順次ゆるくなるように巻く必要がある. 圧迫力は 60～70 mmHg 程度が推奨されているが[6]，患肢の硬さなどその日の状態の変化に応じて圧迫力を変更する必要がある.

リンパ浮腫の治療に使用する弾性包帯は，伸縮しにくい弱弾性包帯が有用である. 伸びやすく，生地が薄く柔らかい包帯は，圧迫後のずれや食い込みが多く，浮腫の改善効果は小さい. ストッキネットや綿包帯などのクッションを使用した多層包帯法が使用される.

弾性包帯を使用した圧迫療法に関しても患者に指導してセルフケアを行うことは可能であるが，

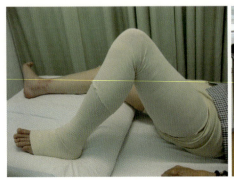

圧迫下での下肢の屈伸運動

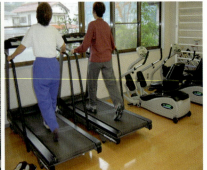

圧迫下でのウォーキング（トレッドミル）

▶図2　圧迫した状態での運動療法

MLDと同様に自己での実施が困難な患者もおり，十分な効果が得られない場合がある．

c 圧迫した状態での運動療法（▶図2）

　四肢の主なリンパ管は皮下組織内を走行しており，毛細リンパ管が合流した集合リンパ管には静脈同様に逆流防止弁がある．正常なリンパ管は弁の開く方向にしかリンパ液を移動させず，筋肉の収縮・弛緩によりリンパ液は移動しやすくなる．患肢の集合リンパ管は弁が閉じずリンパ液の逆流がみられることが多く，患肢を圧迫してリンパ管の弁機能を改善させて運動することで，筋肉運動によるポンプ作用が増強され，患肢に貯留したリンパ液がより多く排除される．また下肢の場合，重力による静脈うっ血はリンパ浮腫の悪化の要因となるため，圧迫による静脈系への筋肉ポンプ作用の増強はリンパ浮腫の悪化防止にも効果がある．

　ただし，過度な運動は炎症のきっかけとなる場合もあるためすすめられず，室内で行うことができる反復運動が推奨されている[7]．下肢全体の運動を考慮すれば，ウォーキング程度の運動を毎日実施することが重要である．歩行困難な患者でも，ベッド上での膝関節や足関節の屈伸運動や足趾の運動なども効果がある．上肢の場合は，手の把握動作や上肢関節の屈伸運動，回内外運動でも効果がある．

●引用文献

1) 山本優一：乳がん・婦人科がんの手術・リンパ浮腫患者に対する理学療法．井上順一朗ほか（編）：理学療法MOOK 21 がんの理学療法．三輪書店，2017．
2) ライフ・プランニング・センター：リンパ浮腫の保存的治療基本パス及び特殊な時期のリンパ浮腫保存的治療基本．
https://lpc.or.jp/wplpc/wp-content/uploads/2021/09/clinical_pathway.pdf
3) 髙西裕子：治療に伴う看護特集，患者指導にそのまま使えるリンパ浮腫の理解と看護，圧迫着衣の選定と申請．プロフェッショナルがんナーシング，1:702-711，2011．
4) 日本リンパ浮腫学会（編）：リンパ浮腫診療ガイドライン2008年版．第3版，金原出版，2018．
5) King, M., et al.: Compression garments versus compression bandaging in decongestive lymphatic therapy for breast cancer-related lymphedema: A randomized controlled trial. *Support. Care Cancer*, 20:1031-1036, 2012.
6) Partsch, H., et al.: Indications for compression therapy in venous and lymphatic disease consensus based on experimental data and scientific evidence. Under the auspices of the IUP. *Int. Angiol.*, 27:193-219, 2008.
7) 佐藤佳代子：排液効果を促す運動療法．佐藤佳代子（編）：リンパ浮腫の治療とケア．第2版，pp.131-135，医学書院，2010．

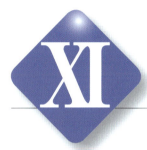

振動療法

振動療法の定義・分類

第**1**章

学習目標
- 振動療法の定義について学ぶ.
- 振動療法の分類について学ぶ.
- 物理療法における振動療法の位置づけについて学ぶ.

A 振動療法(バイブレーション)の定義

振動とは揺れ動くことであり,「物体が1つの中心のまわりを,ほぼ一定の周期をもって揺れ動くこと,また電磁場・電流などにおいて,ある量が一定値を中心に同様な時間変化をすること」と定義される.振動刺激は力学的な振動以外に光,音,熱,電気,磁気なども含まれるが,一般的に使用されるのは力学的な振動を生体に応用されたものである.古典的には振動刺激はマッサージの手段として用いられ,1960年ごろから振動刺激によって痙縮の抑制が得られることが報告され[1],その後に振動刺激療法は多領域に波及した.

振動刺激による効果は,マッサージ効果,神経筋促通,痙縮の抑制,運動錯覚,疼痛の軽減,半側空間無視の改善,筋力増強効果,バランス能力の向上,骨密度の増加,疲労軽減,柔軟性の改善などが報告され,対象となる疾患は中枢神経疾患からスポーツ選手,健常高齢者まで活用されている(▶図1).さらに,**排痰**を促す手技でも胸郭に対して振動刺激が用いられており,物理的な刺激によって痰の移動を促すことが可能である.

B 振動療法の分類

振動刺激は,1秒あたりの**周波数**(Hz)と,その振れ幅の**振動振幅**(mm)で規定されている.または,1分あたりに繰り返す回転数としてrpm(revolution per minute)で表されることもある.

使用目的によっても分類可能だが,リハビリテーションに使用される振動刺激は全身性または局所性の2つに大別される.全身振動刺激(whole body vibration; WBV)は,プラットフォームからのさまざまな振動を発生する装置により,全身を振動させる.局所的な刺激としては,筋や腱に対して主にバイブレーターを使用して実施する.また,圧縮空気を出す機器を胸郭や下肢全体に巻いて,空気圧によるバイブレーションを与える方法もある.治療目的に応じて部位や周波数,振動振幅が異なる.

C 物理療法における振動療法の位置づけ

簡易的に使用できる機器(市販品で代用可能)から全身振動装置という高価な機器まであり,振動の方法や使用目的によって異なる.以前は筋へのマッサージや排痰介助手技における振動刺激の

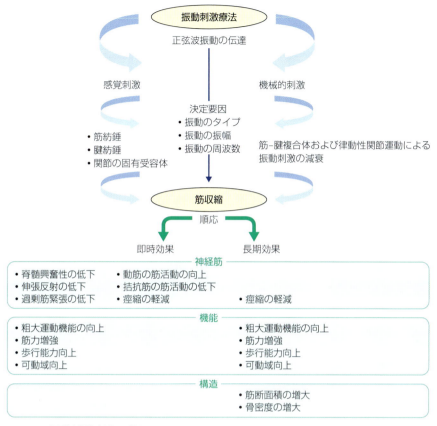

▶図1　振動刺激療法の効果
〔Ritzmann, R., et al.: Vibration therapy in patients with cerebral palsy: A systematic review. *Neuropsychiatr. Dis. Treat.*, 14:1607–1625, 2018 より改変〕

効果が主たる理学療法の方法論ではあったが，痙縮の抑制や固有受容器へ感覚入力の強化，疼痛の軽減と幅広い領域で使用用途が広がり，まだ十分に原理が明らかになっていない方法も多い．近年では国際的に疼痛に関する**体外衝撃波（ショックウェーブ）**のエビデンスが高く，さらに多くの治療法との併用療法も可能であるため，この分野の発展が望まれている．

　国際的には疼痛に関する体外衝撃波のエビデンスは高く，特にわが国でも足底腱膜炎，アキレス腱炎，テニス・ゴルフ肘，石灰沈着性の肩の可動域制限などで使用実績が増えている．通常の末梢の筋などに使用する機器ではないが，血管内に通せる機器もあり，冠動脈石灰化病変に衝撃波を実施するケースもみられる．そのほかに，体外衝撃波は海外の研究論文で脳卒中や脊髄損傷後の痙縮に対して効果を認めるという報告がある．これは国内の「脳卒中治療のガイドライン 2021」以降に掲載された．痙縮の現れた部位に体外衝撃波を照射することで動かしやすい状態となったあとに，運動療法などを実施することによる痙縮の改善の取り組みが行われている．このように，多くの治療法との併用療法も可能であるため，この分野の発展が望まれている．

●引用文献
1) Hagbarth, K.E., et al.: Tonic vibration reflexes (TVR) in spasticity. *Brain Res.*, 2:201–203, 1966.

第2章 振動療法の基礎と生理学的作用

学習目標
- 振動療法の基礎について学ぶ.
- 振動療法の生理学的作用について学ぶ.

A 振動療法の基礎

振動刺激は, 固有受容器である Pacini(パチニ)小体や Meissner(マイスナー)小体などの皮膚受容器と, 骨格筋の筋紡錘や腱紡錘により感知される. ヒトが知覚可能な振動刺激の周波数は 0.1～500 Hz の範囲であり, 受容器によって知覚されやすい周波数は異なっている. このように振動刺激は機械的に感覚入力を増大させることで, 運動機能を高める方法と認知されている[1]. 足底は特に振動受容器の分布密度が高く[2], 立位姿勢制御に影響を及ぼすとされる. また, 筋紡錘に対する振動刺激は, 筋紡錘の中央部は収縮せずその両端の収縮によって伸張変形が生じ, 中央部の感覚神経終末から求心性に興奮性の入力がおきると考えられている. 特に一次終末・二次終末とも振動の周期に同期して活動し, 前者のほうが振動刺激に対する感受性が高い.

このように, 骨格筋への振動刺激により当該筋に対する脊髄内介在ニューロンを活性化し, シナプス前抑制による筋緊張抑制の効果も見込まれ, 振動刺激は方法によって"促通的効果"と"抑制的効果"の両方を兼ね備えた効果が期待できる手法である.

B 振動療法の生理学的作用

緊張性振動反射(tonic vibration reflex; TVR)は, 骨格筋に 100 Hz 程度の周波数で振動刺激を与えた際に, 筋紡錘内筋線維からの Ia 求心性入力により, 刺激筋におこる反射性収縮である. 同時に拮抗筋への抑制作用がおきる. 特に, 筋の伸張位, 張力の高い状態で TVR は強く出現する. そのため, 筋の伸張位や収縮させた状態, また上位運動ニューロンからの抑制が減弱している痙縮などの症例の TVR は健常者より強く出現する. TVR は被刺激筋への反射的な収縮や被刺激筋の拮抗筋の相反抑制を引き起こすことが可能とされているため, 筋力増強や柔軟性の向上, 痙縮抑制に応用されやすい.

そのほかにも, Golgi(ゴルジ)腱器官が振動刺激を受けると Ib 求心性の活性により, 脊髄運動細胞の興奮性が抑制され, 筋紡錘が刺激を受けると Ia 求心性線維は活性化することで, α 運動ニューロンが抑制されるため, 痙縮の軽減, 筋収縮を促通, 固有受容システムの刺激となり, 治療応用が考えられている[3]. しかし, まだ全身振動刺激も局所振動刺激も十分なエビデンスはなく, 今後適応と禁忌について, 最適なプログラムの立案についての議論が必要である.

1 刺激パラメータについて

a 周波数

研究では 40〜200 Hz の周波数が多く，周波数は値が高いほど筋緊張が高まりやすく，低いほど緊張を抑制しやすい．反射性の筋収縮には 100〜200 Hz，筋緊張の抑制には 40〜100 Hz の設定が多い．

b 振幅

振幅 0.4〜2.0 mm での効果が検証されており，振幅が大きいほど筋緊張を抑制する効果が高い．筋緊張の抑制を狙った場合，1.0〜2.0 mm 程度で実施することがすすめられる．

c 刺激部位

筋緊張を抑制する効果は，筋腹と腱を比較した結果，腱に振動刺激したほうが高い．さらに，筋腹の刺激は筋緊張の抑制効果が低く，不快感を示すことが多い．しかし，マッサージの振動刺激は筋腹に実施することが多い．

d 肢位

筋緊張の抑制には筋の伸張位において効果が高いが，「最大伸張位」または「軽度伸張位」と伸張の程度は統一されていない．

2 刺激方法

a 全身振動刺激

第 4 章の「固有受容感覚に対する振動療法」(➡ 295 ページ)で概説するが，筋力や筋量，骨量，バランス能力の改善がはかれる報告がみられる[4, 5]．

末梢血管の拡張に伴う血流増加も観察され，有酸素性のエネルギー産生が増加している状態になる．その他，骨密度の増強，ストレッチ効果，自律神経などに影響を及ぼす．さらに，アスリートのパフォーマンス向上，高齢者の健康増進など多様な目的で使用されている．

b 局所振動刺激

刺激する部位によって異なるが，筋緊張の軽減を目的に腱に対して実施したり，疼痛部位に圧縮波による刺激を実施するなど，目的によって部位や機器が異なる．半側空間無視患者の頸部筋に振動刺激(周波数 80 Hz，振幅 0.4 mm)を実施することで，無視症状の改善が 2 か月持続した報告[6]など，適切な部位に実施することにより幅広い効果がみられている．

●引用文献

1) Celletti, C., et al.: Promoting post-stroke recovery through focal or whole body vibration: Criticisms and prospects from a narrative review. *Neurol. Sci.*, 41(1):11–24, 2020.
2) 本部紹一：足底部軟部組織における知覚神経終末の形態ならびに分布に関する研究. 日整会誌, 41:275–287, 1967.
3) Murillo, N., et al.: Focal vibration in neurorehabilitation. *Eur. J. Phys. Rehabil. Med.*, 50(2):231–242, 2014.
4) Torvinen, S., et al.: Effect of 8-month vertical whole body vibration on bone, muscle performance, and body balance: A randomized controlled study. *J. Bone Miner. Res.*, 18:876–884, 2003.
5) Cheung, W.H., et al.: High-frequency whole-body vibration improves balancing ability in elderly women. *Arch. Phys. Med. Rehabil.*, 88:852–857, 2007.
6) Schindler, I., et al.: Neck muscle vibration induces lasting recovery in spatial neglect. *J. Neurol. Neurosurg. Psychiatry*, 73:412–419, 2002.

第3章 振動療法の実際①：痙縮に対する振動療法

学習目標
- 痙縮に対する振動療法の特徴と効果について学ぶ．
- 痙縮に対する振動療法の適応疾患例・禁忌，注意を要する事象について学ぶ．
- 痙縮に対する振動療法の実施手順について学ぶ．
- 痙縮に対する振動療法の課題と展望について学ぶ．

A 特徴と効果

痙縮の軽減の理論は緊張性振動反射(tonic vibration reflex; TVR)によって説明され，骨格筋に加えられた振動刺激は脊髄内の介在神経を活性化し，シナプス前抑制を介して脊髄運動細胞の興奮性を抑制する[1,2]．これは，H反射の抑制からも明らかになっている(▶図1)[3]．持続的に最大収縮させた筋に振動刺激を加えると，筋出力と脊髄運動細胞の興奮性は筋緊張を抑制する作用がある[4,5]．中枢神経系に関しても，運動閾値の低下から，皮質内の抑制が振動刺激した筋[6]と拮抗筋[7,8]に認められた．特に振動刺激の周波数が低く，振幅が大きいとH反射は減弱する[1]．このように，H反射の減弱は脊髄前角細胞の興奮性の低下を示しており，上位中枢の一時的な変化による可能性も示唆されている．振動刺激によって，感覚入力と機械的な入力による筋収縮の効果は，神経筋，機能，構造に変化を及ぼす〔第XI部第1章「振動療法の定義・分類」の図1(➡289ページ)参照〕．

痙縮の抑制には，周波数が40〜100 Hzで，大きい振幅(1.0〜2.0 mm 程度)の振動刺激を採用する．筋を最大伸張位にし，全身性(WBV)でない場合には，複数の振動刺激(バイブレーター)を同時に用いれば緊張を抑制する効果を高めることが可能である．WBVによる25名の脳卒中の痙縮抑制の効果を検討した例をあげると，90°の両股関節屈曲位・両膝関節伸展位(長座位)で，30 Hz，4〜8 mm振幅で5分間実施した結果，MAS(modified Ashworth scale)の低下，自動・他動の足関節背屈・下肢伸展挙上(SLR)の可動域の改善，歩行速度とケイデンスの改善がみられた[9]．さらに，振動刺激(局所)と促通反復療法の組み合わせによって，MAS，簡易上肢機能検査の改善が大きかった[10]．

拡散型ショックウェーブによる痙縮抑制の効果

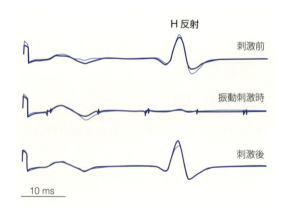

▶図1 H反射の減弱
健常成人の大腿四頭筋に対する振動刺激時のヒラメ筋のH反射の抑制を示す．
〔Murillo, N., et al.: Focal vibration in neurorehabilitation. *Eur. J. Phys. Rehabil. Med.*, 50:231-242, 2014 より〕

もみられ，脳卒中患者に対して痙縮の軽減と下肢の運動機能改善に効果的であった[11]．

B 適応疾患例・禁忌，注意を要する事象

1 適応疾患例

痙縮を呈する疾患全般的に適応可能であり，脳卒中，脳性麻痺，脊髄損傷などの中枢性神経疾患があげられる．低侵襲的であるため簡易的に使用可能である．

2 禁忌，注意を要する事象

局所的な振動刺激の禁忌として，創傷，瘢痕，発疹，潰瘍部位は症状が増悪する可能性があるので禁忌である．ペースメーカーなどの体内埋め込み型電子機器は，振動刺激によって影響を及ぼすために注意を要する．また，周波数200 Hz，振幅1.5 mmで2分実施すると熱が発生し，熱傷の危険がある．感覚障害のある患者や認知障害を有する患者に実施する際には注意が必要である．

C 実施手順

a 事前準備

バイブレーター（MD-016®，大東電機工業株式会社製）

b 治療方法

- 刺激周波数：約108 Hz
- 刺激振幅：1 mm
- 刺激時間：1部位あたり3～5分（筋緊張の抑制を目的）

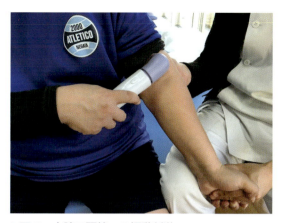

▶図2　上腕二頭筋への振動刺激

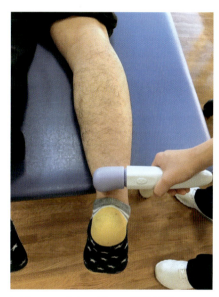

▶図3　アキレス腱への振動刺激

- 刺激部位：麻痺筋の筋腱〔例：▶図2（上腕二頭筋），▶図3（アキレス腱）〕
- 刺激方法：皮膚が少し陥没する程度の力で圧迫して，振動刺激を実施する．

筋緊張が高い場合，最初の数分間は振動によって緊張が上がり，5分程度実施すると緊張の抑制に変化する．

D 課題と展望

「痙性筋への振動刺激は筋緊張抑制を示さなかった」とする報告もあり，痙縮の程度，特に筋緊張が高い場合には適応を考慮しなければならない．システマティックレビューでも有効な効果を認められないという報告のなかでも，大規模な研究が必要とされていること，刺激パラメータの設定の明確化など，いくつかの課題が示されている．局所的にも簡易的かつ短時間での即時効果が報告されていることからも，臨床上で使用できる手法であることから，臨床におけるガイドラインの作成が必要と考えられる．

●引用文献

1) Desmedt, J.E., et al.: Mechanism of the vibration paradox: Excitatory and inhibitory effects of tendon vibration on single soleus muscle motor units in man. *J. Physiol.*, 285:197–207, 1978.

2) Gillies, J.D., et al.: Presynaptic inhibition of the monosynaptic reflex by vibration. *J. Physiol.*, 205: 329–339, 1969.

3) Murillo, N., et al.: Focal vibration in neurorehabilitation. *Eur. J. Phys. Rehabil. Med.*, 50:231–242, 2014.

4) Bongiovanni, L.G., et al.: Tonic vibration reflexes elicited during fatigue from maximal voluntary contractions in man. *J. Physiol.*, 423:1–14, 1990.

5) Bongiovanni, L.G., et al.: Prolonged muscle vibration reducing motor output in maximal voluntary contractions in man. *J. Physiol.*, 423:15–26, 1990.

6) Rosenkranz, K., et al.: Focal reduction of intracortical inhibition in the motor cortex by selective proprioceptive stimulation. *Exp. Brain Res.*, 149:9–16, 2003.

7) Steyvers, M., et al.: Corticospinal excitability changes following prolonged muscle tendon vibration. *Neuroreport*, 14:1901–1905, 2003.

8) Steyvers, M., et al.: Frequency-dependent effects of muscle tendon vibration on corticospinal excitability: A TMS study. *Exp. Brain Res.*, 151:9–14, 2003.

9) Miyara, K., et al.: Feasibility of using whole body vibration as a means for controlling spasticity in post-stroke patients: A pilot study. *Complement. Ther. Clin. Pract.*, 20:70–73, 2014.

10) 野間知一ほか：脳卒中片麻痺上肢の痙縮筋への振動刺激痙縮抑制療法と促通反復療法との併用による麻痺と痙縮の改善効果. 総合リハ, 37:137–143, 2009.

11) Afzal, B., et al.: Effects of extracorporeal shock wave therapy on spasticity, walking and quality of life in poststroke lower limb spasticity: A systematic review and meta-analysis. *Int. J. Neurosci.*, 12: 1–15, 2023.

振動療法の実際②：固有受容感覚に対する振動療法

第4章

学習目標
- 固有受容感覚に対する振動療法の特徴と効果について学ぶ.
- 固有受容感覚に対する振動療法の適応疾患例・禁忌, 注意を要する事象について学ぶ.
- 固有受容感覚に対する振動療法の実施手順について学ぶ.
- 固有受容感覚に対する振動療法の課題と展望について学ぶ.

A 特徴と効果

1 運動錯覚

筋や腱への振動刺激が筋紡錘を興奮させることで, 関節位置の錯覚が引き起こされる. これを**運動錯覚**と呼ぶ. Burke ら[1] は, 筋肉の腱に 100 Hz 程度の振動刺激を加えると腱器官や筋紡錘が活動し, Ia 線維などが求心性の情報を大脳へと伝え, あたかも実際に動いているかのような運動錯覚が生じることを報告している. これは, 求心性入力から刺激された筋が伸張されていると知覚することで, あたかも自己関節運動がおきていると認識されるためである. 筋紡錘は, 筋肉が弛緩し伸張されたときに発火する固有受容感覚器であるため, 筋収縮せずに刺激によって強制的に発火させられると, その筋が弛緩し伸張しているかのような動きの感覚を感じる[2]. これらの運動錯覚時の脳内活動は, 主に左右肢に関係なく右半球優位（運動野）であると考えられている[3]. このことからも, 振動刺激による筋紡錘の発射活動によって運動野を活性化することで, 固有受容感覚の向上につながっていくことが考えられている.

2 筋力増強

また, 全身振動刺激（WBV）トレーニング[4,5] により下肢筋肉組織の筋紡錘・筋シナプスや末梢血管受容体に刺激が入力されることで, 振動による加重負荷となり, 筋組織の肥大につながることが考えられる（▶図 1）[6]. 筋収縮のメカニズムとして, 振動刺激は骨格筋に対して α 運動神経を興奮させ, 当該骨格筋を収縮させる. それに伴い, γ 運動神経も興奮し, 遠心性インパルスにより錘内線維を収縮させ, 筋紡錘中の Ia 線維に求心性インパルスを生じさせることで筋活動を誘発すると考えられる.

B 適応疾患例・禁忌, 注意を要する事象

1 適応疾患例

固有受容感覚の低下を呈する疾患全般に適応可能であり, 脳卒中, 脳性麻痺, Parkinson（パーキンソン）病, 脊髄損傷などの中枢性神経疾患, 末梢神経疾患となる. また, 固有受容感覚から筋力

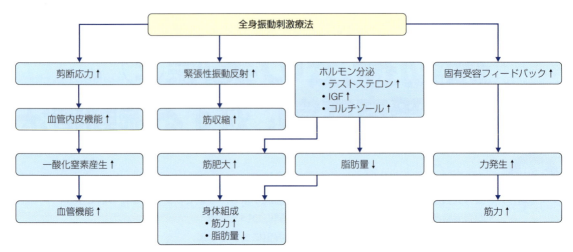

▶図1　全身振動刺激療法による身体組成や血管機能の改善のメカニズム
IGF：インスリン様成長因子
〔Park, S.Y., et al.: Effects of whole body vibration training on body composition, skeletal muscle strength, and cardiovascular health. J. Exerc. Rehabil., 11:289-295, 2015 より〕

増強練習を主体とした振動刺激を実施することも可能である．

運動錯覚に関しては，**複合性局所疼痛症候群**(complex regional pain syndrome; CRPS)　用語解説　による疼痛の軽減を目的に，術後のギプス固定による急性痛の慢性化を予防するなど，疼痛管理に関しても振動刺激は有効とされる．

2 禁忌，注意を要する事象

禁忌と注意を要する事象は，痙縮に対する振動療法と同様である．

WBVでの注意事項を**表1**に示す．**表1**に追記する禁忌は，①急性期の血栓症患者は血栓が移動する可能性があること，②妊婦であること，③ステント術やバイパス術後6か月以内では回復に影響を与えること，とされる．

C 実施手順

1 全身振動刺激

a 事前準備

Power Plate®（▶図2）

b 治療方法（筋力増強効果・バランス能力向上）

- 刺激周波数：30 Hz（25～50 Hz で設定可能）
- 刺激振幅：2～4 mm
- 刺激時間：1動作あたり30秒程度
- 刺激部位：足底面から全身振動
- 刺激方法：振動刺激を実施している際に，姿勢保持や筋力増強練習を実施する．たとえば両膝関節軽度屈曲位でのスクワット肢位で止めて振動刺激を実施する，スクワットを実施しながら振動刺激を実施するなど，静的または動的な練習を実施する．

用語解説
CRPS　1994年に世界疼痛学会は外傷や手術後に四肢の激しい疼痛や腫脹を認める症状のことを複合性局所疼痛症候群(complex regional pain syndrome; CRPS)と定めた．CRPSの原因はいまだ不明で，CRPSは神経因性疼痛に分類され，一般に下肢よりも上肢に多く，神経支配領域（デルマトーム）と無関係に発症し，同側および対側の四肢に広がる可能性がある．

▶表1 全身振動刺激療法の注意事項

注意を要する疾患・症状	実施方法
重篤な骨粗鬆症・骨折	骨折のリスク，圧迫骨折の場合は症状の悪化や疼痛の程度を確認しながら実施する．
ステント術やバイパス術の既往	体内のステントに影響を与える可能性があるので，バイタルサインを確認しながら実施する．
人工関節やコイルなどの体内金属の手術の既往	体内の金属に影響を与える可能性があるので，バイタルサインや疼痛の有無を確認しながら実施する．
循環器疾患，胆石や腎結石の例	疾患の症状の悪化させる可能性があるので，バイタルサインを確認しながら実施する．
関節炎症例	症状を増悪させる場合があるため，バイタルサインと炎症症状の増悪を確認しながら実施する．
体内に腫瘍のある例	症状を増悪させる可能性があるため，定期的に腫瘍の状態を確認しながら実施する．
めまいやふらつきを認める例	症状を増悪させる可能性があるため，バイタルサインを確認しながら実施する．

現在までに重篤な症状の報告はない．実施後しばらくは血圧の低下やめまい，低血糖などの症状に注意する．
禁忌は，①急性期の血栓症患者，②妊婦，③ステント術，バイパス術後6か月以内の患者．

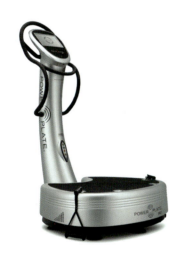

▶図2　全身振動刺激装置
(Power Plate®, Performance Health Systems 社製)

D 課題と展望

固有受容感覚に対する全身振動刺激は筋力増強効果やバランス能力向上に寄与する．それ以外に体幹機能向上のための練習，ストレッチ効果，マッサージ効果，血流増加によるリカバリー効果など使用方法によって効果が異なる．固有受容感覚に振動刺激を実施することで，受容器の閾値を変化させて，通常の運動療法の効果を増大させることが可能となる．しかし，刺激パラメータや実施方法など統一した手法がないため，今後の検討が必要である．

● 引用文献

1) Burke, D., et al.: The responses of human muscle spindle endings to vibration of non-contracting muscles. J. Physiol., 261:673–693, 1976.
2) Goodwin, G.M., et al.: The contribution of muscle afferents to kinaesthesia shown by vibration induced illusions of movement and by the effects of paralysing joint afferents. Brain, 95:705–748, 1972.
3) Naito, E., et al.: Dominance of the right hemisphere and role of area 2 in human kinesthesia. J. Neurophysiol., 93:1020–1034, 2005.
4) Rehn, B., et al.: Effects on leg muscular performance from whole-body vibration exercise: A systematic review. Scand. J. Med. Sci. Sports, 17:2–11, 2007.
5) Torvinen, S., et al.: Effect of four-month vertical whole body vibration on performance and balance. Med. Sci. Sports Exerc., 34:1523–1528, 2002.
6) Park, S.Y., et al.: Effects of whole body vibration training on body composition, skeletal muscle strength, and cardiovascular health. J. Exerc. Rehabil., 11:289–295, 2015.

第5章

振動療法の実際③：痛みに対する振動療法

学習目標

- 痛みに対する振動療法の特徴と効果について学ぶ.
- 痛みに対する振動療法の適応疾患例・禁忌，注意を要する事象について学ぶ.
- 痛みに対する振動療法の実施手順について学ぶ.
- 痛みに対する振動療法の課題と展望について学ぶ.

A 特徴と効果

振動療法による疼痛への効果は，振動の種類の特徴による違いと振動刺激を用いた運動錯覚による効果が知られている．振動の種類は，リラクセーション効果や鎮痛効果を期待する**低周波数振動刺激**と，**拡散型圧力波**（ショックウェーブ；shock wave）による方法がある（▶図1）．ショックウェーブは，圧力波による力が図2に示すように伝わることで，深部に存在する原因部分へ振動刺激を伝える.

2007年に拡散型ショックウェーブ治療器が足底腱膜炎の治療器として米国FDAで承認を受け，その後全世界で認可を受け，海外では疼痛の緩和に関してショックウェーブがよく使用されている．慢性足底腱膜炎の患者に対するレビューで，ショックウェーブ療法は効果的とされる[1].

用語解説

DNIC 広範性侵害抑制調節（diffuse noxious inhibitory control; DNIC）は下行性疼痛抑制で，痛み刺激が中枢に伝わると延髄の背側網様核が起点となり，広範囲脊髄後角の機械的，熱刺激の識別や侵害刺激として強度を識別する神経によって，神経の興奮を抑制する．DNIC が作動すると，その直後に加えられたさらなる痛み刺激に関しては，通常よりも弱い痛みとなる．しかし，神経障害痛や慢性痛になると，DNIC などの下行性疼痛抑制機序が機能減弱する可能性がある.

主な作用には，自由神経終末への直接的な効果として，疼痛伝達物質を減少させることによる鎮痛，ゲートコントロール理論から本刺激による疼痛知覚の遮断，また血流の改善による腱や周囲組織の再生がある．このようにショックウェーブ療法は，コラーゲン配列の正常化や，血管増殖因子や骨芽細胞分化誘導因子の増加を介した組織修復促進効果，自由終末神経の変性や疼痛伝達物質の減少により生じる**疼痛抑制効果**が示されている.

振動刺激による疼痛抑制のメカニズムはまだ十分解明されていない．振動刺激が筋内の求心性感覚情報（Ia, Ib, Ⅱ線維）に作用し筋からの感覚入力を変化させ，また，Ⅲ, Ⅳ 線維に関連する痛覚情報に影響を及ぼす可能性がある．このほかに，振動刺激が脊髄後角ニューロンの興奮性に作用し，疼痛閾値の上昇と疼痛軽減をもたらす．また，振動刺激はリンパや血液還流に影響を及ぼし，発痛物質の除去や浮腫の改善に有効とされる[2]．さらに，**広汎性侵害抑制調節**（diffuse noxious inhibitory controls; DNIC）**用語解説**や下行性疼痛抑制系のような，なんらかの中枢神経系を介した広汎な疼痛抑制効果をもたらす可能性がある．振動刺激による感覚入力を行うことで，慢性疼痛や不動による障害に対しての効果がある．兒玉ら[3]は，振動刺激の感覚野のみならず運動領野の機能的ネットワークとの関連を報告しており，下行性疼痛抑制

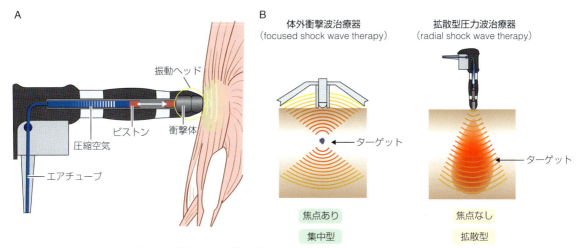

▶図1 ショックウェーブの発生装置とその治療効果
A：ショックウェーブの発生装置の原理．コンプレッサーにより発生させた圧縮空気をパルス状に開放することでピストンが衝撃体にぶつかり，圧力波を生み出す．
B：体外衝撃波治療器と拡散型圧力波治療器の違いと原理．体外衝撃波治療器はターゲットが卵1個分程度で，そこにエネルギーを集中させて治療を行う．尿路結石など．拡散型圧力波治療器では焦点がなく拡散することができるため，安全性がより高く，ターゲットが広範囲に及ぶ．

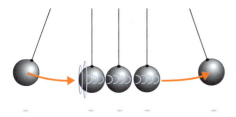

▶図2 ショックウェーブの刺激伝導の原理
圧力波が伝わる仕組みは"ニュートンのゆりかご"に例えられる．1つの金属球を引っ張って離すと，その球は静止した球へ向かって衝突して静止する．この瞬間，球がぶつかったのと逆側の球は，最初の球と同じ速さで弧を描いて飛んでいく．ショックマスターのピストンはこのエネルギーを伝える静止した球の役割を果たし，圧力波を発生させる．

▶表1 ショックウェーブ治療器の推奨する適応疾患

部位など	疾患
足部	足底腱膜炎 アキレス腱炎および付着部炎
膝	膝蓋腱炎
肘	上腕骨外側上顆炎
肩	石灰沈着性腱板炎 腱板炎
骨折	偽関節 疲労骨折
その他	早期の離断性骨軟骨炎 早期の腐敗性骨壊死

によるオピオイドシステムが作動し鎮痛効果が得られる可能性を示唆している．

B 適応疾患例・禁忌，注意を要する事象

1 適応疾患例

拡散型ショックウェーブによる治療は疼痛を生じるさまざまな疾患で適応となり，足底腱膜炎以外にも運動器の疼痛への効果に関するエビデンスは多い．国際衝撃波治療学会からは，腱障害や疲労骨折などの骨症などが適応として推奨されている（▶表1）．そのほかに，Osgood-Schlatter（オスグッド・シュラッター）病，腸脛靱帯炎，ばね指，手根管症候群，シンスプリントなどへの効果も示されている．

通常の低周波数振動療法では，運動器の慢性疼痛に対する効果がみられる．振動による運動錯覚に関しては，中枢の身体認識の破綻した複合性局

所疼痛症候群（complex regional pain syndrome; CRPS）に対する治療法の研究が進んでいる[4, 5].

2 禁忌，注意を要する事象

振動刺激の禁忌に準じており，主に腫瘍，妊婦，ペースメーカー埋め込み患者，腫脹を伴う捻挫などの急性症状を有する部位である．また，周波数200 Hz，振幅幅1.5 mmの振動刺激を2分以上実施すると熱が発生し熱傷のおそれがあるため，特に感覚障害を呈する患者への実施には十分注意する．基本的には安全性が認められた機器であるが，稀に治療部位の腫れや発赤，皮膚トラブルが発生する場合があるものの，数日内で寛解する．

C 実施手順

1 拡散型ショックウェーブ療法

a 事前準備

拡散型ショックウェーブ（フィジオ ショックマスター®，酒井医療株式会社製）

b 治療方法

- 刺激時間：1部位あたり2〜3分程度
- 刺激部位：身体各部位の疼痛部位（▶図3）
- 刺激方法：皮膚が少し陥没する程度の力で圧迫して，振動刺激を実施する．

2 その他の振動療法

通常のハンディタイプの振動刺激装置を用いた振動負荷方法の例として，刺激周波数65 Hz，振幅1 mmで実施する．刺激部位は胸部，腹部，肩，背部，腋窩，三角筋前部および後部，上腕二頭筋，上腕筋，腕橈骨筋，肘関節，上腕三頭筋とし，上

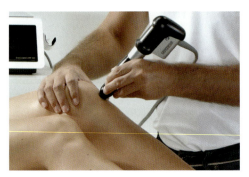

▶図3　ショックウェーブによる治療
〔酒井医療株式会社ホームページより〕

腕部〜前腕部は2分間，その他の部位には1分間の振動刺激を加える方法などがある．

D 課題と展望

現在，日本でもショックウェーブによる疼痛治療は一部で始まっている．しかし，疼痛に関する振動刺激はマッサージにおける振動刺激または運動錯覚を利用した方法など，限定的に使用されている程度である．疼痛は慢性化することで寛解に時間を要するので，適切な振動刺激を使用することで疼痛管理ができるように，エビデンスの構築が求められている．

●引用文献

1) Sun, K., et al.: Extracorporeal shock wave therapy versus other therapeutic methods for chronic plantar fasciitis. *Foot Ankle Surg.*, 26:33–38, 2018.
2) Lau, W.Y., et al.: Effect of vibration treatment on symptoms associated with eccentric exercise-induced muscle damage. *Am. J. Phys. Med. Rehabil.*, 90:648–657, 2011.
3) 兒玉隆之ほか：振動刺激による運動錯覚時の脳内神経活動および機能的連関. 理学療法学, 41:43–51, 2014.
4) Imai, R., et al.: Relationship between pain and hesitation during movement initiation after distal radius fracture surgery: A preliminary study. *Hand Surg. Rehabil.*, 37:167–170, 2018.
5) 今井亮太：腱振動刺激による運動錯覚が痛みへ与える効果. 日本運動器疼痛学会誌, 7:213–218, 2015.

振動療法の臨床応用

A 痙縮に対する振動療法

1 症例提示

77歳，男性
脳梗塞後の左片麻痺により，Brunnstrom（ブルンストローム）stageで上肢Ⅱ，手指Ⅲ，下肢Ⅲであった．随意運動はみられるものの左上肢は廃用手であり，上肢操作練習を積極的に実施している．

2 物理療法の選択（選択の理由を含む）

ⓐ 考えられる物理療法
温熱療法，寒冷療法，電気刺激療法，振動刺激療法

ⓑ 使用機器
振動刺激装置（▶図1）

ⓒ 選択した理由
痙縮に対して「脳卒中ガイドライン2021（改訂2023）」では，温熱療法や寒冷療法は使用を考慮してもよいが，十分な科学的根拠はない（グレードC1）．電気刺激に関しては高頻度の経皮的電気神経刺激（TENS）がすすめられている．振動療法によって，痙縮筋の拮抗筋（刺激筋）のIa求心性線維に対する刺激による，Ia抑制性介在ニューロンを介した相反性抑制の増強により，痙縮筋の脊髄運動ニューロンの活動が低下することで，痙縮が減弱する．そのなかで，促通反復療法（川平法）と振動刺激療法の併用に効果がみられる．

3 物理療法の方法論

バイブレーター（大東電機工業社製，MD-01®）を用いて，麻痺肢の手関節屈筋群（手関節）と上腕二頭筋腱（肘遠位部）に各5分間，100Hzの周波数で実施した．

ⓐ 配慮する点
①刺激時は，対象とする筋以外の筋緊張が高まらないように安楽な姿勢を選択する．
②刺激時は筋を伸張位にするために，軽度のストレッチを行いながら実施する．
③振動刺激実施時には痛みの有無を聴取し，疼痛による筋収縮を抑制する．

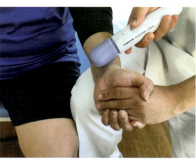
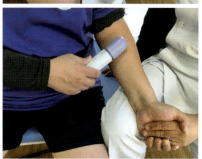

▶図1　振動刺激を実施している例

▶表1　維持期脳卒中左片麻痺例における振動刺激実施前後のROM比較

	自動ROM （実施前→実施後）	他動ROM （実施前→実施後）	MAS
手関節背屈	−35° → −10°	30° → 45°	2 → +1
肘関節伸展	−15° → −10°	0° → 0°	+1 → 1

4 治療効果の評価

痙縮の評価はMAS（modified Ashworth scale）を用いて実施し，その他，関節可動域（ROM）テストを実施する（▶表1）．

5 効果検証（考察）

振動療法の効果としてMASの低下が即時的にみられた．また，痙縮の減弱によりROMの拡大がみられた．振動刺激による痙縮の低下によって他動的なROMだけでなく，自動的なROMの増大もみられ，運動機能の改善に寄与したものと考えられる．

302 ● XI. 振動療法

B 痛みに対する振動療法

1 症例提示

28 歳, 女性

長期間運動不足であったが, 最近体力向上のために
ランニングを再開した. 多いときには 1 日 10 km 程
度走っていたが, 足底の痛みが出現して走れなくなり
運動をやめていた. 最近になり歩いているときにも痛
みがあり来院した. 足底腱膜炎と診断され, 理学療法
開始.

2 物理療法の選択（選択の理由を含む）

ⓐ 考えられる物理療法

温熱療法, 寒冷療法, 電気刺激療法, 振動刺激療法

ⓑ 使用機器

拡散型ショックウェーブ（インターリハ社製, イン
テレクト RPW モバイル®）

ⓒ 選択した理由

体外衝撃波治療は収束型体外衝撃波と拡散型体外
衝撃波に大きく分けられる. 収束型は 1 点に高いエ
ネルギーを集中させることで, ピンポイントに痛みの
原因となっている部位に効果を示す. 拡散型は 2012
年以降難治性足底腱膜炎に効果的とされて医療で活
用されているほか, 広い部位への治療, たとえば肩こ
り・腰痛などに効果的である. 疼痛の軽減に関して国
際整形外科体外衝撃波学会（ISMST）では, 足底腱膜
炎, シンスプリント, 膝蓋靱帯炎, テニス肘, 腱板損
傷, 肩こり, 腰痛などの筋膜性疼痛などに効果が認め
られている. 特に拡散型は足底筋膜炎に関してエビデ
ンスがある.

2～4 週間隔で 3 回の治療を行うことを 1 クールと
する. その後, 1 クール後の評価により 2 クール目を
検討する.

照射条件は, 原則 1 治療あたり 2,000 発として刺
激強度は耐えることができる最高出力, 低頻度の設定

で照射する部位と方向を決めて, 反応をみながら高頻
度で照射する.

3 物理療法の方法論

拡散型ショックウェーブを用いて, 疼痛側の足底腱
膜の痛みを確認して約 20 分間, 2.0 bar, 頻度 12 Hz
の周波数で実施した.

ⓐ 配慮する点

①血液障害, 凝固障害, または抗凝血薬を服用してい
る患者, 妊婦, 血栓症の患者, 腫瘍のある患者, 急
性炎症のある患者は禁忌のため, その有無を確認す
る.
②刺激時は, 対象とする筋以外の筋緊張が高まらない
ように安楽な姿勢を選択する.
③振動刺激実施時には痛みの有無を聴取し, 疼痛によ
る筋収縮を抑制する.

4 治療効果の評価

疼痛の評価は NRS（numetrical rating scale）を用
いて, 圧痛テスト時, 伸張時, ランニング時に実施す
る.

5 効果検証（考察）

振動療法の効果として 3 条件の NRS の低下, 圧痛
テスト 8 → 2, 伸張時 6 → 1, ランニング時 8 → 4 と
なり, 即時的にみられた. また, 疼痛の減弱により立
位時の足関節底屈運動の拡大がみられた. 即時的に得
られた効果に加えて, タオルやボールを使った自主ス
トレッチ（荷重・非荷重）を指導した. 足部アーチをつ
くるために後脛骨筋エクササイズとタオルギャザーを
プログラムに追加し, 疼痛の出現しない範囲での動作
指導を実施した. 最終的には痛みなく, 継続できてい
ることを確認して, 今回の治療のセッションを終了し
た.

索引

＊用語は，五十音順で配列した.
＊数字で始まる用語は「数字・欧文索引」に掲載した.
＊色数字は用語解説のページを示した.

和文

あ

アイスバス　83
アイスパック　75, 79, 86, 88
アイスマッサージ　75, 80, 87
アクシデント　15
足型ポンプ　277
アセチルコリン　130
圧注　92
圧痛閾値　23
圧電効果　52
圧迫　272
圧迫圧　280
圧迫療法　270
　──, がんに対する　283
圧フィードバック　187
アルキメデスの原理　93
安静肢位　239
安静時電位　118
アンペールの法則　35

い

移行域　248
痛み　17, 298
位置エネルギー　32
一次体性感覚野（SI）　19
一次痛　18
一次ニューロン　18
移動法　219
イミュニティ　14
医療過誤　11
医療事故　11
インシデント　15
インピーダンス　108, **109**, 194
インフォームドコンセント　13

う

渦抵抗　95
渦電流　**46**, 47, 158
うつ病, tDCS　168
運動エネルギー　32

運動学習　189, 190
　──, tDCS　168
運動錯覚　295
運動神経伝導速度（MCV）　122
運動単位　118
運動単位電位　118
運動点　114
運動併用モビライゼーション　250
運動麻痺
　──, rTMS　162
　──, tDCS　168
運動誘発電位（MEP）　158
運動療法　2, 31, 98, 129, 286

え

エーデルタ線維　18
エネルギー　**32**
エネルギー変換熱　34, 46, 69, 216
エーベータ線維　18
エミッション　14
遠隔的な発熱　34
遠距離音場　53
嚥下障害, 干渉波療法　156
遠赤外線（FIR）　216, 220

お

横断マッサージ　244, 251, 253
横断面リリース　242
凹凸の法則　238, 247, 249
オームの法則　108, **109**
オリンピック　25
温感受性ニューロン　36
音響インピーダンス　**54**
温痛覚　95
温熱療法　30
　──の歴史　5
温浴　91

か

外在的フィードバック　191
回折　225
介達牽引法　256, 258, 259
回転法, 超音波療法　60

介入時間　131, 133, 142, 149
解剖学的断面積（ACSA）　62
化学エネルギー　32
拡散型圧力波　298
拡散型ショックウェーブ　300, 302
学習性無気力　191
拡張現実（AR）　200
下行性出力　127
下行性疼痛抑制系　20, 147, 174
華氏温度　32
可視光線　204
仮想現実　187
画像評価, 超音波による　62
下腿型ポンプ　277
活動電位　109
カップリング材　60
下部尿路障害, 磁気刺激　165
過分極　109
渦流浴　6, 98, 103, 104
カルシウム沈着物　58
カルマン渦　95
川平法　301
がん　283
感覚情報（SC）　190
間欠液浸法　43
間欠牽引　256, 262
間欠的 TBS（iTBS）　161
間欠的空気圧迫法（IPC）
　　　　　　　　270, 271, 277
干渉　**153**
干渉性, レーザー　224
干渉低周波法　155
干渉電流　153
干渉波　110, 118
干渉波療法　154
癌性疼痛, TENS　151
慣性の法則　53
関節角度フィードバック　187, 196
関節の遊び　238
関節モビライゼーション　235, 247
完全強縮　111
感染予防　101
灌注　92

303

関電極　113
乾熱ホットパック　40
寒冷血管反応　76
寒冷療法　24, 74

き

キセノン光　217
基底核回路　189
基底状態　224
基電流　115
機能的電気刺激療法(FES)
　　　　106, 125, 139, 178
機能的マッサージ　244
機能補填　139
気泡浴　90, 97
逆圧電効果　52
逆二乗の法則　47, 206
逆ピエゾ効果　52
キャビテーション　56
吸収, レーザー　225
吸収係数　**56**
吸収減衰　55
急性痛　18
強制使用療法(CI療法)　107
強制対流　34
強度, 超音波療法の　54
局所振動刺激　291
局所浴　90, 97
近距離音場　53
近赤外線(NIR)　216
筋積分解析　120
筋節　240
緊張緩和モビライゼーション　248
緊張性振動反射(TVR)　290, 292
筋電図(EMG)　117
筋電図バイオフィードバック
　　　　187, 193
筋電図誘発型電気刺激装置　136
筋膜リリース　242

く

空間最高強度　54
空間平均強度　54
矩形波　110, 133, 142, 149
屈折, レーザー　207, 225
クライオカフ　83
クライオキネティクス　74, 84
クライオセラピー　84
クラッチフィールド牽引　259
グリソン牽引　259

クリッカー　75, 81
くる病　212
グローブ法　43
クーロン力　**108**

け

痙縮　292
――の減弱　128, 133
頸椎牽引療法　258
経頭蓋交流電気刺激(tACS)　165
経頭蓋磁気刺激(TMS)　157
経頭蓋直流電気刺激(tDCS)
　　　　106, 165
経頭蓋パルス電流刺激(tPCS)
　　　　165
経頭蓋ランダムノイズ刺激(tRNS)
　　　　165
経皮的脊髄刺激法　164
経皮的電気感覚刺激療法(TESS)
　　　　156
経皮的電気神経刺激(TENS)
　　　　19, 145, 172, 177
結果の知識(KR)　191
血管拡張作用, 温熱療法による
　　　　34
結合組織　236, 242
血流制限(BFR)トレーニング　24
ゲートコントロール理論
　　　　8, 18, 37, 147
牽引療法　256
――の歴史　7
原子核　108
幻肢痛, TENS　151
減衰　55

こ

高温浴　90
光化学作用　209
高輝度性, レーザー　224
高強度レーザー療法(HILT)　223
膠原線維　236, 243
広作動域ニューロン(WDRニューロン)　18
高次脳機能障害, tDCS　168
構成運動　238
硬節　149
光線療法　204
――の歴史　7
酵素活性　36
交代浴　99

高電圧パルス刺激療法(HVPC)
　　　　181
行動変容　191
紅斑　210
広汎性侵害抑制調節(DNIC)　**298**
高頻度rTMS　159, 161
後部島(PIC)　19
硬膜外刺激療法　164
膠様質細胞(SG細胞)　147
交流電流　110
極超短波　5
極超短波治療器　8
極超短波療法　45, 69
極低温療法　75, 84
固形パラフィン　42
誤差学習　190
骨折, 超音波療法　58
骨盤底電気刺激法　155
骨癒合　117
固定照射法　227
固定法, 赤外線療法　219
コヒーレンス　224
固有受容感覚器　295
コラーゲン線維　37
コールドスプレー　75, 82
コールドパック　75, 82, 86, 88

さ

サイクル　53
最終域感　239, 244, 247
最小紅斑量テスト　211, 213
再分極　109
細胞外マトリクス(ECM)　**30**
細網線維　236
サルコメア　240
三角波　111, 133, 142, 149
サンタン　212
サンバーン　210
散乱, レーザー　225

し

次亜塩素酸ナトリウム溶液　102
紫外線(UV)　204, 210
紫外線療法　204, 210
――の歴史　7
視覚的バイオフィードバック
　　　　195, 198
自覚的不感温浴　92
視覚フィードバック　186
磁気刺激法　155

色素沈着　212
刺激間隔　112
刺激−休息時間　112, 133, 142
刺激強度　111, 131, 142, 148
刺激時間間隔(ISI)　159
刺激周波数　111, 131, 142, 149
刺激の3要素　111
刺激波形　133, 142, 149
試験刺激　159
指向性，レーザー　224
　──，超音波の　54
自重牽引　256
自然エネルギー　2
自然対流　33
自然放出　208, 223
持続液浸法　43
持続牽引　256, 262
持続効果　129
持続的圧迫療法　271, 273
持続的他動運動(CPM)　24
磁束密度　158
シータバースト刺激(TBS)　161
時値　115
失語症
　──，rTMS　162
　──，tDCS　168
実際の安静肢位　249
湿熱ホットパック　40
シナプス前抑制　147
刺入時電位　118
磁場　158
自発電位　118
しまりの肢位　239
集光性，レーザー　224
自由神経終末　18
重錘牽引　256
自由電子　108
周波数　53
手根管症候群，超音波療法　57
術後疼痛，TENS　150
受容器　17, 18
ジュール熱　41, 110
順応，電気刺激　112
条件刺激　159
照射時間率　53
小脳回路　189, 190
蒸発冷却法　74
静脈還流　277
褥瘡　181, 220
　──，超音波療法　57

ショックウェーブ　289, 298
自律神経フィードバック　197
心因性疼痛　145
侵害刺激　17, 18, 145, 298
侵害受容性疼痛　145
　──，TENS　150
針筋電図　118
神経筋電気刺激(NMES)
　　　　　　　　　　　125, 174
神経根性疼痛，TENS　151
神経障害性疼痛　146
　──，TENS　151
神経伝達物質　130
神経変調法　154
神経モビライゼーション　235
伸張モビライゼーション　248
浸透圧　275
振動療法　288
　──，痛みに対する　298, 302
　──，痙縮に対する　292, 301
　──，固有受容感覚に対する　295
振幅F/M比　121
振幅H/M比　121
深部静脈血栓症　274
深部摩擦　241
シンプルリンパドレナージ(SLD)
　　　　　　　　　　　　284
診療報酬　9

す

随意運動　136
　──の促通　127, 133
随意運動介助型電気刺激装置
　(IVES)　107, 136, 169, 179
錐体路細胞　158
水中運動療法　92
水治療法　90
　──の歴史　6
スクレロトーム　149, 219
スターリングの法則　**96**, 276
ストレス検査　64
ストレッチング　37
ストローク法，超音波療法　60
スポーツ傷害　21
スポーツマッサージ　7
スポーツ理学療法　22

せ

静止膜電位　109
星状神経節　220

静水圧　94, 275
生理的断面積(PCSA)　62
赤外線(IR)　204, 216
赤外線療法　204, 216
　──の歴史　7
脊髄損傷，FES　141
積分筋電図(IEMG)　120
摂氏温度　32
接触法　219, 227
絶対温度　32
絶対的禁忌　12
切迫性尿失禁　154
セルシウス温度　32
線維自発電位　118
線維束攣縮　118
全身振動刺激(WBV)
　　　　24, 288, 291, 295, 296
全身浴　90, 99
仙髄神経電気刺激法　155
剪断波エラストグラフィー(SWE)
　　　　　　　　　　　　63
前部帯状皮質(ACC)　19, 20
前部島(AIC)　19

そ

総合リハビリテーション承認施設認
　可基準　9
創傷治癒　181, 218, 241
　──，電気刺激療法　116
相対的禁忌　12
双電極法　114
造波抵抗　94
象皮症　283
促通反復療法　107, 301
足底圧中心(COP)　196, 198
続発性リンパ浮腫　283
疎性結合組織　237
疎密波　53

た

体外衝撃波　289
代謝の活性化，温熱療法による
　　　　　　　　　　　　36
大脳基底核　189
タイムロス，スポーツ傷害　21
対流　33
対流冷却法　74
他覚的不感温浴　92
多層包帯法　273, 284

立ち上がり・立ち下がり時間
　　　　　　　111, 133, 134, 142
脱分極　109
たわみ域　248
単色性，レーザー　224
弾性エネルギー　32
弾性ストッキング　271, 280, 284
弾性線維　236, 243
弾性着衣　271, 273, 284
弾性包帯　271, 272, 285
単相性　110
単相性パルス微弱電流刺激療法
　（MPMC）　181
単電極法　113
短波長紫外線　210
単発刺激　158

ち

遅延フィードバック　196
知覚神経伝導速度（SCV）　122
蓄熱式パック　39
遅発性筋肉痛（DOMS）　83
中間赤外線　216
中周波　153
中枢神経障害，TES　126
中枢神経麻痺，電気刺激療法　116
中性子　108
中脳水道周囲灰白質（PAG）　20
中波長紫外線　210
超音波治療器　8, 59
超音波による画像評価　62
超音波療法　52, 71
　── の歴史　5
聴覚フィードバック　186
長期抑圧（LTD）　190
長軸方向リリース　242
長潜時反射（LLR）　120
超短波療法　45
　── の歴史　5
長波長紫外線　210
直線偏光近赤外線　217, 219, 230
直達牽引　256
直流電流　110
直流微弱電流刺激療法（LIDC）
　　　　　　　181
治療的電気刺激（TES）
　　　　　106, 125, 171, 176
　──，中枢神経障害に対する　126
　──，末梢神経障害に対する　134

治療面，関節モビライゼーション
　　　　　　　247

つ

椎間板ヘルニア，超音波療法　57
つぼ療法低周波治療器（SSP）　9
強さ-時間曲線（S-D 曲線）
　　　　　　　114, 131, 132

て

低周波数振動刺激　298
低周波治療器　7, 8
低出力 He-Ne レーザー　8
低出力レーザー　8
低反応レベルレーザー（LLLT）
　　　　　　　23, 204, 223
低頻度 rTMS　159, 161
テスラ　158
手持ち照射法　219, 227
デルマトーム　149, 219
転移　191
電位　108
電位差　109
電界　108
電気刺激療法　10, 24, 31, 106
　── の歴史　6
電気診断　117
電気抵抗　109
電極　112
電子　108
電磁波　35, 45, 47
電磁誘導　158
電磁両立性（EMC）　14
伝達細胞（T 細胞）　147
伝導　33
電動牽引　256
電動式間欠牽引　259, 263
電動式頸椎牽引　260, 266
電動式骨盤牽引　264
伝導熱　39, 42, 68, 93
伝導冷却法　74
伝導路　17, 18
電熱ホットパック　40
電場　108
電離作用　210
電離放射線　45

と

透過，レーザー　206, 225
頭蓋直達牽引法　259

動機づけ　190
動水圧　94
疼痛　17, 298
　──，rTMS　163
　──，TENS　145, 172
疼痛緩和　226, 228
　──，温熱療法による　37
疼痛軽減モビライゼーション　248
糖尿病性足潰瘍　181
島皮質（IC）　19, 20
特異的侵害受容ニューロン（NS
　ニューロン）　18
徒手的療法　234
　── の歴史　7

な

内因性オピオイド　148
内在的フィードバック　191
ナチュラルキラー細胞（NK 細胞）
　　　　　　　212
ナローバンド UVB 療法　213, 214
軟部組織短縮　58
軟部組織モビライゼーション
　　　　　　　235, 244, 253

に

二次体性感覚野（SII）　19
二次痛　18
二重課題　195
入射角　207
ニュートンの運動の第一法則　53
ニューロモデュレーション
　　　　　　　106, 154, 165
尿失禁　117

ね

熱エネルギー　31, 32
熱伝導　74
熱伝導率　33, 93
熱放射　207, 223
熱容量　33
熱量　32
粘性抵抗　45, 94

の

脳卒中　128
　──，rTMS　162
脳卒中治療ガイドライン　135
脳卒中片麻痺
　──，FES　140, 178

脳卒中片麻痺（つづき）
　——，IVES　179
能動型自動間欠牽引
　　　　　　　　260, 264, 267
ノンタイムロス，スポーツ傷害
　　　　　　　　21

は

バイオフィードバック療法　186
媒質　118
バイタルサイン　15
排痰　288
排尿障害　155
　——，干渉波　154
バイブレーション　288
廃用性筋力低下，電気刺激療法
　　　　　　　　116
ハインリッヒの法則　16
パスカルの原理　94
バースト波　58, 112
バーチャルリアリティ（VR）
　　　　　　　　186, 187, 200
波長　53
発光ダイオード（LED）　204
発熱パック　40
波動性，光　207
ハバードタンク　6, 90, 99
パラフィン浴　42
パラリンピック　25
パルス磁気刺激　164
パルス持続時間
　　　　　　　　131, 132, 142, 149
パルス電流　**110**
パルス幅　111, 131, 134, 142
パルスモード，超音波療法　53
汎化　188, 189
半価層値　55
半球間抑制，rTMS　162
反射，レーザー　206, 225
反射角　207
反射性要素　128
半側空間無視，rTMS　163
反復経頭蓋磁気刺激法（rTMS）
　　　　　　　　159, 161
反復末梢神経磁気刺激（rPMS）
　　　　　　　　164

ひ

ピエゾ（電気）効果　52
微温浴　92

光増感反応　209
非器質的疼痛　145
微細振動　56
皮節　149
非接触法　219, 227
非電離放射線　45
比熱　**33**, 93
非反射性要素　128
皮膚温フィードバック　197
皮膚癌　212
皮膚抵抗　114
ビーム不均等率（BNR）　9, 55
ヒューマンエラー　13
表面筋電図　119
頻尿　117

ふ

ファーレンハイト温度　32
ファント・ホッフの法則　95
フィジカルアセスメント　14
フィードフォワード機構　**189**
フォトバイオモジュレーション
　（PBM）　204
フォノフォレシス　58
フォワードモデル　190
不完全強縮　111
不関電極　113
腹圧性尿失禁　154
副運動　238, 247
複合感覚のフィードバック　186
複合性局所疼痛症候群（CRPS）
　　　　　　　　296, 299
複合的治療（CDT）　283
輻射　34
浮腫　275
浮力　93
ふるえ　76

へ

変形性関節症　71
　——，TENS　151, 177
変調，電気刺激　112

ほ

蜂窩織炎　283
放射エネルギー　32
放射熱　208
膨張圧　278
ホットパック　39, 68
ボツリヌス療法　107

ホルネル徴候　229

ま

マイクロストリーミング　56
マグネトロン　45, 51
摩擦熱　34
マッサージ　234
マッサージ療法の歴史　7
末梢神経　18
末梢神経障害，TES　134
末梢神経伝導速度（NCV）　121
末梢神経麻痺
　——，TES　176
　——，電気刺激療法　116
マリガンコンセプト　250

み・む

ミオトーム　219
密性結合組織　237
ミルキング作用　273, 280
無作為化比較対照試験（RCT）　3

も・や

モーターポイント　114
問診　14
薬剤吸収　58

ゆ

有効照射面積（ERA）　9, 56
誘電損失　**45**
誘電率　**47**
誘導コイルアプリケーター　46, 51
誘導電流　46
誘導放出　208, 224
誘発筋電図　120
床反力フィードバック　196
ゆるみの肢位　239

よ

用手的リンパドレナージ（MLD）
　　　　　　　　283
陽性鋭波　118
容積導体　118
腰椎牽引療法　262
腰部脊柱管狭窄症，超音波療法
　　　　　　　　57
容量板アプリケーター　46, 51
抑うつ症状，rTMS　163

ら

ラプラスの法則　272
ランゲルハンス細胞　212
ランバートの余弦の法則　206
ランプアップ時間　112
ランプダウン時間　112

り

リスク管理　11
粒子画像流速解析法　66

粒子性，光　207
流動パラフィン　42
両側性伝導　109
リンパ灌流　277
リンパ浮腫　283

れ

冷温浴　92
励起状態　207, 224
冷水浴　75, 83, 92
冷痛覚　95

レーザー療法　204, 223
── の歴史　7
レジオネラ肺炎　101
連続的 TBS（cTBS）　161
連続モード，超音波療法　53

ろ・わ

老人性白内障　212
ロシアン電流　110
ワーラー変性　116

数字・欧文

1 点間法　124
2 相性　110, 133, 142, 149
2 相性パルス電流刺激療法（BPC）
　　181
2 点間法　124
2 連発磁気刺激法　159

A

Aβ 線維　18
Aδ 線維　18
ACC（anterior cingulate cortex；
　前部帯状皮質）　19, 20
ACSA（anatomical cross-sectional
　area；解剖学的断面積）　63
active electrode　113
actual resting position　249
adaptation　112
AIC（anterior insular cortex；前部
　島）　19
alternating current　110
Alzheimer 病，tDCS　168
AR（augmented reality；拡張現実）
　　200
asymbolia for pain　20

B

BFR（blood flow restriction）ト
　レーニング　24
bilateral tDCS　166
biofeedback（BF）　186
BMI（brain machine interface）
　　106

BNR（beam non-uniformity
　ratio；ビーム不均等率）　9, 55
BPC（biphasic pulsed current；2
　相性パルス電流刺激療法）　181

C

C 線維　18
calf pump　277
carry over 効果　129
CDT（complex decongestive
　therapy；複合的治療）　283
chronaxie　115
CI 療法（constraint induced
　movement therapy）　107, 169
clicker　81
close-packed position　239
coherence　224
cold pack　82
cold water immersion　83
collagen fiber　236
compression　272
continuous cryotherapy device
　　83
COP（center of pressure；足底圧中
　心）　196, 198
CPM（continuous passive
　motion；持続的他動運動）　24
CRPS（complex regional pain
　syndrome；複合性局所疼痛症候
　群）　**296**, 300
cryokinetics　84
cryotherapy　74, 84
cTBS（continuous TBS；連続的
　TBS）　161

D

deep transverse friction massage
　　244
descending volley　127
direct current　110
directivity　224
DNIC（diffuse noxious inhibitory
　controls；広汎性侵害抑制調節）
　　298
DOMS（delayed onset muscle
　soreness；遅発性筋肉痛）　83
dual task　**195**
duty cycle　112, 133, 142

E

ECM（extracellular matrix；細胞
　外マトリクス）　30
elastic fiber　236
electrical stimulation　106
electromyogram（EMG）-triggered
　neuromuscular electrical
　stimulator　136
EMC（electromagnetic
　compatibility；電磁両立性）　14
EMG（electromyography；筋電図）
　　118
end feel　239, 247
ERA（effective radiating area；有
　効照射面積）　9, 56
erythema　210

F

F 波　121
fasciculation potential　118

FES（functional electrical stimulation；機能的電気刺激）　106, 125, 139, 178
fibrillation potential　118
FIR（far infrared；遠赤外線）　216, 220
first stop　248
foot pump　277
frequency　111, 131
functional massage　244

G

gate-control theory　8
generalization　188

H

H 波　121
H 反射　292
HF-rTMS（high-frequency rTMS；高頻度 rTMS）　159, 161
high density　224
high-frequency rTMS　159, 161
HILT（high intensity laser therapy；高強度レーザー療法）　223
Hippocrates　4
Horner 徴候　229
Hubbard タンク　6, 90, 99
hunting reaction　76
HVPC（high voltage pulsed current；高電圧パルス刺激療法）　181

I

IC（insular cortex；島皮質）　19, 20
ice bath　83
ice pack　79
IEMG（integrated electromyography；積分筋電図）　120
indifferent electrode　113
intensity　131
IPC（intermittent pneumatic compression；間欠的空気圧迫法）　277
IR（infrared；赤外線）　204, 216
ISI（interstimulus interval；刺激時間間隔）　159

iTBS（intermittent TBS；間欠的 TBS）　161
IVES（integrated volitional control electrical stimulator；随意運動介助型電気刺激装置）　107, 136, 169, 179

K

Kaltenborn rule　238
Kaltenborn treatment plane　247
Karman 渦　95
KR（knowledge of results；結果の知識）　191

L

Lambert の余弦の法則　48, 206
Langerhans 細胞　212
Laplace の法則　272
LASER（light amplification by stimulated emission of radiation）　204, 223
learned helplessness　191
LED（light-emitting diode；発光ダイオード）　205
LF-rTMS（low-frequency rTMS；低頻度 rTMS）　159, 161
LIDC（low intensity direct current；直流微弱電流刺激療法）　181
LLLT（low level laser therapy；低反応レベルレーザー）　23, 204, 223
LLR（long-latency reflex；長潜時反射）　120
loose-packed position　239
low-frequency rTMS　159, 161
LTD（long term depression；長期抑圧）　**190**

M

M 波　120
magnetic flux density　158
manual therapy　234
MCV（motor nerve conduction velocity；運動神経伝導速度）　122
MED（minimal erythema dose；最小紅斑量）　211, 213
MEP（motor evoked potential；運動誘発電位）　158

mid infrared　216
MLD（manual lymphatic drainage；用手的リンパドレナージ）　283
mobilization with movements　250
monochromaticity　224
motor point　114
MPMC（monophasic pulsed microcurrent stimulation；単相性パルス微弱電流刺激療法）　181
MPQ（McGill pain questionnaire）　**23**

N・O

NB-UVB 療法　213, 214
NCV（nerve conduction velocity；末梢神経伝導速度）　121
neuromodulation　106, 154, 165
NIR（near infrared；近赤外線）　216
NK 細胞（natural killer cell；ナチュラルキラー細胞）　212
NMES（neuromuscular electrical stimulation；神経筋電気刺激）　24, 125, 174
NRS（numerical rating scale）　**23**
NS ニューロン（nociceptive specific neuron；特異的侵害受容ニューロン）　18
on/off 比　112

P・Q

PAG（periaqueductal gray；中脳水道周囲灰白質）　20
pain disability index　23
paired-pulse TMS method　159
particle image velocimetry　66
PBM（photobiomodulation；フォトバイオモジュレーション）　204
PCSA（physiological cross-sectional area；生理的断面積）　62
phonophoresis　58
PIC（posterior insular cortex；後部島）　19
piezo-electric effect　52
positive sharp wave　118
predicted SC　190
pressure pain threshold　23

primary somatosensory cortex
（SI） 19
pulsed current 110
pulse duration 131
Quermassage 244

R

radiation heat 208
RCT（randomized controlled
trial） 3
reference electrode 113
resting position 239
rheobase 115
RICE 処置 75
rPMS（repetitive peripheral
magnetic stimulation；反復末梢
神経磁気刺激） 164
rTMS（repetitive transcranial
magnetic stimulation；反復経頭
蓋磁気刺激法） 159, 161

S

SI（primary somatosensory
cortex；一次体性感覚野） 19
SII（secondary somatosensory
cortex；二次体性感覚野） 19
SATA（spatial average temporal
average）強度 54
SATP（spatial average temporal
peak）強度 54
SC（sensory consequences；感覚情
報） 190
SCV（sensory nerve conduction
velocity；知覚神経伝導速度）
122
S-D 曲線（strength-duration
curve；強さ-時間曲線）
115, 131, 132

SG 細胞（substantia gelatinosa
cell；膠様質細胞） 147
shock wave 298
single-pulse TMS 158
single tDCS 166
SLD（simple lymphatic drainage；
シンプルリンパドレナージ） 284
soft tissue mobilization 244
sports injury 21
SSP（silver spike point；つぼ療法
低周波治療器） 9
Starling の法則 **96**, 276
stimulating electrode 113
SWE（shear wave elastography；
剪断波エラストグラフィー） 63

T

T 細胞（transmission cell；伝達細
胞） 147
tACS（transcranial alternating
current stimulation；経頭蓋交流
電気刺激） 165
TBS（theta burst stimulation；
シータバースト刺激） 161
tDCS（transcranial direct current
stimulation；経頭蓋直流電気刺
激） 106, 165
TENS（transcutaneous electrical
nerve stimulation；経皮的電気
神経刺激） 19, 145, 172, 177
TES（therapeutic electrical
stimulation；治療的電気刺激）
106, 125, 171, 176
——, 中枢神経障害に対する 126
——, 末梢神経障害に対する 134
Tesla **158**

TESS（transcutaneous electrical
sensory stimulation；経皮的電気
感覚刺激） 156
TMS（transcranial magnetic
stimulation；経頭蓋磁気刺激）
157
tPCS（transcranial pulsed current
stimulation；経頭蓋パルス電流
刺激） 165
tRNS（transcranial random noise
stimulation；経頭蓋ランダムノ
イズ刺激） 165
TVR（tonic vibration reflex；緊張
性振動反射） 290, 292

U

UV（ultraviolet；紫外線）
204, 210
UVA 210
UVB 210
UVC 210

V

van't Hoff の法則 95
visible light 204
volume conductor 118
VR（virtual reality；バーチャルリ
アリティ） 186, 187, 200

W

Waller 変性 116
warm-sensitive neuron 36
WBV（whole body vibration；全
身振動） 24, 288, 291, 295, 296
WDR ニューロン（wide dynamic
range neuron；広作動域ニューロ
ン） 18
whirlpool bath 6